DANA SCHWANDT

Made for more – Du bist für mehr gemacht

DANA SCHWANDT

Made for more

DU BIST FÜR MEHR GEMACHT

Ein radikal ehrlicher Wegweiser für das Leben, das du dir eigentlich wünschst

INTEGRAL

Dieses Buch ist auch als E-Book erhältlich.

MIX
Papier aus verantwortungsvollen Quellen
FSC® C083411
FSC www.fsc.org

Verlagsgruppe Random House FSC® N001967

Erste Auflage 2020

Redaktion: Dr. Diane Zilliges
Umschlaggestaltung: Guter Punkt, München
Umschlagfoto: © Grit Siwona
Satz: Satzwerk Huber, Germering
Druck und Bindung: CPI books GmbH
ISBN 978-3-7787-9303-9

www.Integral-Lotos-Ansata.de
www.facebook.com/Integral.Lotos.Ansata

Für Matthias.
Mein Mann und bester Freund.

Inhalt

Einleitung

Braucht es wirklich noch ein weiteres Buch zum Thema persönliche Weiterentwicklung? Der Markt ist voll von Lebenshilfe-Zeug. Finde den Zugang zu dir. Nimm dich wichtig. Heile dein inneres Kind. Die wichtigsten Affirmationen für dein Wunschleben … Tausende von Büchern in allen Sprachen dieser Welt. Wunderbar. Ich selbst bin ein großer Fan vieler dieser Bücher und habe schon einige gelesen. Was meiner Meinung nach allerdings nur begrenzt funktioniert, ist die Du-musst-dich-nur-auf-das-fokussieren-was-du-willst-und-dann-wird-das-schon-Mentalität, die das Bild von persönlicher Weiterentwicklung verzerrt.

Ich finde, diese Angebote haben alle ihre Daseinsberechtigung und sind für viele ein super Einstieg. Sanft und seicht, sodass wir ohne große Probleme neue Dinge über uns lernen. Allerdings glaube ich auch, dass dieser Weg nur die halbe Wahrheit zeigt. Ich glaube, um uns wirklich das Leben zu erschaffen, das wir uns eigentlich wünschen, braucht es mehr. Es braucht radikale Ehrlichkeit und die Bereitschaft, das, was zwischen uns und unseren Wünschen sowie unserem Potenzial steht, aus dem Weg zu räumen. Wir brauchen ein starkes Rückgrat und ein weit offenes Herz, um uns damit auseinanderzusetzen. Denn diese Steine auf unserem Weg, unsere Grenzen, Überzeugungen und Glaubenssätze, sind nicht ohne Grund da. Wir haben sie uns irgendwann mal angeeignet, um uns die Welt besser erklären zu können und zu überleben. Zumindest glaubten wir das. Denn die meisten dieser Überzeugungen stammen aus einer Zeit, in der wir noch nicht die intellektuelle Kapazität besaßen, die Komplexität der Situation zu überblicken und zu abstrahieren.

Und genau darum schreibe ich dieses Buch.

Meine Hoffnung ist, dass dir meine Geschichten und Beispiele helfen, über einige deiner Grenzen schneller hinwegzukommen. Vielleicht erkennst du dich in dem ein oder anderen wieder und merkst, dass du nicht allein bist. Denn im Gegensatz zu der isolierenden Annahme unseres Verstandes »Alle haben es geschnallt, nur ich nicht«, gibt es kaum etwas Heilsameres, als zu erkennen: »Ich bin damit nicht allein.«

Vielleicht kannst du auch aus meinen Fehlern lernen und musst ein paar von ihnen nicht machen. Und vielleicht geben dir meine Geschichten, Erfahrungen und Ansichten Mut, für deine Träume, sogar für die wirklich unverschämt großen Träume, tatsächlich loszugehen.

Ich will dir nichts vormachen. Möglicherweise wird es unbequem. In der Regel haben wir es uns in unserer Komfortzone gemütlich gemacht. Es ist etwas fade, und irgendwie fehlt der Sinn, aber es ist eben doch komfortabel. Oder zumindest bekannt. Um aber die Leere loszuwerden und uns wieder lebendig zu fühlen, müssen wir uns mutig dort herausbewegen. Und das ist eben nicht immer gemütlich. Aber hey, am Ende deiner Tage aufzuwachen und festzustellen, dass du deine Träume nur geträumt, aber nicht gelebt hast, weil es dir zu unbequem war, ist noch viel ungemütlicher. Und du kannst es dann auch nicht mehr ändern. Ich weiß, einfach so dahingesagt klingt es in manchen Ohren hart, aber ich möchte radikal ehrlich sein. Und so ist die Realität.

Dieses Buch ist für dich, wenn du dir mehr Lebendigkeit wünschst … wenn du dich nach mehr Nähe und Verbundenheit mit deinen Liebsten sehnst … wenn du manchmal denkst, eigentlich kennt dich niemand so richtig richtig … wenn du dich morgens auf dem Weg zur Arbeit fragst »Was zur Hölle mache ich hier eigentlich?« … wenn du schon verstanden hast, wie du tickst, es aber nicht schaffst, wirklich etwas daran zu ändern. Dieses Buch ist für dich, wenn du manchmal am Ende des Tages auf dem Sofa sitzt und nur noch Chips, Serien und ein Glas Wein helfen. All diese Dinge sind Indikatoren dafür, dass es Zeit ist, dir selbst die Wahrheit darüber zu sagen, was in deinem Leben nicht funktioniert.

Du bist für mehr gemacht, als auf Autopilot deine alten Überzeugungen und Glaubenssätze immer wieder zu erleben. Du musst nicht jedes Mal, wenn du die Türschwelle bei deinen Eltern übertrittst, wieder zu deinem zwölfjährigen Selbst werden. Es gibt die Möglichkeit, mit dem Partner, den du hast, mehr Nähe und Begeisterung füreinander zu erschaffen, als ihr jemals hattet – auch wenn die Beziehung ihr anfängliches Funkeln verloren hat. Es ist tatsächlich möglich, einen Beruf auszuüben, der sich nicht wie Arbeit anfühlt, sondern der ein Ausdruck deiner Lebendigkeit und deines Potenzials ist und der dir auch noch dein Wunschleben finanziert. Du kannst dich fit, gesund und wohl in deinem Körper fühlen, auch wenn er nicht den klassischen Schönheitsidealen entspricht.

You are made for more!

Die allermeisten Menschen haben sich mit weniger zufriedengegeben, als möglich ist. Aber wir alle sind für mehr gemacht. Du bist für mehr gemacht. Du hast so viel mehr Potenzial, Kraft, Kreativität, Mut und Lebendigkeit in dir, als du dir vorstellen kannst. Du bist ein einzigartiger Ausdruck des Universums, der nicht ohne Grund zu diesem Zeitpunkt dieses Buch in den Händen hält.

Die Wahrheit über den Weg zu deinem Potenzial

Ich selbst bin weit davon entfernt, perfekt oder am Ende meines Weges angekommen zu sein. Ich falle in alte Muster, streite mich mit Matthias oder bin ungerecht zu den Kindern. An manchen Tagen will ich mir einfach die Decke über den Kopf ziehen und mich von jedem Spiegel fernhalten. Das sind dann die Tage, an denen ich mich frage, wie ich eigentlich auf die schmale Spur geraten bin, mir einzubilden, ich hätte etwas zu erzählen.

Leider bin ich noch nicht erleuchtet. Aber ich bin eine gnadenlose Optimistin und besitze die Fähigkeit, das Potenzial in Menschen zu erkennen, lange bevor sie es selbst erkannt haben. Und bei dir sehe ich noch so viel mehr! Gut, ich sehe dich jetzt natürlich nicht so ganz direkt. Aber ich kenne die Volkskrankheit. Die Ich-gebe-mich-mit-dem-zufrieden-was-ich-habe-Krankheit-weil-ich-mir-nicht-vorstellen-kann-dass-etwas-anderes-möglich-ist. Und genau darum geht's. Ich möchte dich daran erinnern, dass das nicht stimmt. Unser Verstand ist darauf gepolt, in bekannten Bahnen zu denken, deshalb brauchen wir regelmäßige Reminder. Reminder, die uns an unsere Träume, unser Potenzial und unsere Möglichkeiten erinnern. Die uns daran erinnern, über den Tellerrand hinauszublicken. Ein solcher Reminder ist dieses Buch. Allerdings möchte ich dir nicht nur zeigen, wie es jenseits deines Tellerrands aussieht. Wir haben Großes vor. Ich möchte dich weit über die Tischkante hinaus mitnehmen. Und wer weiß, vielleicht verlassen wir sogar die Küche. You decide.

Mich macht es wahnsinnig, dass wir immer wieder unserem Verstand auf den Leim gehen und unseren Gedanken glauben. Wir haben diese Gedanken von Menschen übernommen, die sehr wahrscheinlich selbst weit davon entfernt waren, ihr Potenzial zu leben. Sie konnten uns nicht den Rahmen dafür bieten, die Glaubenssätze und Werkzeuge zu entwickeln, mit denen wir unser Leben entdecken und auspacken könnten. Aber die Substanz, aus der du gemacht wurdest, ist pure Energie. Pure Liebe. Du trägst alles in dir, was du brauchst, auch wenn du das gerade noch nicht sehen kannst. Allerdings ist der Weg zu deinem Potenzial sehr wahrscheinlich anders, als du ihn dir vorstellst. Ja, es wird luftig leicht, spirituell und tiefsinnig. Es wird aber auch sehr handfest, bodenständig und konkret. Denn wir brauchen beide Aspekte. Wir sind reine Liebe, aber eben auch mit diesem Körper, mit dem Umfeld, mit schönen und weniger schönen Erfahrungen in dieser Welt.

Ich bin eine Träumerin und ziemlich spirituell, aber auch ein Freund von Fakten, nachvollziehbaren, logischen Erklärungen und, man könnte sagen: brutaler Ehrlichkeit. Das Internet ist voll von inspirierenden Zitaten und motivierenden Menschen, die auf hübsch abgelichteten Bildern schlaue Lebensweisheiten verbreiten. Ich weiß das. Ich gehöre auch zu ihnen. Allerdings achte ich darauf, mich auch ungeschminkt, mit fettigen Haaren, Pickeln und den peinlichen und schmerzhaften Geschichten zu zeigen, die sonst kaum einer erzählt.

Was fehlt, ist Ehrlichkeit. Menschlichkeit. Was wir mehr brauchen, ist die ungeschminkte Out-of-bed-Wahrheit, die sich auf der anderen Seite der Medaille befindet.

Hinter den meisten hübschen Fotos liegen 156 misslungene Aufnahmen, die die Speckrolle am Bauch, die Dellen an den Oberschenkeln oder die Falten um die Augen zeigen. Sie gehören auch zur Wahrheit, nur bekommen wir sie nicht zu Gesicht. Hinter jeder Frau und jedem Mann, der mutig aus vollem Herzen lebt, steht eine Geschichte voller dunkler Gruben, Ängste und blutiger Knie. Hinter jeder glücklichen Partnerschaft stehen unbequeme, schmerzhafte Gespräche, Verlustängste oder auch die absurde Angst vor Nähe. Hinter jeder erfüllten Familie stehen unzählige Unsicherheiten, Streits und das undankbare Training im Loslassen. Hinter jedem beruflichen Erfolg, bei dem Menschen nicht nur ihr Potenzial zum Ausdruck bringen, sondern davon auch noch sehr gut leben können, steckt ein Weg des Sich-Freistrampelns, Einsteckens, voller Risiken und endlosem Wiederaufstehen nach Absagen, Fehlern und Umwegen.

Klingt dramatisch? Ist es aber nicht. Es ist die Realität. Dramatisch ist es, mich runterzumachen, weil ich nicht in Größe 38 passe. Dramatisch ist es, mich nicht zu trauen, in meiner Partnerschaft das anzusprechen, was mich wirklich bewegt. Dramatisch ist es, aus Angst, es könnte schiefgehen, ein Leben lang einen Beruf auszuüben, den ich nicht mag, und meine Träume und mein Potenzial verkümmern zu lassen, anstatt meiner Leidenschaft zu folgen.

Nein, Leben ist nicht immer leicht und bequem. Aber noch unbequemer ist es, nicht aus dem Vollen zu schöpfen. Ich kann dir die Gruben nicht ersparen und auch nicht, dass du vom Pferd fällst. So ist Leben. Deshalb ist meine Absicht mit diesem Buch, dir den Mut und das Vertrauen in dich selbst zu geben und das Training, das du brauchst, um immer wieder aufzusteigen. Ich möchte dir zeigen, wie viel farbenfroher und lebendiger dein Leben außerhalb der

Komfortzone sein kann und wie der Weg dorthin aussehen kann.

Das Problem ist: Wir kommen so leicht vom Weg ab. Wir streben nach der nächsten Gehaltserhöhung oder dem nächsten Urlaub, anstatt herauszufinden, was uns wirklich Freude bereitet. Wir laden Freunde zum Essen ein und tauschen Neuigkeiten aus – aber wir verpassen die Chance, gegenseitig in der Tiefe Anteil zu nehmen und jedem, auch uns selbst, wirklich zu erlauben, so zu sein, wie er ist. Wir verpassen das schöne Gefühl von Dankbarkeit und Erfüllung für einen Tag in unserem Leben, den wir selbst gestaltet haben. Wir verpassen Leben und landen dann doch wieder bei Schokolade, Social Media und Netflix.

Wir leben in einer Welt, in der es normal ist, sich auf sozial kompatible Art zu betäuben. Sei es durch das endlose Streamen von Serien oder durch das Streben nach Zielen, die nicht wirklich unser Herz berühren, aber dadurch eben auch nicht so gefährlich sind. So müssen wir uns mit unseren Ängsten und Befürchtungen nicht auseinandersetzen, begraben aber auch unsere Träume, Wünsche und tiefen Bedürfnisse unter dem grauen Schleier eines Lebens, das uns nicht gefällt. Wie die Forscherin und Geschichtenerzählerin Brené Brown so treffend sagt: »We can't selectively numb«. Wir können uns nicht selektiv betäuben. Wenn wir die Spitzen der Leere, der Einsamkeit oder Angst abschneiden, schneiden wir automatisch am anderen Ende der Skala auch unsere Fähigkeit, Freude, Liebe und Nähe zu spüren, ab. Zurück bleibt eine fade, vermeintliche Sicherheit, mit der wir glauben, uns vor Risiken, Enttäuschungen und Verletzungen schützen zu können. Allerdings raubt sie uns das Wichtigste, was wir haben: unsere Lebendigkeit. Wir müssen uns die Wahrheit über unsere ganz individuellen Betäubungs- und

Vermeidungsstrategien sagen, aber auch über unsere heimlichen Sehnsüchte und Wünsche. Erst dann können wir uns ganz bewusst für das Leben entscheiden, das wir uns eigentlich wünschen.

Erst dann können wir als Autorin oder Autor unseres Lebens die Geschichten wieder selbst schreiben. Das ist definitiv nicht leicht. Aber was ist die Alternative?

Authentizität: Ohne radikale Ehrlichkeit geht nix

Jeder von uns hat diese absurde Angst, irgendwie missraten oder »anders« zu sein. Als hätten wir einen unglaublich schlimmen Makel. Wenn den irgendwer herausfindet, so glauben wir mehr oder weniger bewusst, werden wir abgelehnt, verlassen, ausgegrenzt. Wenn nur irgendwer herausfindet, wie ich wirklich bin, dann wird er … mich verlassen … mir kündigen … nie mehr etwas mit mir zu tun haben wollen. Jeder von uns hat schon mal vor dem Spiegel gestanden und gedacht: Wenn ich doch nur attraktiver, dünner, muskulöser, größer, kleiner, intelligenter, schlagfertiger oder was weiß ich wäre! Wir wollen uns verkriechen und verhindern, dass uns irgendwer so sieht, während wir uns gleichzeitig wünschen, dass jemand kommt und uns zeigt, dass wir damit nicht allein sind. Dass uns jemand in den Arm nimmt und uns sagt, dass alles gar nicht so schlimm ist, wie wir glauben. Aber wir schauen uns um und sehen nur glatt polierte Bilder und Menschen, die genauso ängstlich wie wir versuchen, die Fassade aufrechtzuerhalten.

Hand aufs Herz. Wie viele Menschen gibt es in deinem Leben, die genau wissen, wie es in deinem Inneren aussieht? Die deine Ängste kennen, die auch um das unaufgeräumte

Zimmer in der hintersten Ecke deines Verstandes wissen? Bei denen du dir erlauben kannst, dich genau so zu zeigen, wie du eigentlich bist? Wie vielen Menschen fühlst du dich wirklich, wirklich nah und verbunden?

Ich bin davon überzeugt, dass wir diese Menschen in unserem Leben brauchen. Wir brauchen davon keine zwanzig. Aber ein, zwei oder drei sind eine unersetzliche Zutat für ein wirklich glückliches Leben, in dem wir uns lebendig fühlen und glücklich sind. Wir brauchen Menschen, bei denen wir uns so zeigen können, wie wir sind, und die uns nicht *trotz* unserer Fehler und Macken lieben, sondern *wegen* ihnen. Wir brauchen Beziehungen, in denen wir unsere tiefsten Ängste zeigen dürfen, ohne dafür abgelehnt zu werden.

Nur, wenn wir lernen, ehrlich mit uns selbst und den anderen zu sein, werden wir die Geschichten erzählen, in denen sich andere wiederfinden können. Und erst dann können wir erfahren, dass wir mit unseren großen und kleinen Dramen nicht allein sind.

Solange wir 156 Versuche brauchen, um das perfekte Foto auf Social Media posten zu können, machen wir die Lücke zu uns selbst und allen anderen immer nur noch größer. Wir vergleichen unsere Dellen am Po mit ihren gephotoshopten Bildern. O Wunder, dass wir dabei nicht besonders gut abschneiden! Wir vergleichen unsere Beziehungskrise mit der Happy-ever-after-Fassade der anderen. Unseren Ostseeurlaub bei Nieselregen mit den Fotos aus subtropischen Regionen mit türkisem Meer. Das ist der ultimative Weg, uns so richtig schlecht und als Versager zu fühlen. Unsere Realität wird niemals mit diesen hübsch verpackten und sehr selektiven Geschichten mithalten können. Und zwar, weil diese Geschichten eben nicht die Realität abbilden, sondern nur Geschichten sind.

Wir versuchen so krampfhaft die Fassade aufrechtzuerhalten. Ob auf Social Media, bei den Nachbarn, Kollegen oder den Eltern der Freunde unserer Kinder. Wir wollen der Erwartung gerecht werden, alles im Griff zu haben. Mühelos den Alltag zu bewältigen, die perfekte Frau für unseren Partner oder der perfekte Mann für unsere Partnerin zu sein, gleichzeitig für die Kinder da zu sein, uns selbst im Beruf zu verwirklichen und durch Erfolg zu glänzen. Und so weiter. Wir wünschen uns zwar, die anderen endlich mal in ihrer Echtheit und Verletzlichkeit zu sehen, tun aber gleichzeitig alles dafür, diesen Teil von uns selbst verborgen zu halten.

Es ist so wichtig, »die anderen« nicht zu entwerten, wenn sie mal Schwäche zeigen, sondern ganz im Gegenteil Mitgefühl zu entwickeln. Das gleiche Mitgefühl, das wir für uns selbst brauchen, um unsere Ängste hinter der Fassade zu sehen und anzuerkennen. Denn nur durch dieses Mitgefühl und dieses Vertrauen können wir lernen, selbst nach und nach unsere Fassade herunterzulassen, weil wir die Distanz und die Fehlinterpretationen der anderen nicht mehr fürchten. Die Welt wird so viel freundlicher, wenn wir in dieses Vertrauen in uns und das Leben zurückfinden. Wir erleben ein tiefes Gefühl des Friedens mit unserer Unvollkommenheit. Denn unsere Unvollkommenheit ist perfekt. Wir sind unvollkommen perfekt. Und noch besser ist, dass uns genau die Dinge, die wir als unvollkommen bewerten, zu dem machen, was wir sind. Die Ecken und Kanten, Dellen und Falten, die inneren Systeme und Muster, aus denen wir noch nicht ausgestiegen sind. All das ist das Salz in unserer Lebenssuppe.

Ich liebe meine Unperfektheit. Und ja, es gibt Tage, da könnte ich Krokodilstränen vergießen darüber, dass ich niemals eine Hotpants-Figur haben oder supergut organisiert sein werde, geschweige denn mit dem Wunsch ausgestattet, eine Vollzeit-Mami zu sein. Ain't happening. Solange ich nicht zulasse, dass mich diese alte Leier davon abhält, meinen Körper meistens zu lieben und, wo es geht, Frieden zu schließen mit meinem kreativen Chaos und mir für den Rest Hilfe zu holen, ist das okay. Solange ich lerne, die Zeit mit meinen Kindern mit jeder Faser meines Seins schuldgefühlfrei zu genießen, und mir gleichzeitig erlaube, Erfüllung zu finden in meiner Arbeit, bin ich auf dem richtigen Weg.

Meine Absicht mit diesem Buch ist es, Klartext zu reden. Ich werde meine Geschichten darüber mit dir teilen, wie ich auf die Schnauze gefallen bin, Tränen geweint habe, verzweifelt war und aufgeben wollte. Ich werde dir aber auch erzählen, was mich in den dunkelsten Momenten dazu bewogen hat weiterzumachen und wie ich die Kraft und den Mut gefunden habe, immer wieder aufzustehen, den Staub abzuschütteln und es noch einmal zu versuchen. Aus all den unschönen Momenten sind Erkenntnisse entstanden, die mich zu der Person gemacht haben, die ich heute bin. Und vielleicht können sie dir in deiner eigenen Geschichte den Weg weisen. In deinem eigenen Leben. Sodass du lernst, es so zu gestalten, wie du es dir eigentlich wünschst.

Keine Angst, ich werde nicht nur von den Tiefen erzählen. Ich möchte dir auch Gedankenanstöße liefern, die dich zum Nachdenken bringen und dir ermöglichen, einen neuen Weg einzuschlagen. Ich werde auch lustige Anekdoten und große Durchbrüche mit dir teilen, um zu zeigen, wie für mich Dinge möglich geworden sind, die ich zu einem früheren Zeitpunkt noch für vollkommen unmöglich gehalten habe.

Wie wir vorgehen: Die fünf Säulen eines erfüllten Lebens

Lass uns konkreter werden. Ich glaube, es gibt fünf wichtige Komponenten, um ein wirklich erfülltes Leben zu leben. Ich will nicht behaupten, es sind die einzigen oder die ultimativen fünf. Es sind einfach die fünf Zutaten, von denen ich überzeugt bin: Wenn wir diese »meistern«, ist das eine ziemlich stabile Basis, um aus unserem Leben das Beste herauszuholen. Ich will dich nicht länger auf die Folter spannen – die fünf Säulen sind folgende:

1. Säule: Mindset. Wer sind wir ohne Mindfuck?
Es geht darum, Glaubenssätze aufzulösen, Gefühle zu managen und Frieden mit uns selbst zu schließen.

2. Säule: Spiritualität. Was hat das Universum mit uns zu tun?
Es geht darum, ins Vertrauen zu finden, uns als Teil des Universums zu erfahren und zu verstehen, wie dieses Universum funktioniert.

3. Säule: Lebenssinn. Deine Superkraft und dein Beitrag in dieser Welt
Es geht darum, seine Berufung zu finden, seine Schwächen zu feiern und die Parameter für das Wunschleben festzulegen.

4. Säule: Beziehungen. Nähe zu anderen und in der Partnerschaft
Es geht darum, zu verstehen, was wir selbst damit zu tun haben, wenn unsere Beziehungen nicht laufen, und herauszufinden, wie wir das ändern können. Es geht um die Mann-Frau-Beziehung, aber auch um Beziehungen im Allgemeinen.

5. Säule: Gesundheit. Der Lifestyle für einen fitten Körper

Bei diesem Thema geht es darum, nicht mehr gegen die Natur unseres Körpers zu leben, sondern mit ihr, sodass wir in unsere physische Kraft kommen, unseren Stoffwechsel ins Gleichgewicht bringen und das Krankheitsrisiko drastisch senken.

Wir werden uns in diesem Buch die ersten vier Säulen genauer anschauen. Denn über die fünfte habe ich bereits sehr ausführlich in meinen Büchern *Dein Neuanfang mit Ayurveda* und *Easy Ayurveda – das Kochbuch* geschrieben. Da findest du alles über die fünfte Säule. Dieses Buch widme ich daher den anderen vier.

In den entsprechenden vier Kapiteln lasse ich dich wissen, welche Umwege du dir ersparen kannst, da ich sie schon ausprobiert habe und weiß, dass sie nicht zum Ziel führen. Wir werden auch untersuchen, warum genau diese vier Säulen (neben der körperlichen Gesundheit) so wichtig sind und wie weit wir uns als Gesellschaft (oder sollte ich vielleicht sogar sagen: als Menschheit?) in diesen Bereichen von uns selbst und unserer Natur entfernt haben. Es kann sein, dass hier oder da mal innerer Widerstand auftaucht, du dich herausgefordert fühlst oder merkst, dass deine bisherigen Sichtweisen unbequem auf den Prüfstand gestellt werden. Wenn das passiert, weißt du: Du bist auf dem richtigen Weg. Denn nein, inspirierende Zitate bewirken in der Regel keine nachhaltigen Veränderungen in deinem Leben. So schön sie auch sind. Um deinen Träumen wirklich näherzukommen, müssen wir die Dinge beiseiteräumen, die dir den Weg dorthin versperren. Und dieses Wegräumen kann unter Umständen unbequem sein.

Du musst wissen, ich bin eine Frau der Tat. Ich bin davon überzeugt, dass alle Erkenntnis nur Schall und Rauch ist, wenn du sie nicht dazu nutzt, ganz konkret in deinem Leben etwas zu verändern. Deshalb wirst du von mir hier und da kleine Übungen an die Hand bekommen. Da ich das Gefühl, weiterlesen zu wollen, ohne die Übung zu machen, und das dazu passende schlechte Gewissen gut kenne, folgender Hinweis: Du musst die Übungen nicht machen. Sie sind supereffektiv und sinnvoll, aber du musst sie nicht machen. Du kannst sie auch einfach nur durchlesen.

Wenn du praktisch werden willst und dafür über die Übungen hinaus noch mehr Support für die Umsetzung und Vertiefung willst, bist du herzlich eingeladen, zu uns zu kommen. Unter www.ichgold.de/madeformore findest du alle Infos zu unseren Workshops und Kursen. Einige davon sind sogar kostenlos.

1. Säule: Mindset.
Wer sind wir ohne Mindfuck?

Du wirst hier deine fälschlichen Annahmen über die Realität erkennen und auflösen. Du gehst deinem Verstand nicht mehr auf den Leim, lässt dir deine Wahrnehmung nicht mehr trüben und lernst die Welt so zu sehen, wie sie tatsächlich ist. Du machst den Boden sauber, auf den alles, was du erlebst, fällt, und lernst deine Gefühle bewusst zu gestalten, anstatt ihnen ausgeliefert zu sein. Das Ergebnis ist, dass du dein Leben glasklar durch neue Augen siehst und endlich weißt, wo und wie du mit dem Aufräumen anfangen musst.

Indien I: Gefangen im selbst gebauten Käfig

Heute ist der 22. November 2019. Es ist zwei Tage her, dass Matthias und ich unseren zehnten Hochzeitstag gefeiert haben, und noch genau zwei Tage hin, bis ich vierzig werde. Drei Tage danach fliege ich nach Indien. Drei Wochen ayurvedische Panchakarma-Kur in einem Traumresort direkt am Strand. Allein.

In siebzehn Jahren Beziehung war das Längste was ich von Matthias getrennt war, zwei Wochen, in denen er mit seinen Jungs surfen war. Da waren wir ungefähr zwei Jahre zusammen. Die längste Zeit, die ich allein weg und von ihm und den Kindern getrennt war, war letztes Jahr, als ich mich für eine Woche in ein Hotel in St. Peter Ording eingeschlossen hatte, um mein erstes Buch fertig zu schreiben.

Deswegen sitze ich hier – um kurz vor zehn Uhr abends, einer Zeit, zu der ich in der Regel eher noch lese, bevor ich wenig später einschlafe. Allerdings ist Schlaf eh eines der Dinge, die in den letzten Tagen etwas aus den Fugen geraten sind. Nicht die einzige Sache. Ich habe einen seltsamen Ausschlag am Auge – mein Ayurveda-Arzt sagt: stressbedingt –, mein Stoffwechsel streikt, obwohl ich nicht mehr esse als sonst, fühlt es sich so an, als hätte ich fünf Kilo zugenommen, und mein Kopf gibt keine Ruhe mehr. Ich mache mir über alle möglichen und vor allem unmöglichen Dinge Sorgen, überdramatisiere. Zumindest in meinem Kopf. Ich gebe mein Bestes, diese absurden Gedanken und Horrorszenarien nicht auch noch per Sprache in diese Welt zu bringen. In meinem Kopf sind sie verwüstend genug. Ich träume fast jede Nacht wild davon, wie ich zu irgendwelchen Terminen zu spät komme, Dinge vergesse, Matthias mich verlässt oder fremdgeht und vieles mehr. Unglaublich. Ich komme mir vor wie im Schleudergang der Waschmaschine bei 1400 Umdrehungen. Und zwar 24/7.

So aufgeregt ich bin, nach Indien zu fliegen, so sehr freue ich mich, wenn ich endlich in den Flieger steige. Ich glaube, unter all den aufregenden und aufwühlenden Dingen, die ich gerade durchlaufe, ist die größte Grenze das Loslassen meiner Familie. Das Wegsein für drei Wochen. Ich merke, wie ich mich über all die Jahre unserer Beziehung und all die Jahre Muttersein in eine neue Form der Abhängigkeit gebracht habe. Eine Abhängigkeit, die eher emotionaler Natur ist. Das Reisen selbst ist natürlich aufregend, aber das ist nicht neu. Ich bin auch schon für sechs Wochen allein nach Guatemala gereist. Das kriege ich hin. Was mich aber tatsächlich beschäftigt, ist das Nicht-hier-Sein. Nicht bei Matthias. Nicht bei Luk und Tilda. Ich habe keine Frage darüber, ob Matthias das hier allein mit den Kindern wuppt. Überhaupt keine. Er ist der beste Papa der Welt und wird das großartig machen. Ganz im Gegenteil, ich glaube sogar, dass es super wird für die drei – oder dreieinhalb mit unserem Hund Meilo. Matthias wird noch mal anders reinwachsen in die Vaterrolle und die Unternehmerrolle, so ganz ohne mich. Und die Kinder werden lernen, selbstständiger zu sein. Sie werden Dinge, die sie normalerweise glauben nur mit mir machen zu können, entweder allein meistern oder den Papa dafür nutzen. Sie werden sicherlich im Haushalt mehr mithelfen müssen, auch das ist definitiv nicht das Schlechteste.

Und auch mir wird es grandios gehen. Ich werde Indien, die Massagen, Meditationen, das Yoga, die Sonne, Wärme und Erholung unglaublich genießen. Aber … Es fühlt sich so an wie ein Sprung ins Nichts. Mir wird immer mehr bewusst, wie sehr ich mich mit der Rolle identifiziere, die ich in meinem jetzigen Leben angenommen habe.

Ich bin Dana, Ehefrau und beste Freundin von Matthias. Dana, die Unternehmerin. Dana, die Mutter von Luk und Tilda. Da sind natürlich noch deutlich mehr Rollen, aber insbesondere diese sind es, die mich gerade beschäftigen. Ohne es zu merken, habe ich mich diesen Rollen und den Anforderungen dieser Rollen untergeordnet. Das klingt seltsam, vor allem, weil es natürlich nichts und niemanden von außen gibt, der irgendwelche Regeln festgelegt hat. Niemanden außer mich.

Immer mehr wird mir klar, dass ich selbst ein Bild davon habe, wie ich als Ehefrau sein will. Wie ich als Partnerin für meinen Ehemann sein will. Wie ich als Unternehmerin sein will. Als Chefin unserer Mitarbeiter. Aber auch, wie ich als Mutter dieser beiden unfassbar tollen Kinder sein will. Ohne es zu merken, ohne dass mir das auch nur im Ansatz bewusst gewesen wäre, habe ich einen ziemlich ausgefeilten Satz an moralischen Vorstellungen und Ansprüchen an diese verschiedenen Rollen. Und ohne es zu merken, habe ich mich diesen Vorstellungen untergeordnet.

Ich selbst.

Damit hat niemand anderes etwas zu tun.

Ich selbst habe es gewählt, mich diesen Ansprüchen unterzuordnen.

Mir fällt erst jetzt auf, dass ich all die Jahre auf einer subtilen Ebene vollkommen im Marionetten-Modus war. Ich habe innerhalb meines selbst gesteckten moralischen Rahmens, was man als Ehefrau und Mutter tut oder nicht tut, gehandelt. (Für alle Männer und Nichteltern: Das sind nur meine Rollen. Ihr habt sicherlich welche mit anderen Namen, aber Rollen habt ihr bestimmt auch.) Die gute Nachricht: Sobald uns auffällt, dass wir als Marionetten agieren, können wir es ändern. Vielleicht nicht sofort und mit einer 180-Grad-Wendung, aber doch nach und nach. Mir ist klar, dass meine Indienreise der optimale Ausdruck davon ist, mich aus dem Marionetten-Modus meines Verstandes in Bezug aufs Ehefrau-und-Mutter-Sein zu befreien. Oder anders gesagt: der perfekte Ausdruck dafür, die selbst gewählten Käfige endlich zu verlassen.

Ist das einfach? Nope. Überhaupt nicht. Warum, glaubst du, schlafe ich schlecht und habe diese eigenartigen Träume, in denen Matthias mich jedes zweite Mal verlässt oder die Kinder verschwinden oder sich verletzen? Nicht, weil ich das tatsächlich befürchte. Nein. Es ist mein altes System an Überzeugungen, das in Aufruhr ist. Es schreit: Geh nicht! Du wirst gebraucht. Wer soll Matthias zur Seite stehen, wenn etwas Unvorhergesehenes im Business passiert? An wen soll er sich wenden, wenn er gerade durcheinander ist? Mit wem soll er reden, wenn er Fragen hat, und wen kann er mal fragen, ob er die Hunderunde übernimmt? Wer könnte ihm seinen Teil des Haushalts abnehmen? Wer wäscht die Wäsche so (Achtung, Ego …), dass es meinen Standards gerecht wird? Und wer puffert Matthias' Muffeligkeit den Kindern gegenüber ab, wenn er mal wieder zu wenig geschlafen hat?

Yep. Und das ist nur ein Bruchteil meiner Gedanken. Aber es geht mit den Kindern weiter … Wie wird das für meinen kleinen Luki sein, wenn ihn Themen bewegen, die er lieber mit Mama bespricht? Wie wird das, wenn er für eine Arbeit in der Schule lernen will, aber Matthias keine Lust oder Geduld hat? (Ich weiß, dass Matthias das übernimmt, wenn ich nicht da bin. Aber sicherlich anders als ich – und ich mache es doch am besten … Egoalarm!) Wie wird das für Tilda, wenn ich ihr nicht die Hand halte, wenn sie nicht einschlafen kann? Wenn ich nicht da bin, um mit ihr ein Hörspiel zu hören und Mandalas mit ihren neuen Buntstiften auszumalen? Wie wird es für sie sein, wenn etwas Aufregendes in der Schule passiert und ich nicht da bin, wenn sie es mir erzählen will? Und es wird noch schlimmer: Wie wird es sein, wenn die Kinder Päckchen um Päckchen vom Adventskalender öffnen und ich nicht da bin, um zuzusehen, mich mitzufreuen und diese Erinnerung in meine »Die schöne Kindheit meiner Kinder«-Schublade in meinem Kopf zu verstauen? Wie wird es sein, wenn der Nikolaus kommt, ohne dass ich dabei bin? Fragen über Fragen. Fragen, die allesamt aus dem Widerstand meines alten mental-emotionalen Systems kommen.

Mir ist glasklar, dass diese Fragen und Gedanken aus überholten, nie überprüften oder noch nicht gewandelten Glaubenssätzen aus der Vergangenheit stammen. Und doch kann ich sie nicht stoppen. In irgendeinem Zusammenhang habe ich mal die Frage gehört: Wer warst du, bevor du in dieser Partnerschaft warst? Wer warst du, bevor du Mutter geworden bist? Wer warst du, bevor du Unternehmerin warst? Man kann jede Rolle oder Situation in diese Frage einfügen. Mir fiel es damals wie Schuppen von den Augen. Wer war ich vor dieser Beziehung, und wer war ich, bevor ich Mutter geworden bin? In dem Moment, als ich mir diese Frage stellte, wurde mir schlagartig das Delta klar, das zwischen der Dana vor meiner Beziehung zu Matthias und der Ehefrau Dana lag. Und ebenso spuckte mein Bewusstsein eine Idee davon aus, wie sehr sich die Dana vor den Kindern und die Mama-Dana unterschieden. Deshalb war mir auch sofort klar, dass ich trotz der Angst vor diesen drei Wochen unbedingt fahren musste. Sie würden mich zumindest zu einem Teil aus meinen Begrenzungen herausholen.

Vielleicht gehörst du zu den wenigen Menschen, die auch mit neuen ungewohnten Rollen unerschütterlich in ihrer Mitte bleiben und bei denen nicht Unmengen an alten Glaubenssätzen die Führung übernehmen, sobald sie eine Rolle verlassen. Ich bin mir allerdings ziemlich sicher, dass die meisten Menschen eher in die gleiche Falle laufen wie ich.

Wie läuft es denn üblicherweise? Wir nehmen neue Rollen ein, die das Leben uns so anbietet. Wir werden »Freundin von …«, »Angestellter von …«, »Partnerin von …« und so weiter. Einige ergeben sich einfach so, andere wählen wir bewusst. Manchmal vielleicht sogar in der Hoffnung, dass diese neue Rolle unser Leben verändern wird. Der neue Job, der neue Wohnort, die neue

Beziehung … Aber diese neuen Rollen, die wir uns anziehen, die Veränderungen im Außen können das nicht. Zumindest nicht im Kern. Sie können vielleicht unser äußerliches Leben ändern, aber nicht unser *Erleben*. Unser Innerstes bleibt davon unberührt. Aber etwas anderes kann solche tiefen Veränderungen bewirken: nämlich die gnadenlose Bereitschaft, dem eigenen Kopfquatsch auf den Grund zu gehen. Für einige dieser begrenzenden Geschichten und Rollen in unserem System brauchen wir länger. Länger, um sie überhaupt erst mal als solche zu erkennen und dann über sie hinauszuwachsen.

Ich habe also erkannt, dass ich mitten in meinem eigenen Käfig saß – und das, obwohl ich schon so lange auf dem Weg der persönlichen Weiterentwicklung und davon ausgegangen bin, sehr viel losgelassen zu haben. Der Käfig hieß früher: Als Paar müsst ihr so viel Zeit wie möglich miteinander verbringen, und ich muss mich irgendwie bereit halten, wenn er Zeit mit mir verbringen will. Dafür muss ich zur Verfügung stehen, und wenn ich das nicht tue, ist das egoistisch. Verstärkt wurden die Käfiggitter dann noch, als die Kinder dazukamen: Ich muss jetzt zusätzlich noch dafür zur Verfügung stehen, wenn er Zeit ohne die Kinder haben will. Und ein weiterer Käfig war hinzugekommen: Ich muss den Kindern zur Verfügung stehen.

Alles selbst erschaffene Käfige. Selbst gemacht. Nicht von Matthias gezimmert. Nur von mir. Obwohl er passend zu meinem Thema auch ein System am Laufen hat: »Man hat mir zur Verfügung zu stehen.« Trotzdem – mein Käfig ist mein Käfig. Ich habe mir Matthias ausgesucht, weil mein System super zu seinem passt und die Käfige, die ich mir baue, super zu seinen. Das ist wichtig im Kopf zu behalten. Und es ist auch ein Reminder an mich: Mein Käfig ist mein Käfig. Egal, wie gut sein System zu meinem Käfig passt. Egal, wie sehr es auch danach aussieht, dass ich mich seinem Anspruch untergeordnet habe. Es ist mein Käfig. Ich habe mich *meinem* Anspruch untergeordnet, der perfekt zu seinem passt. Deshalb habe ich ihn mir ausgesucht.

Ich komme mir dieser Tage tatsächlich öfter latent schizophren vor. Einerseits sind da all diese Gedanken und Gefühle aus dem Widerstand gegen die Indienreise heraus. Aber gleichzeitig haben mein erwachsenes Selbst, meine Intuition, mein Herz keine Frage über die Richtigkeit der Entscheidung, nach Indien zu reisen. Keine Frage darüber, dass es der perfekte Zeitpunkt und der perfekte Weg ist. Nicht nur für mich, sondern für uns alle. Ich bin voller Vertrauen und gleichzeitig so aufgewühlt, dass mein Körper und mein mental-emotionales System so durcheinander sind, dass ich noch mal mehr kurreif sein werde, wenn ich endlich in Indien ankomme. Verrückt.

Weiterentwicklung ist ein Weg, kein erreichbarer Zustand

Warum habe ich dir von meiner Zeit kurz vor dieser Indienreise erzählt? Damit du einiges verstehst. Vor allem: Weiterentwicklung ist ein Weg, kein erreichbarer Zustand. Wir werden immer wieder Dinge erkennen, die wir zuvor nicht erkannt hatten. Das bedeutet auch: Es gibt keinen Grund, uns selbst dafür zu entwerten, wenn wir eine ziemlich lange Zeit in einem selbst gebauten Käfig gesessen oder in alten Glaubenssätzen festgehangen haben. Wenn uns bewusst wird, auf welchem Holzweg wir waren, ist die logische Schlussfolgerung unseres Verstandes oft, uns für komplett bescheuert zu halten, weil wir es vorher nicht gesehen haben. Je länger wir auf diesem »falschen« Weg unterwegs waren, desto mehr entwerten wir uns dafür. Und manchmal sind wir gar nicht erst bereit, uns den Holzweg anzuschauen oder anzuerkennen, dass es eben ein Holzweg ist. Denn wir fürchten uns schon vorab vor der Entwertung durch uns selbst und wollen unseren bisherigen Weg dieser heftigen Kritik nicht aussetzen.

Ich hätte mich dafür geißeln können, dass ich all die Jahre in meinem selbst gebauten Käfig gelebt habe. Und das, ohne es zu merken. Ich hätte denken können: »Wie blöd muss man sein?!« Aber Weiterentwicklung ist eben ein Weg und kein Zustand, den wir erreichen können. Das heißt auch, wir müssen eine Bereitschaft entwickeln, immer wieder in Bezug auf den bisherigen Weg und die bisher getroffenen Entscheidungen im Unrecht zu sein. Je mehr wir das verinnerlichen, desto leichter wird es für uns, unsere Fehler zu erkennen, anzuerkennen und neu zu wählen. In meinem Fall ist mir bewusst geworden, wie sehr ich mich, Matthias und die Kids durch meine Rollenvorstellungen beeinflusst habe. Ich habe es erst mal mir selbst verziehen und das Gewesene dann bei den Kindern und Matthias anerkannt. Und dann habe ich mich nach vorn und auf das Ändern konzentriert und meine Indienreise angetreten.

**So sicher wir uns auch manchmal sind,
dass der andere oder auch die Umstände schuld sind:
Alle unsere Erfahrungen sind selbst gemacht.**

Achtung, ich sage nicht: Alle Situationen sind selbst gemacht. Das wäre zynisch. Natürlich passieren uns Dinge, die wir bewusst niemals erschaffen oder gewählt hätten. Ich denke da vor allem an furchtbare oder auch traumatische Ereignisse. Und doch haben wir immer einen Einfluss darauf, wie wir die Situation erfahren. Wie wir sie wählen wahrzunehmen und demnach bewerten.

Ich weiß, das ist ein herausfordernder Standpunkt, den ich insbesondere in Konflikten gerne selbst vergesse. Und dennoch, wir haben immer die Wahl, wie wir auf Ereignisse reagieren. Selbst wenn wir nur knapp einem Raubüberfall entkommen sind, können wir immer noch wählen, uns zu freuen und noch mehr zu vertrauen, weil uns nichts passiert ist und das Universum sogar in so einer Situation für uns gesorgt hat. Oder wir können wählen, uns zu grämen und noch mehr zu misstrauen, weil: »war ja klar, dass mir so was passiert«. Wir haben die Wahl, ob wir es persönlich nehmen und sogar mit einsteigen, wenn unser Chef einen schlechten Tag hat und uns Vorwürfe um die Ohren haut. Oder ob wir sehen, dass er einen schlechten Tag hat. Wir entwickeln Mitgefühl dafür, dass es ihm nicht gut geht (vielleicht ist ja sogar etwas Schlimmes passiert, was ihn so von der Rolle sein lässt), wir lassen das Gesagte durchrauschen, nehmen es nicht persönlich und versuchen, am nächsten Tag noch einmal mit ihm vernünftig zu reden. Wir haben immer die Wahl, auch wenn es sich nicht immer so anfühlt. Weder der Regen während unserer Gartenparty noch die Kündigung noch die unaufgeräumten Zimmer der Kinder sind schuld. Es liegt in unserer Hand.

Der Weg, aus unserem alten System hinauszuwachsen, ist nicht immer gemütlich, aber er ist es immer wert.

In diesem Sinne könnte man sagen: Folge immer deinem Gefühl, außer manchmal. Wenn das Gefühl nämlich ein Ausdruck des Widerstands deines alten Systems ist, während du dich auf neue Wege begibst – dann nicht diesem Gefühl folgen! Keine gute Idee. Das ist natürlich nicht so einfach zu unterscheiden, aber dazu kommen wir später noch. Solange wir jedenfalls nicht bereit sind, durch unser Gefühlschaos hindurchzugehen, werden wir niemals die Größe unserer eigenen Lebendigkeit erfahren, die hinter diesem Tal liegt.

Wir leben zu unbewusst

Das war ein wichtiger Schritt, um dir bewusst zu machen, dass mehr für dich möglich ist. Ganz konkret herauszufinden, wie du dich im Hier und Jetzt selbst begrenzt, ist die Voraussetzung für jede Veränderung. Aber lass uns vorn anfangen.

Als ich ungefähr dreizehn oder vierzehn Jahre alt war, unternahm meine damals beste Freundin, nennen wir sie Julia, einen Selbstmordversuch. Es war einer dieser klassischen Hilfeschreie, die nicht wirklich dazu gedacht waren, das Leben zu beenden. Sie rief mich an und erzählte mir, dass sie fast die ganze Packung Paracetamol geschluckt hat und jetzt Panik schiebt. Ich habe natürlich die Eltern aktiviert, sie ist ins Krankenhaus gekommen, und ihr wurde der Magen ausgepumpt. Es ist nichts weiter passiert. Doch mich hat dieses Erlebnis damals geschockt. Mir war gänzlich unerklärlich, wie man auf die Idee kommen kann, sich selbst das Leben zu nehmen. Ich konnte nicht verstehen, wie es in ihr hatte aussehen müssen, damit sie so etwas tun konnte.

Ich erzähle diese Geschichte, um dir zu verdeutlichen, was für eine Welt wir uns erschaffen haben. Eine Welt, in der sich schon Kinder manchmal nicht anders zu helfen wissen, als sich durch einen kleinen Supergau Gehör zu verschaffen und ernst genommen zu werden. Ich rede hier noch nicht mal von dem hoch getakteten Leben von heute, in dem wir jede freie Sekunde mit irgendeiner Form der digitalen Ablenkung füllen. Der Selbstmordversuch meiner Freundin war Anfang der Neunziger passiert, in einer Zeit lange vor Handys und Social Media. In einer Zeit, in der nicht nur sie, sondern auch ich als Mädchen schon die Frage nach unserem Wert und unserem Platz in dieser Welt stellten. Natürlich ist diese Altersphase eine sehr spezielle Zeit. Ein schwieriger Übergang vom Kind zum Jugendlichen, in dem man sich fremd in seinem Körper und fremd in seinem Kopf fühlt. Und doch waren wir auch damals schon sehr weit davon entfernt, mit unserer inneren Welt in Kontakt zu sein. Ich wusste zu dieser Zeit noch nicht mal, dass es so etwas wie eine Innenwelt gibt.

Ich hatte wundervolle Eltern und bin sehr behütet groß geworden. Ich hatte das, was man wohl eine glückliche Kindheit nennt. Heile Familie, Haus mit Garten, große Schwester und einen Hund. Alles, wie es sich gehört. Und doch hat mir niemand erklärt, dass es sinnvoll ist, Antworten eher im Innen zu suchen als im Außen. Ich hatte keine Ahnung davon, dass die Gedanken und die Meinung, die ich über mich hatte, nicht *der* Realität entsprechen, sondern eben nur meine Gedanken und Meinungen sind. Ich habe nicht gelernt, wie Gefühle entstehen und dass wir noch viel mehr sind als die Persönlichkeit, die wir glauben zu sein. Und das, obwohl ich schon behaupten würde, dass meine Eltern offen waren für Gespräche. Ich erinnere mich daran, dass insbesondere meine Mutter schon in meiner frühen Kindheit zur Gesprächstherapie gegangen ist. Damals war das noch außergewöhnlich. Therapie war nicht so normal wie heute, wo gefühlt jeder einen Therapeuten oder einen Coach hat. Aber meine Mutter hat schon damals entschieden, sich über eine Therapie weiterzuentwickeln, ihre Probleme zu untersuchen und daran zu wachsen. Für die damalige Zeit sehr fortschrittlich.

Trotzdem war mir nicht bewusst, wer ich bin, wie ich mit mir bin und was es bedeutet, mein Leben zu kreieren, anstatt einfach von Tag zu Tag zu leben. Denn ich glaube, das ist das größte Problem dieser Welt: Wir sind zu unbewusst. Wir glauben, wir sind diese Person, mit dieser Vergangenheit und dieser Zukunft. Wir leben von Tag zu Tag, haben vielleicht ein paar Träume, die wir im besten Fall ernst nehmen und versuchen zu realisieren. Allerdings haben wir in den wenigsten Fällen auch nur den Hauch einer Ahnung, wer wir wirklich sind. Wir haben nirgendwo gelernt zu verstehen, wie unser Verstand funktioniert. Wir wissen nicht, was wir machen sollen, wenn wir uns unwohl, ängstlich, getrieben oder einfach leer fühlen. Schokolade, Schuhe oder Serien, Alkohol … oder auch Arbeit, endlose To-do-Listen und Social Media. Das soll dann die Lösung sein, die aber eben nicht besonders zuträglich ist, um nachhaltig etwas in unserem Leben zu ändern. Es ist nur Kompensation. Betäubung. Wir betäuben das Gefühl, mit dem wir keinen anderen Umgang gelernt haben. Wir lenken uns ab, sodass wir uns mit dem, was uns eigentlich beschäftigt, nicht auseinandersetzen müssen.

In unserer Kindheit ist meist noch alles gut. Auch wenn nicht alles Friede, Freude, Eierkuchen ist, sind wir in den ersten Jahren noch so im Moment, genügsam und auch wenig bewusst, dass wir einfach unsere Zeit genießen. Natürlich gibt es Ausnahmen und tragische Situationen, sodass manche auch in diesen frühen Jahren voller Angst sind. Doch ich würde sagen, dass die meisten sehr kleinen Kinder glücklich sind. Denn glücklich zu sein ist unser natürlicher Zustand. Auch wenn die Eltern komisch sind oder es mal Knatsch oder Streit mit den Geschwistern gibt, selbst wenn wir in der kleinsten, schäbigsten Wohnung wohnen – für uns als

Kind ist das alles normal. Es ist unser kleines Universum. Es ist eben, wie es ist. Es ist unsere Referenz und das Spielfeld, auf dem wir lernen, uns selbst zu erfahren.

Wie wir uns die Welt erklären

Ich sehe das so: Wir kommen als reine, wunderbare Seelen auf die Welt und starten unser Leben unbefleckt in diesem Körper. Dann fangen wir an, Erfahrungen zu machen und uns daraus die Welt zu erklären. Da das ein sehr schwieriges und komplexes Unterfangen ist, unterlaufen uns dabei Fehler. Wenn unsere Mutter uns anschreit, sehen wir nicht, dass sie einen langen Arbeitstag hatte und ihr Chef nicht gut drauf war, sondern wir kriegen nur mit, dass sie uns anschreit. Wir denken, dass das, was wir gemacht, gesagt oder unterlassen haben, offensichtlich ganz schlimm war. Und dann schlussfolgern wir: »Ich bin wohl nicht gut genug.« Oder unser Verstand denkt: »Ich bin zu klein, nichts wert, schlecht …« Es gäbe viele verschiedene Erklärungen, und wir wählen unsere »Lieblingserklärung«, die für den Verstand am plausibelsten ist. Sie probieren wir an, und wenn sie passt, setzen wir sie auch in der nächsten Situation ein – wenn wir eine schlechte Note in der Schule und dafür Ärger kriegen oder wenn wir unser selbst gemaltes Bild zeigen und nicht die erwartete Begeisterung zurückgespiegelt bekommen oder, oder, oder.

In jeder Situation, in der wir uns die Welt erklären müssen, probieren wir unsere neue »Lieblingserklärung« an und schauen, ob sie passt.

Das Phänomen dieser Erklärungen: Sie sind universell. Sie entsprechen natürlich nicht der Realität, aber sie passen immer. Es ist und war noch nie wahr, dass wir nicht gut genug, nicht liebenswert oder schlecht sind. Und doch wird eine solche Lieblingserklärung über die Zeit (neben ein paar anderen Erklärungen dieser Art) zu unserer zweiten Natur. Wir überprüfen sie zwar immer mal wieder, das Problem ist nur: Sie passt. Immer. Und irgendwann stellen wir diese Erklärung gar nicht mehr infrage. Es ist so schön einfach. Es macht die Welt überschaubarer und vermeintlich berechenbarer. Diese Erklärung wird zu unserer Identität. Wir denken dann nicht nur: »Ich bin nicht gut genug«, sondern wir glauben zu wissen, dass das »Ich bin nicht gut genug« der Realität entspricht und zu unserer Persönlichkeit gehört. Das passiert nicht bewusst, sondern ist ein subtiler Prozess, der unsere innersten Überzeugungen über uns selbst festlegt.

Von dem Moment an, wo wir das Licht der Welt erblicken, beginnt die Konditionierung – durch unser Umfeld. Der Neurowissenschaftler und Autor Joe Dispenza sagt, dass wir uns in den ersten Lebensjahren, vor allem zwischen dem zweiten und siebten, hauptsächlich im Theta-Gehirnwellen-Bereich befinden. Ein Zustand, ähnlich wie in der Hypnose: Wir sind sehr leicht beeinflussbar. Er erlaubt fast uneingeschränkte Konditionierung. Alles, was wir erleben, wird unreflektiert interpretiert, eingespeichert und gut abgelegt in der Bibliothek in unserem Kopf. Nichts geht verloren. Erst mit sechs bis acht Jahren beginnt unser Gehirn, im Bereich der Alphawellen zu arbeiten. Seine analytische Fähigkeit beginnt sich zu formen, doch erst mit etwa zwölf Jahren kommen wir in den Betawellen-Bereich, in dem wir uns auch als Erwachsene überwiegend befinden. Dieser analytische Bereich ist notwendig, um nicht alles für bare Münze zu nehmen und als Realität zu akzeptieren. Wir setzen erst dann in Zusammenhang und gleichen sie mit unserer gelernten neren Wahrheit, unseren Überzeugungen ab.

Und wir kriegen alle Erfahrungen passend zu unserer gedachten Identität. »Ist ja klar, dass mir das wieder passiert.« »War ja zu erwarten, dass ich das nicht hinbekomme.« »So gut wie die werde ich eh nie. Kann ich mir gleich abschminken.« Wer von uns hat nicht schon mal gedacht: »Ich bin halt nicht gut genug für diesen Job, diesen Partner, diese Aufgabe, um durchzuhalten, um wirklich erfolgreich, reich, sexy, beliebt, gemocht … zu sein«?

Es ist super powervoll herauszufinden, was du wirklich über dich denkst. Und meistens ist es erschreckend zu erkennen, wie schlecht unsere Meinung über uns selbst ist. Das ist so etwas wie der Kern unseres mentalen Problems. Wir halten das, was wir über uns denken, für die Realität. Es wird zu einer so tiefen Überzeugung, dass wir es nicht mal mehr als solche wahrnehmen, sondern tatsächlich denken, so wären wir. Aber natürlich ist das vollkommener Quatsch. Keiner von uns ist »nicht gut genug« oder »nicht liebenswert«. Auch du nicht. Du bist wundervoll genau so, wie du bist. Inklusive deiner Ecken und Kanten, deiner Fehler und Grenzen. Die Wahrheit ist sogar: All das bist nicht du. Du bist das, was hinter all diesen scheinbaren Problemen liegt. Du bist das, was deinem Körper das Leben eingehaucht hat, als du zur Welt kamst, und was aus diesem Körper verschwindet, nachdem dein letzter Atemzug getan ist. Du bist reine Energie und mit allem immer verbunden. Und ja, keine Ahnung, ob das *die* Wahrheit ist. Das ist auch egal. Denn der Standpunkt funktioniert auf jeden Fall, um glücklicher zu werden. Daher bleib bei mir, und lies weiter, auch wenn du noch Zweifel hast. All die Glaubenssätze, Grenzen und

Überzeugungen sind das, was wir uns angeeignet haben. Als hätten wir sie uns angezogen wie Schutzkleidung. Schicht um Schicht haben wir uns daraus eine Fassade gebaut, an die wir nun selbst glauben. Mit der wir uns selbst identifizieren. Wir glauben, das wären wir. Das sei unsere Persönlichkeit. »So bin ich eben.«

Solange wir uns dessen nicht bewusst sind und beginnen, diese irrige Annahme infrage zu stellen und aufzulösen, nehmen wir jede Erfahrung, die wir machen, immer durch den Filter unseres Identitäts-Schutzmantels wahr. Es ist, als würden wir mit einer getönten Brille durch die Gegend laufen. Und die ist nicht rosarot, sondern färbt jede Erfahrung in der Farbe unserer angenommenen Identität ein.

Unsere Sicht auf die Welt – die Identitätsbrille

Du kennst sicher den Spruch »Das Gras ist beim Nachbarn immer grüner«. Er hat seinen Ursprung genau in diesem Identitäts-Schutzmantel und der Identitätsbrille. Das hast du bestimmt auch schon mal erlebt: Du siehst schicke Schuhe bei einer Freundin und entscheidest, sie dir auch zu kaufen. Zuerst sind sie noch toll und gefallen dir, aber nach und nach verlieren sie für dich an Wert. Bei deiner Freundin hingegen sehen sie nach wie vor einfach super aus. Das Problem ist, dass du die Schuhe durch deine Identitätsbrille siehst, sobald sie dir gehören. Und wenn du sie durch die »Ich bin nicht gut genug«- oder »Ich bin zu schwach«- oder »Ich bin irgendwie anders«-Brille siehst, werden sie eingefärbt durch deine negative Bewertung über dich selbst. Auch hier kriegt dein Verstand es passend: Bei dir sind die Schuhe irgendwie nicht so cool.

Oder ein anderes Beispiel: Ich wollte unbedingt ein Einser-Abitur machen, hatte aber überhaupt keine Lust, viel dafür zu lernen. Am Ende des Tages habe ich es tatsächlich geschafft: Abiturnote 1,9. Was, glaubst du, hat meine Identitätsbrille daraus gemacht? Na ja, meine Freundin hatte 1,8 … Ich hatte auch nur Kunst, Englisch, Deutsch und Mathe als Fächer. Das war ja supereinfach … Ich habe auch viel zu wenig dafür getan, andere haben wirklich hart gearbeitet für ihre Note … Außerdem war das nur das Abitur in Hamburg und nicht zum Beispiel in Bayern … Obwohl 1,9 eine super Note ist, habe ich es geschafft, sie mir madig zu machen. Durch meine Brille.

Klassisch ist auch das Thema Partner. Du siehst deinen Traummann (oder deine Traumfrau) und tust alles dafür, dass du ihn (oder sie) bekommst. Es klappt tatsächlich. Zu Anfang ist noch alles super. Aber dann, so ganz klammheimlich, taucht die Frage auf, ob er (oder sie) wirklich so toll ist. Schließlich weißt du ja, du bist nicht liebenswert, schlecht oder nicht gut genug. Wenn er das nicht sieht, dann muss ja mit *ihm* irgendetwas nicht stimmen. Sonst würde er das ja mitbekommen. Du begibst dich unbewusst auf einen Feldzug, in dem du beweisen willst, dass er (oder sie) ebenso wie du nicht gut genug ist. Und siehe da, bei der Trennung kann dein System wieder sagen: »Siehste, war ja klar. Mich will eh keiner.« Oder: »Klar, dass mir das wieder passiert.«

Wir haben tatsächlich eine oder mehrere sehr festgefahrene tief liegende negative Überzeugungen über uns, mit denen wir uns das Leben schwer machen. Daher ist das Training in der Disziplin, uns selbst mehr zu lieben, fürsorglich und milde mit uns zu sein, so unglaublich wichtig. Mehr dazu später.

Die Beschränkung durch unsere Glaubenssätze

Aber es gibt noch eine andere Schicht innerster Überzeugungen, die ich hier ansprechen möchte. Denn wir sind nicht nur der Überzeugung, dass wir selbst nicht gut genug sind, sondern wir haben auch festgefahrene Meinungen und Bewertungen über alle möglichen anderen Dinge. Unser Verstand ist eine Vereinfachungsmaschine. Das ist einerseits sehr sinnvoll, denn er muss permanent aus unendlich vielen Eindrücken über die Sinnesorgane das herausfiltern, was relevant für uns ist. Würde er das nicht tun, würden wir wahnsinnig werden. Er braucht für seine tagtägliche Arbeitsleistung eine Menge Kapazität, weshalb er alles, was er auf Autopilot setzen kann, automatisiert. Und das versucht er nun mit allen möglichen Dingen und Situationen, um sie in Sekundenschnelle einordnen und aus seiner Sicht adäquat reagieren zu können, ohne zu viel Energie zu verschwenden.

Jeder von uns hat zum Beispiel eine festgefahrene Vorstellung zum Thema Geld. »Geld stinkt.« »Geld regiert die Welt.« »Geld ist das Wichtigste überhaupt.« »Geld verleiht Macht.« »Geld gibt Sicherheit.« »Geld verdirbt den Charakter.« »Das Geld liegt auf der Straße.« »Geld muss hart erarbeitet werden.« … In einigen davon wiedererkannt? Egal, welches deine Vorstellungen sind, du kannst davon ausgehen, dass alle, und zwar wirklich alle Entscheidungen, bei denen Geld involviert ist, von genau diesen deinen Glaubenssätzen getrieben werden. Von deinen festgefahrenen Vorstellungen bezogen auf Geld. In modern nennt man das Money-Mindset. Es beeinflusst zum Beispiel, welche Berufe wir attraktiv finden. Ist in unserem System abgespeichert

»Geld gibt überlebensnotwendige Sicherheit«, werden wir uns beruflich so ausrichten, dass wir »genug« Geld verdienen. Was auch immer unsere individuelle Bewertung von »genug« bedeutet. Auch das kann für jeden anders sein. Wir landen vielleicht in großen Unternehmen, in Positionen, in denen wir uns unseres Gehaltes sicher sein können. Oder wir sorgen mit unserem Money-Mindset dafür, dass das Geld nicht bei uns bleibt.

Meine abgespeicherten Glaubenssätze und tief liegenden Automatismen bezogen auf Geld und Erfolg haben mich beruflich sehr beeinflusst. Ich habe dreizehn Jahre lang ein Yogastudio geleitet. Es hat mir wahnsinnig viel Spaß gemacht, und wie du dir denken kannst, bin ich nicht aus wirtschaftlichen Gründen zum Yoga gekommen, sondern aus ideologischen Gründen und meiner Liebe zum Yoga. Ich wollte das, was ich für mich im Yoga erfahren hatte, anderen Menschen weitergeben. Gleichzeitig wollte ich natürlich Geld damit verdienen. Und mal abgesehen davon, dass ich nicht aus der BWL komme und keine Ahnung von Marketing oder Verkauf hatte, hatte ich lange eine Schere im Kopf, die es mir finanziell sehr schwer gemacht hat.

Im Yoga sagt man: Je länger wir praktizieren, desto weniger wichtig werden uns materielle Güter. Dazu gehört natürlich auch Geld. Ich hatte also in meinen Glaubenssätzen abgespeichert, dass Gutes zu tun durch Yogaunterricht nicht mit Geld zusammenpasst. Ich war, ohne es mitzubekommen, getrieben von der Annahme: Je weiter fortgeschritten ich als Yogini bin, desto weniger wichtiger sind mir Geld und Erfolg. Gleichzeitig wollte ich natürlich unbedingt vollere Klassen haben und auch, dass sich meine finanzielle Lage entspannt. Viele Menschen in Herzensberufen sagen: »Ich mache das nicht fürs Geld.« So war das bei mir auch. Allerdings ist es superwichtig, es zwar nicht *nur* fürs Geld zu machen, aber eben *auch*. Für mich war es so, dass mir meine Bewertung über mich als Yogini wichtiger war als der Erfolg. Ein klassischer Fall von Menschen, die soziale Werte ganz weit oben auf ihrer Liste haben.

Jetzt gab es nur ein Problem. Wäre ich wirklich erfolgreich gewesen, mit vollen Kursen und viel Geld, hätte das bei dieser unbewussten Gleichung in meinem Kopf mein Sein als Yogini entwertet. Mein Erfolg wäre in meinem Kopf automatisch ein Beweis dafür gewesen, dass ich keine gute, richtige, wahre Yogini bin. Das konnte ich unter anderem auch daran erkennen, dass ich alle anderen Yogis, die viel Geld verdienten, innerlich entwertet habe mit: »Die machen kein richtiges Yoga. Denen geht es nur ums Geld.« Wahnsinn. Bis ich dieses System in mir erkannt hatte, habe ich es mir jahrelang finanziell sehr eng gemacht. Kein Flyer und keine Werbekampagne hätte etwas daran drehen können. Keine Kooperation oder Rabattaktion hatte nachhaltig etwas ändern können, weil mein inneres System das nicht zugelassen hätte. Denn unser Verstand ist lieber im Recht als glücklich. Und zwar immer.

Diese Geschichte soll dir verdeutlichen, wie powervoll diese tief liegenden Glaubenssätze und Überzeugungen sind. Sie beeinflussen unseren ganzen Tag und unser komplettes Leben. Wir haben nicht nur diese Überzeugungen bezogen auf Geld, wir haben Überzeugungen dazu, wie Männer sind, wie Frauen sind, bezogen auf Nähe, Orte, Farben, Arten der Kleidung, auf rote Fingernägel, Stilrichtungen, Tierarten … Wir haben Glaubenssätze über unsere Freunde, Eltern, Kinder, bestimmte Berufsgruppen, aber auch über Autos, bestimmte Werte, die Art und Weise, wie Menschen sich ausdrücken, und so weiter. Alle unsere Entscheidungen werden aus diesen alten innersten Überzeugungen gespeist beziehungsweise davon abgeleitet und laufen auf Autopilot ab, ohne dass wir es mitbekommen.

Einer meiner Yogalehrer hat uns mal eine Geschichte dazu erzählt: Ein kleines Mädchen, vielleicht fünf oder sechs Jahre alt, spielt im Garten mit einem Ball. Nach einem ungünstigen Wurf fliegt der Ball in die Rosen ihrer Mutter. Beim Herausholen stolpert das kleine Mädchen, fällt in die Dornen und bricht dabei einige Rosen ab. Sie tut sich furchtbar weh. Ihre Mutter kommt angerannt und zieht sie heraus, sieht dann aber die abgebrochenen Rosen und ist furchtbar sauer. Jetzt hat das kleine Mädchen nicht nur die Kratzer und Schmerzen von den Dornen, sondern bekommt auch noch eine ordentliche Standpauke von der Mama.

Jahre später, das Mädchen ist mittlerweile sechzehn, hat sie ein Date mit ihrem ersten Freund. Er holt sie ab und hält ihr einen großen Strauß Rosen entgegen. Aber irgendwie freut sie sich nicht. Sie mag Rosen nicht. Die sind so kitschig und außerdem so klassisch. Jeder verschenkt Rosen. Vielleicht ist der Typ doch nicht so cool …?

Das Mädchen erinnert sich nicht bewusst an die Erfahrung mit den Rosen als kleines Kind. Dafür liegt die Geschichte zu tief in ihrem Unterbewusstsein verborgen. Und doch ist eine Bewertung über Rosen und ein dazugehöriges Gefühl abgespeichert worden, was heute ihre Meinung über diese Blumen beeinflusst und damit neue Erfahrungen einfärbt. Sie kann die entsprechenden Momente nicht neutral wahrnehmen, als wären sie ein unbeschriebenes Blatt, sondern wird durch die tiefen Überzeugungen auf Autopilot gesteuert.

Der Junge hat eine komplett andere innere Geschichte bezogen auf die Rosen: Immer, wenn seine Eltern sich nach einem Streit wieder vertragen haben, hat sein Vater einen großen Strauß Rosen für seine Mutter besorgt. Für den Jungen stehen Rosen daher für Frieden, Verbundenheit und Geborgenheit. Er ist irritiert und sogar enttäuscht über die verhaltene Reaktion seiner Freundin. »Warum freut sie sich nicht über meine Rosen und was ich damit ausdrücken will? Mag sie mich doch nicht so gern?« Das war der erste Knacks in ihrer jungen Liebe. Wie es wohl weitergegangen ist …?

Das Mädchen kann die Botschaft, die der Junge mit den Rosen verbindet, nicht empfangen, weil sie nur die Botschaft aus ihrem automatischen System spürt und daher eher irritiert und enttäuscht ist. Solche Missverständnisse sind in unser aller Leben an der Tagesordnung. Denn, jetzt kommts …

Mach dir mal bewusst, wie sehr wir durch unsere Überzeugungen gesteuert werden. Ich hätte niemals BWL oder Marketing studieren können, obwohl ich immer supergut in Mathe war und heute, nachdem ich vieles aufgelöst habe, Marketing liebe. In meinem früheren System wäre das nicht möglich gewesen. Es wäre gegen meine tiefsten Überzeugungen gelaufen.

Mach dir mal bewusst, welche Blumen deine Lieblingsblumen sind und welche du nicht magst. Woher diese Vorlieben wohl kommen? Oder welche Art von Kleidung du magst. Schick, elegant, leger, teuer, lässig … Woher kommen wohl diese Vorlieben, und was willst du damit nach außen kommunizieren? Was lässt dich wählen, in der Stadt zu wohnen oder auf dem Land? Was lässt dich schlecht über die Frau mit dem zu kurzen Rock oder den ungepflegten Haaren denken? Was hat dich diesen Mann oder diese Frau wählen lassen? Was liegt dem zugrunde, dass du ein oder zwei oder fünf oder gar keine Kinder haben willst? Ist das nicht wahnsinnig?

Unsere »Wahrheit«

Am Anfang ist es etwas erschreckend, aber alles, wirklich alles wird durch unsere tief liegenden und automatisierten Glaubenssätze gefiltert. Und solange wir sie nicht auflösen, sind wir wie eine Marionette unseres inneren Systems. Wir sind dazu verdammt, unsere Erfahrungen aus der Vergangenheit immer und immer zu wiederholen. Wir re-agieren nur, anstatt zu agieren. Jemand sagt etwas zu uns, und wir sind auf 180. Jemand anderes wäre in der exakt gleichen Situation eher verunsichert und wieder jemand anderes eher angestachelt und inspiriert.

Wir sehen die Welt nicht, wie sie ist. Wir sehen die Welt, wie wir sind. Oder etwas präziser: Wir sehen die Welt, wie unser inneres System sie sieht – aufgrund unserer Erfahrungen in der Vergangenheit und unserer daraus gezogenen Schlussfolgerungen.

Je schlechter unsere Meinung über uns selbst ist, desto mehr legen wir jede Situation so aus, als wäre sie gegen uns gemeint. Jede Situation beinhaltet unzählige Wahrheiten und Interpretationsmöglichkeiten. Da unser Verstand immer im Recht sein will, legt er die Begebenheiten so aus, dass sie in seine Geschichte passen. Darin ist er Meister. Er kriegt jede Situation passend. Durch das ständige Wiederholen von ähnlichen Erfahrungen und alten Glaubenssätzen, werden diese immer festgefahrener und sinken tiefer. Sie werden immer mehr zu *der Wahrheit* für uns. Deshalb werden manche Menschen im Alter verbittert, komisch oder sehr unflexibel. Es gibt hierbei zwei Komponenten:

1. Selektive Wahrnehmung und Interpretation

Unser Verstand interpretiert sich jede Situation so zurecht, dass sie zu seinen Geschichten passt. Das ist ein bisschen wie das Pippi-Langstrumpf-Syndrom: »Ich mach mir die Welt, wide, wide, wie sie mir gefällt.« Sind doch Erdbeeren für uns da, wird das nicht zum Gegenbeweis, dass wir immer genug abbekommen. Es wird einfach nicht wahrgenommen, quasi unterschlagen, um die Geschichte, die wir uns erzählen, nicht zu zerstören. Treffen wir auf einen Mann, der immer zuverlässig und pünktlich ist, wird das einfach unterschlagen, und der Fokus wird auf die Dinge gerichtet, die uns in unserer Wahrheit bestätigen. Werden wir aber versetzt, war's natürlich klar, »dass mir das wieder passiert« oder »dass der so unzuverlässig ist«.

2. Erschaffen von immer gleichen Situationen

Wir werden auf energetischer Ebene ein Sog für Erfahrungen, die zu unseren Geschichten passen. Man könnte auch sagen: Durch unsere innere Wahrheit manifestieren wir uns ein Leben, das zu dieser Wahrheit passt. Gehen wir davon aus, immer zu spät zu sein im Leben, sind wir ein Sog für die Erfahrung von: »Die Erdbeeren sind schon weg.« Oder von Männern, die immer unzuverlässig sind: »Ich gerate ja eh immer an dieselben.« Wie das genau funktioniert, erkläre ich dir später noch.

Die Alternative wäre, unseren Blick nach innen zu wenden. Beginnen wir, das Leben und unsere Beziehungen als Spielfeld zu nutzen, um immer mehr von diesen inneren Systemen zu erkennen und aufzulösen, haben wir wieder die Möglichkeit zu agieren, anstatt zu reagieren. Frisch und neu im jeweiligen Moment zu wählen, wie wir die Situation bewerten und wie wir sein möchten. Dann werden wir nicht komischer und schnodderiger, sondern wir schwingen immer weiter aus und werden immer weiser, je älter wir werden.

Bleibt natürlich die Frage offen, wie wir uns aus der Umklammerung unserer Glaubenssätze lösen können.

Drei Wege heraus aus den Glaubenssätzen

Dafür ist wichtig zu wissen, dass es vor allem um die negativen und begrenzenden Glaubenssätze geht. Es stört ja nicht, wenn ich eine Vorliebe für Blau habe und Rot aufgrund meiner Erfahrungen in der Kindheit nicht so gern mag. Wenn ich mir aber einen Partner wünsche und keinen finde, dann kann das Auflösen von Glaubenssätzen und Überzeugungen bezogen auf mich selbst, auf Männer und Frauen, Nähe, Partnerschaft und Co. dazu führen, dass ich meinen Traumpartner kennenlerne. Wenn ich unzufrieden in meinem Job bin, kann das Auflösen von dem, was mich begrenzt, dazu führen, dass ich mich traue, endlich für das loszugehen, was ich eigentlich machen möchte. Aber es geht auch ganz grundsätzlich darum, die manipulative Arbeitsweise unseres Verstandes zu erkennen und uns daraus hinauszuentwickeln. Es gibt drei Bereiche, die wir dazu anschauen müssen:

1. Die Funktionsweise des Verstandes

Hierbei geht es darum, zu erkennen, wie der Verstand funktioniert, und dann zu trainieren, ihn willentlich zu steuern. Der Verstand ist eine Gedanken-Produktions-Maschine. Diese Gedanken wiederum sind der Ursprung von Gefühlen, Interpretationen, Handlungen und so weiter. Deshalb müssen wir hier ansetzen und lernen, das Tempo des Gedankenstroms durch Achtsamkeit und Meditation zu entschleunigen, um leichter einhaken zu können und dem Strom nicht einfach ausgeliefert zu sein.

2. Inhalt und Ursprung unserer Gedanken

Für die Gedanken, die der Verstand automatisch produziert, bedient er sich der Verstandesbibliothek, in der unter anderem tief verankerte Glaubenssätze lagern. Diese färben dann wiederum unsere Wahrnehmung, die Gefühle und so weiter ein. Deshalb ist es wichtig, unsere Gefühle und Interpretationen besser zu verstehen und unterscheiden zu lernen zwischen dem, was tatsächlich ist, und dem, was unsere Glaubenssätze sind, um diese zu entlarven und zu entschärfen. So nehmen wir den vom Verstand automatisch produzierten Gedanken die Intensität und sind freier darin, im Jetzt zu agieren.

3. Der Boden, auf den alles fällt

Zu guter Letzt ist es wichtig, uns selbst gegenüber Mitgefühl zu entwickeln. Denn die Art und Weise, wie wir über uns denken und mit uns selbst umgehen, ist der Boden, auf dem die automatisch produzierten Gedanken mit ihrer individuellen Intensität landen. Halten wir uns wirklich für schlecht, nicht gut genug, wertlos oder nicht liebenswert, dann sind wir unser härtester Richter und entwerten uns selbst für jede unseren Ansprüchen nicht gerecht werdende Aktion. Das wiederum begrenzt und verlangsamt unseren gesamten Weiterentwicklungsprozess. Deshalb ist es wichtig, uns selbst lieben zu lernen, Selbstmitgefühl zu trainieren und milde mit uns zu sein.

1. Die Funktionsweise des Verstandes

Fangen wir auch hier ganz vorn an. Der Verstand ist eine Gedanken-Produktions-Maschine. Falls du schon mal versucht hast, an nichts zu denken, ist dir wahrscheinlich aufgefallen, wie schwer oder, besser gesagt: unmöglich das ist. Der Verstand produziert permanent Gedanken. Es kommen Reize von außen durch die Sinneseindrücke, die wiederum alte, abgespeicherte Gedanken triggern, die dann wiederum andere Themen und Gedanken hochholen. Es sind endlose Assoziationsketten, die uns von einem Hölzchen zum nächsten Stöckchen tragen. Und das vollkommen automatisiert. Wenn ich mich hier umschaue, sehe ich zum Beispiel eine Pflanze – und es geht los: »Die könnte mal wieder gegossen werden«, der Boden ist frei von Hundehaaren, »cool, dass die Putzfrau gestern da war … schade, dass sie keine Wäsche macht … der ganze Keller liegt noch voll mit schmutziger Wäsche …« Ich spüre meinen leeren Magen, und weiter geht's: »Ich kriege langsam Hunger … Haben wir eigentlich noch Blaubeeren? … Ob die Kinder mitessen?… Ach ja, die wollten ja noch Erdbeeren holen … Mist, der Hund muss noch mal raus …« Neuer Impuls. Ich höre, wie der Wasserkocher kocht … »Ich muss mal mehr trinken … Ob Matthias einen Termin hat? … Hatte Meilo eigentlich schon sein Futter? Ach, der muss ja noch mal raus … Wie schön, die Sonne scheint … Ach, ich würde auch gern mit ihm raus, aber ich will jetzt lieber noch weiterschreiben …« Und das geht den ganzen Tag so und ewig so weiter. So funktioniert unser Verstand. Allerdings ist es superwichtig zu erkennen, dass er das so tut, und zu lernen, in diesen automatischen Strom einzugreifen, um die Gedanken bewusst zu lenken.

Das beste Training hierfür sind Meditation und Achtsamkeit. Das ist wie das Fitnessstudio für den Kopf. Der Muskel, um einhaken zu können und die Gedanken bewusst zu lenken, wird dadurch immer stärker. Das ist quasi das formelle Training.

2. Inhalt und Ursprung unserer Gedanken

Hier möchte ich drei Aspekte mit dir teilen. Einmal die Unterscheidung zwischen dem, was tatsächlich passiert, und dem, was wir dazu interpretieren; dann, was es mit unseren Gefühlen auf sich hat und wie wir sie steuern können, und drittens das Auflösen von Glaubenssätzen.

»Was ist« und Interpretation

Eines der powervollsten Tools, um im Alltag möglichst schnell die eingefärbten Geschichten unseres Verstandes zu entlarven und uns darauf zu besinnen, was wirklich ist, ist das Auseinanderhalten der beiden Ebenen: Was *ist* tatsächlich? Und was ist nur meine Interpretation? Unser Verstand ist allerdings sehr trickreich und gibt die Entscheidungshoheit ungern auf. Daher ist es manchmal nicht ganz leicht und mit Widerstand behaftet, wenn wir seine »Wahrheit« auf den Prüfstand stellen. Dazu möchte ich dir eine Geschichte erzählen.

Als wir noch unser Yogastudio hatten, haben wir den Raum immer mal wieder an Menschen vermietet, die außerhalb unserer regulären Kurszeiten dort ihre eigenen Kurse oder Veranstaltungen anbieten wollten. So gab es damals auch eine Frau, nennen wir sie Nadine, die alle zwei bis drei Wochen den Raum für Personal Yoga nutzte. Sie hatte einen Schlüssel, sprach die Zeiten mit uns ab und gab ihre Einzelstunden. So weit, so gut. Eines Tages kam unsere Putzfrau auf uns zu und meinte, dass es nicht ganz optimal sei, wenn Unterricht stattfindet, während sie sauber macht. Ich wusste nicht genau, was sie meinte, da wir in der Zeit, in der sie im Raum war, keine Angebote hatten. Sie meinte, dass eine Frau, die sich kurze Zeit später als Nadine entpuppte, mit einem Mann dort gewesen wäre und ihn unterrichtet hätte. Waaaaas?! Ich fiel aus allen Wolken und war stinksauer. Spinnt die? Das hat sie nicht mit uns abgesprochen! Und wie kommt sie darauf, einfach irgendwann in unseren Raum zu gehen?!

Ich hatte ihr vertraut, war zutiefst gekränkt und fand ihr Verhalten eine Frechheit. Noch schlimmer fand ich, dass sie nicht mal gegangen war, als die Putzfrau kam, sondern einfach mit ihrem Unterricht weitergemacht hat. Das war so selbstgerecht und grenzüberschreitend! Ich war wütend und kurz davor, zum Hörer zu greifen und sie zur Schnecke zu machen. Mein Yogastudio! Für das ich Miete zahle, es putzen lasse und in das ich so viel Herzblut reinstecke! Und sie nutzt es! Einfach so! Ohne zu fragen! Frechheit! Die kann mir sofort den Schlüssel vorbeibringen und hat für immer Hausverbot! Ich war gekränkt und fühlte mich verraten. Ich war schon so nett gewesen und ihr mit der Miete entgegengekommen, da sie ihren Kunden nur so wenig berechnet, und hatte ihr sogar erlaubt, nach ihren Stunden noch im Raum zu bleiben und selbst zu üben. Meine Großzügigkeit wurde ausgenutzt. Unterrichtet da, und ich bekomme nicht mal Miete!

Wie findest du das? Kannst du meine Gefühle nachvollziehen und vielleicht sogar nachempfinden? Findest du auch, dass das von ihr eine Frechheit war? Überprüfe mal deine System. Hast du dich mitreißen lassen? Findest du meine Begründungen stimmig? Super. Und jetzt lass uns mal anschauen, was an dieser Geschichte alles interpretiert ist. Das machen wir in zwei Schritten. Der erste Schritt ist, die Gefühle und verknüpften Bewertungen rauszunehmen und die Begebenheiten als Fakten zu erzählen.

Das klingt dann so: Eine unserer Untermieterinnen hat in unserem Studio unterrichtet, ohne das vorher mit mir abzusprechen. Sie war mit ihrem Schüler vor Ort, als die Putzfrau kam. Sie ist auch dann nicht gegangen, sondern hat weiterunterrichtet. Unsere Putzfrau hat sich gestört gefühlt und mir Bescheid gesagt.

Was fällt dir an dieser Geschichte auf? Wie geht es dir, wenn du dir diese Variante durchliest? Meine Vermutung ist, du hast andere Gefühle dazu. Weniger stark. Weniger negativ Nadine gegenüber.

Die nächste Stufe, um das Ganze ad absurdum zu führen, ist, nur das zu benennen, was tatsächlich ist. Das »Was ist« anstatt irgendeiner Interpretation. Was ist, findet man heraus, indem man sich vorstellt, man würde einen Stummfilm drehen. Was würde man da sehen? Pass auf:

Frau und Mann auf Yogamatte in einem Raum. Sie bewegen sich. Eine weitere Frau kommt herein und beginnt zu putzen.

Und nun? Wie hört sich das an? Erstens ist die Geschichte wahnsinnig kurz geworden, und zweitens ist sie maximal neutral. Das ist es, was sich zugetragen hat. Wenn man diese zwei Zeilen liest, findet sich auf einmal keine Rechtfertigung mehr für all die Gedanken und Gefühle, die ich mir vorher gemacht habe. Du magst dich jetzt fragen: »Aber Dana, es ist doch eine Frechheit, wie sie dich ausgenutzt hat. Da will man sich doch gar nicht von runterholen.« Nein? Ich finde, doch. Denn die negativen Gefühle ändern nichts, also wirklich *gar nichts* an meiner Realität. Nadine ist im Raum gewesen, ohne zu fragen. Das ist passiert. Liegt in der Vergangenheit. Das kann ich durch meine Gefühle nicht mehr ändern. Die Gefühle ändern aber sehr wohl etwas an der Qualität, in der ich in dem Moment mein Leben lebe. Die Gefühle, die ich mir dazu mache, und die Geschichte, die ich mir dazu erzähle, sind nicht notwendig, um Maßnahmen einzuleiten und etwas für die Zukunft zu ändern. Aber das glauben wir oft. Wir brauchen diese Gefühle als Motor oder als Rechtfertigung dafür, unsere Meinung zu sagen. Aber das brauchen wir nicht. Es geht darum, die Motivation, unser Leben selbst zu gestalten, in unserem Inneren zu finden, aus unseren Wünschen und Bedürfnissen heraus. Nicht aus Mangel, aus Angst oder Misstrauen. Nicht dadurch, dass wir das Schlimmste verhindern wollen, sondern dadurch, dass wir das Beste erwarten. Mit einer negativen Haltung machen wir es uns unnötig schwer. Denn aus ihr heraus kreieren wir nur mehr Negatives in unserem Leben.

Wir könnten die Geschichte noch einmal ganz anders erzählen. Aus Nadines Perspektive: Nadine war mit ihrem Freund gerade in der Nähe und wollte ihm kurz den schönen Raum zeigen, in dem sie unterrichtete. Und sie wollte ihm zeigen, was sie Neues beim Yoga gelernt hatte. Sie wollte mich anrufen und fragen, aber ihr Akku war leer. Da ihr Freund nur sehr selten in der Gegend war, sie führten eine Fernbeziehung, dachte sie, sie nutzt die Gelegenheit einfach trotzdem und meldet sich dann später bei mir, um es mir im Nachhinein zu sagen. Als die Putzfrau reinkam, war sie überrascht, aber als diese dann sagte, sie sollen sich nicht stören lassen, blieben sie noch zehn Minuten. Es war schon ein- oder zweimal vorgekommen, dass wir die Belegungszeiten schlecht geplant hatten und sich Raumnutzung und Putzen blöderweise überschnitten hatten. Daher wollte unsere Putzfrau sie nicht rausschmeißen, sondern putzte möglichst unauffällig erst mal woanders. Nadine und ihr Freund waren noch den ganzen Tag unterwegs und erst abends zu Hause, daher konnte sie den ganzen Tag nicht anrufen. Die Putzfrau aber kam direkt im Anschluss zu mir nach Hause, da sie auch dort putzte, und erzählte mir gleich alles.

Was denkst du jetzt? Krass andere Perspektive und andere Wirklichkeit, oder? In der Regel halten wir unsere Interpretation der Geschichte automatisch für die richtige, machen uns allerhand Gedanken und Gefühle dazu und handeln dann entsprechend. Oft kreieren wir damit Konflikte, Stress, Vorwürfe oder gar Trennungen, die nicht notwendig gewesen wären. Wären wir uns nur vorher unserer eigenen Interpretation bewusst geworden oder würden wir zumindest in dem Bewusstsein handeln, dass es vielleicht noch andere Interpretationsmöglichkeiten gäbe!

Höre ich mir die letzte Variante dieser Geschichte an, habe ich ganz andere Gefühle dazu und führe ein ganz anderes Gespräch mit Nadine. Ich kann sagen, dass ich es verstehe, dass sie ihrem Freund das Studio zeigen wollte, aber dass sie nicht reindarf, ohne vorher mit mir zu sprechen, da sie vielleicht andere Mieter, unsere Putzfrau oder unsere eigenen Kurse und Einzelstunden dabei stört. Das gilt auch für diesen Fall. Ich würde wahrscheinlich sogar hinzufügen, dass ich mich darauf verlassen muss, dass sie sich daran hält, und sie, falls das noch mal schiefgeht, leider den Schlüssel wieder abgeben muss. Ich kann also nach wie vor Grenzen setzen, kann mir aber auch ihre Seite anhören – ohne Gefühlsdrama. Ich kann dann neutraler abwägen, wie ich es haben will. Und vor allem brauche ich meinen inneren Frieden nicht zu stören.

Hier kommt unsere erste Übung! Denk dran: Mach sie, oder lass es sein. Beides ist vollkommen okay. Wichtig ist auf jeden Fall: Mach dir keinen Stress! Und wenn wir dich an die Hand nehmen sollen, komm auf www.ichgold.de/madeformore.

Übung: Was ist – und was ist Interpretation?

Das Differenzieren ist nicht immer ganz einfach und braucht Übung. Beginne im Alltag damit, dich vor allem in unbequemen Situationen, die du gerne anders hättest, Folgendes zu fragen:

Was ist das »Was ist«, und was ist meine Interpretation?

Um das »Was ist« herauszufinden und aus dem Automatismus auszusteigen, gibt es vier Tools.

1. Der Stummfilm: Stell dir vor, du würdest das Ganze mit einer Stummfilmkamera drehen. Was würdest du sehen? »Mein Arbeitskollege faltet mich gerade zusammen« wird zu »Mann spricht laut«. »Ich lasse meine Freundin im Stich, weil ich unseren Termin absage« wird zu »Zwei Frauen befinden sich an verschiedenen Orten. Eine guckt fern, die andere liest«. »Mein Mann ist wie immer zu spät« wird zu »Mann kommt herein, Frau ist schon da«. Das klingt in viele Fällen erst mal total absurd. Und die Frage ist, wozu soll das überhaupt dienen? Grundsätzlich wollen wir lernen, in Situationen weniger wie auf Autopilot unseres alten Systems zu re-agieren. Wir wollen die Chance nutzen, neu zu wählen, um uns mehr das Leben zu erschaffen, das wir uns eigentlich wünschen.
2. Die beste Version von mir: Um neu wählen zu können, wie ich in der schwierigen Situation sein will, braucht es Abstand. Oder, noch besser, die Frage: Wie würde die beste Version von mir selbst mit dieser Situation umgehen? (Das ist ein super Trick, um sich schnell aus der Situation herauszuzoomen und das eigene Verhalten in Relation dazu zu setzen.) Um aber überhaupt diesen Spielraum zu haben, mich bewusst entscheiden zu können, muss ich mich herausholen aus dem Autopilot und der Geschichte, die ich für die Wahrheit halte. Ich muss also meine

Glaubenssatz-Brille absetzen. Dafür muss ich mir selbst, oder besser gesagt: meinem Autopiloten, einen Stock zwischen die Speichen werfen. Ich muss den Fokus weglenken von »meiner Wahrheit« oder »meiner Interpretation« der aktuellen Situation. Das Augenmerk auf das »Was ist« zu lenken ist dabei ein superwichtiger Schritt.

3. Den anderen das Beste unterstellen: Um uns aus unserer Geschichte herauszuholen, gehen wir immer erst mal vom Besten aus. Wir stellen uns sozusagen auf die Seite der anderen und argumentieren für sie.
   - Sie kommt zu spät? → Wahrscheinlich gibt es einen triftigen Grund.
   - Er hat das Auto nicht vollgetankt? → Es ist ihm wohl irgendetwas Wichtiges dazwischengekommen.
   - Sie hat meinen Geburtstag vergessen? → Vielleicht war zu viel los. Oder Geburtstage haben keinen hohen Stellenwert für sie. Es hat nichts damit zu tun, wie wichtig ihr unsere Freundschaft ist.

   Auf der Grundlage der besten Annahme können wir dann ins Gespräch gehen. Allerdings wird das eine komplett andere Unterhaltung, als würden wir unserer gekränkten interpretierten Wahrheit aus Mangel und Misstrauen heraus Glauben schenken.
4. Neugierig die Wahrheit des Gegenübers erfragen: Haben wir uns von unserer Interpretation distanziert, können wir neugierig und ohne Wertung oder Vorwürfe erfragen, was wirklich los war und wie die Interpretation des anderen aussieht. Ohne eine Wertung über sein Verhalten ist es leichter für unser Gegenüber zu erzählen, wie seine Sicht ist, da er sich nicht gegen unsere Vorwürfe wehren muss.

Alle Gefühle sind selbst gemacht

Um uns effektiv von der Funktionsweise unseres Verstandes zu emanzipieren und vernünftig üben zu können, braucht es allerdings noch eine weitere Komponente. Ein Wissen, das mein Leben komplett verändert hat. Ein Wissen, das vielleicht etwas unromantisch und ernüchternd ist und auch nicht ganz leicht zu leben, aber einer der wichtigsten Schlüssel für Erfüllung. Achtung, Trommelwirbel …

Alle unsere Gefühle sind selbst gemacht.

Ein Spruch, den du vielleicht schon mal gehört hast und dem du eventuell sogar zustimmen würdest. Wenn dein Partner dich allerdings betrügt und du dich furchtbar fühlst und am Boden zerstört, würdest du wahrscheinlich trotzdem sagen: »*Er* hat mich verletzt.« Wenn du direkt vor deinem Fenster eine laute Baustelle hast, die dich in den Wahnsinn treibt, würdest du wahrscheinlich doch sagen: »*Die Baustelle* nervt mich.« Wenn du einen tragischen Film schaust, würdest du wahrscheinlich doch sagen: »*Der Film* macht mich traurig.«

Ohne es zu merken, geben wir eine unserer powervollsten Fähigkeiten einfach so her: die Verantwortung für unsere Gefühle und die damit verbundene Fähigkeit, unsere Gefühlswelt selbst zu gestalten. »Du machst mir Druck.« »Das macht mich wütend.« »Es stresst mich.« Das sind alles Formulierungen, die sprachlich zum Ausdruck bringen, dass uns irgendetwas außerhalb von uns die Gefühle »macht«. Doch faktisch geht das nicht.

Mal ganz einfach heruntergebrochen, so wie ich es verstehe: Gefühle sind ein biochemischer Prozess und entstehen im limbischen System in unserem Gehirn. Dort werden hormonelle Prozesse in Gang gesetzt, die wiederum unseren

Körper dazu bewegen, zum Beispiel Herzrasen, schwitzige Hände oder auch Übelkeit passend zum Gefühl zu produzieren. Aber bevor das alles passiert, braucht es einen Reiz. Einen Auslöser. Genau dieser Auslöser ist für uns interessant. Er kommt aus unserem Kopf. Selbst physischer Schmerz entsteht dadurch, dass Reize an das Gehirn geschickt werden und das dann sagt: »Schmerz«. Aber mal abgesehen von körperlichen Schmerzen führen unsere ganz alltäglichen Gedanken, die unser Verstand produziert, zu unseren Gefühlen. Der Gedanke kann bewusst sein oder so leise und automatisiert ablaufen, dass wir genauer hinschauen müssten, um ihn zu verstehen. In der Psychologie (und Achtung: Ich bin keine Psychologin) werden gerne die Begriffe des Unbewussten oder Unterbewussten benutzt. Man kann sagen, dass einige der Gedanken so gut verpackt und wegsortiert wurden, dass wir ohne Bemühungen erst mal keinen Zugriff darauf haben. Und haben wir keinen Zugriff, können wir sie auch nicht ändern. Da entsteht das Problem und unser Autopilot.

Aber lass uns einen Schritt zurücktreten. Wie läuft der Prozess ab? Die meisten Menschen denken, es wäre so:

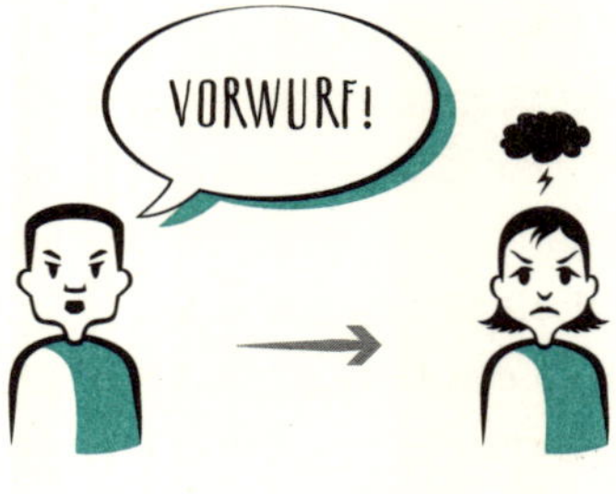

Eigentlich läuft es aber anders ab. Und jetzt gut aufpassen. Ich gebe dir den goldenen Schlüssel zu deinem glücklicheren Leben! Ein Leben, in dem du nicht mehr den Launen anderer Menschen oder Situationen ausgeliefert bist. Ein Leben, in dem du dich vielleicht trotzdem noch manchmal scheiße fühlst, du aber nicht mehr das Opfer der Umstände bist. Du selbst hast in diesem Leben den Schlüssel in der Hand, um deine Gefühle wieder zu verändern. Allerdings: Der Nachteil dieses Wissens ist, dass du niemanden mehr für deine Gefühle verantwortlich machen kannst. Nicht deine Mutter, nicht deine Kinder, deinen Chef oder deinen Partner. Die Verantwortung und Steuerungshoheit liegt ausschließlich bei dir. Du hast es dann zwar in der Hand, aber du hast es dann eben auch in der Hand. Überleg dir gut, ob du das willst. Denn ich bin fest davon überzeugt, dass es zum großen Teil unser aller (meine auch!) Komfortzone ausmacht zu denken: Die anderen oder die Umstände oder was auch immer ist schuld daran, dass ich ... (und hier kannst du den Satz mit allem beenden, was dir so einfällt) ... keine Zeit habe ... zu wenig Geld habe ... schlechte Haut habe ... nicht studiert habe ... schlecht bin in ... ... niemals ... machen konnte ... Und so weiter. Es ist irgendwie bequem für uns, anderen oder anderem die Schuld in die Schuhe zu schieben, bedeutet es doch, dass wir selbst fein raus sind. Wir müssen und können nichts tun oder verändern und können es uns weiter in der Komfortzone gemütlich machen.

Das Problem mit der Komfortzone ist natürlich, dass sie zwar vermeintlich »komfortabel« ist, uns aber nach und nach jeglicher Lebendigkeit und Handlungsfähigkeit beraubt. Und das »Komfortable« bedeutet nicht unbedingt auch »gute Gefühle«. Das »Komfortable« der Komfortzone bedeutet ausschließlich »bekannt«. Vielleicht fühlt sich das Leben mit Schuldgefühlen, Scham, Angst und Co. doof an, aber wir wissen zumindest, was uns erwartet. Und genau darum geht es unserem Verstand: vermeintliche Planbarkeit.

Wie du schon weißt, ist unser Verstand ziemlich manipulativ unterwegs und biegt sich die Realität so hin, wie sie zu seinen Geschichten passt. Eine weitere seiner Unarten: Er ist ein unglaublicher Rechthaber. Und zwar um jeden Preis. Er will mit seinen alten Geschichten zu Rosen und Co. recht behalten, deshalb interpretiert er sich aktuelle Situationen so zurecht, dass sie in seine Geschichten passen. Evolutionär betrachtet ist es seine Aufgabe, unser Überleben zu sichern. Er lernt vom ersten Tag an, was Gefahren sind und wie er sie umgeht. Er ordnet daher alles danach ein: »Funktioniert fürs Überleben« oder »Funktioniert nicht fürs Überleben«. Dabei ist es ihm egal, ob wir glücklich sind, unsere Ziele erreichen oder Wünsche verwirklichen. Hauptsache, wir überleben. Das heißt, wenn wir das Leben erschaffen wollen, das wir uns eigentlich wünschen, müssen wir über diese »Fesseln« des Verstandes hinauswachsen.

Ein wichtiger Aspekt auf diesem Weg ist, dass wir die Oberhand über unsere Gefühle erlangen. Das ist der Schlüssel. Hier kommt er:

Gefühle folgen immer deinen Gedanken.
Alle Gefühle kommen aus deinem Kopf.

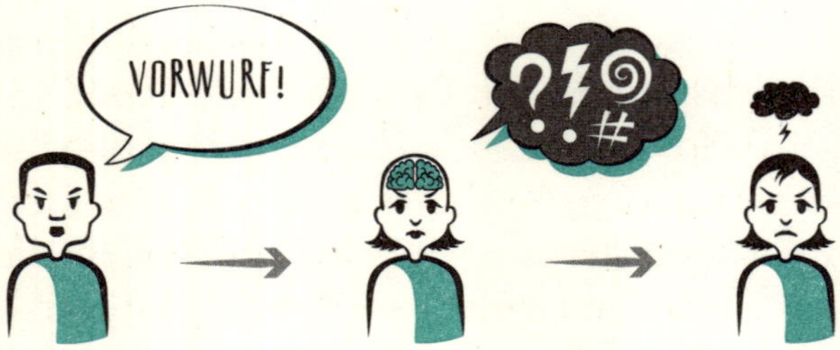

Und das läuft so ab wie in der Grafik gezeigt. Das Wichtigste ist der Zwischenteil und die Manipulation des Verstandes. Das Problem ist, dass wir dadurch unsere Realität und unsere Erfahrungen kreieren. Bin ich beleidigt, weil mein Verstand sagt: »Das ist eine Frechheit«, ist die Folge sehr wahrscheinlich Distanz und mehr Streit. Eine mögliche oder wahrscheinliche Reaktion: Ich will mich wehren, den anderen runtermachen und als Siegerin hervorgehen (dazu mehr im Kapitel über Beziehungen, dort erfährst du nicht nur, wie das im Detail abläuft, sondern auch, wie du Konflikte anders handhaben kannst).

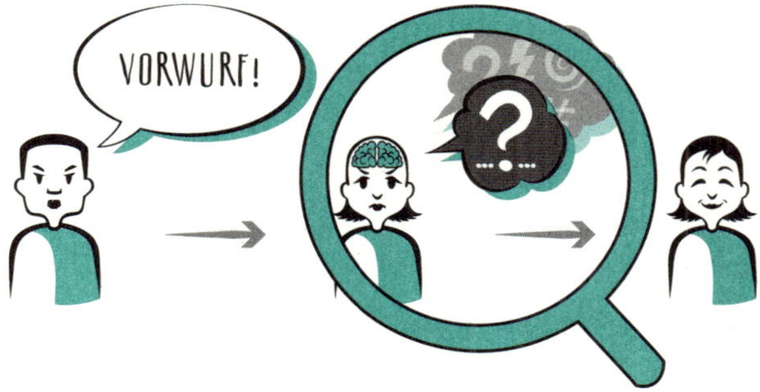

Das Ganze könnte aber auch ganz anders aussehen – so wie es die weitere Grafik zeigt. Der Mittelteil, das, was in unserem Kopf passiert zwischen der Aktion und dem Gefühl plus unserer Handlung, ist der goldene Schlüssel. Ich habe die Wahl, wie ich das, was mir passiert, bewerte. Selbst wenn ich wie im Beispiel erst mal denke: »Das ist eine Frechheit«, und mir die dazupassenden Empörungsgefühle mache, kann ich immer zu diesem Schritt zurückgehen und noch einmal überprüfen, mit welchen in der Regel bewertenden Gedanken ich mir diese Gefühle produziert habe. Diese Gedanken kann ich dann prüfen, gegebenenfalls neu wählen und so alles verändern. Oft verändern sich dann nämlich automatisch unsere Gefühle und dann auch unsere Reaktion darauf.

Natürlich klappt das nicht immer. Es ist ein Training – und ich stecke nach wie vor mittendrin. Oft genug halte ich Matthias für schuldig für meine schlechte Laune oder finde, dass die Kinder mir den Stress machen und nicht ich. Dann bin ich ungerecht, sage Sachen, die ich im Nachhinein bereue, und streite auch mal lauter als in Zimmerlautstärke. Nicht schön. Aber so ist es halt. Solange ich noch nicht erleuchtet bin, mache ich Fehler und lasse mich von meinen Gefühlen wegspülen. Das Gute ist, ich kann das im Nachhinein immer wieder anerkennen und das Durcheinander ordnen (aber auch dazu mehr im Kapitel über Beziehungen). Wichtig an dieser Stelle ist zu erkennen, dass nichts und niemand mir Gefühle machen kann. Die Aufgabe ist, immer mehr zu trainieren, für die eigenen Gefühle die Verantwortung zu übernehmen, und zwar unabhängig vom Auslöser. Egal, wie blöd unser Partner war, wie unangemessen sich unsere Kollegin verhalten hat oder wie ärgerlich es ist, dass wir Kaffee über unseren neuen Pulli geschüttet haben – wie wir uns in diesen Situationen fühlen, können wir selbst steuern, indem wir unsere Bewertung überprüfen.

Beim Kaffeefleck kann es allerhand innere Dialoge dazu geben, die allesamt andere Nuancen an Gefühlen produzieren. Hier ein paar Beispiele: »Ich bin so doof. Ich bin einfach so tollpatschig. Elefant im Porzellanladen, hat schon meine Mutter immer gesagt.« Oder: »Shit, jetzt hatte ich endlich das Geld zusammen und dann der Kaffee. Hoffentlich kriege ich den Fleck überhaupt wieder raus. Hätte das Geld doch in etwas Sinnvolleres investieren sollen als in Kleidung.« Oder: »Mist, und das bei Frau Meier zu Hause. Wie sieht das denn jetzt aus? Was denkt die wohl jetzt über mich?« »O nein, direkt vor dem wichtigen Vorstellungsgespräch. Den Job kann ich jetzt bestimmt vergessen.« Oder aber: »Ups. Na ja, kann man waschen. Passiert. Ich versuche mir in Zukunft mal mehr Zeit zu lassen beim Einschenken.«

Das »Was ist« findet auf der Inhaltsebene statt. Wir haben Kaffee auf unseren Pulli geschüttet. Oder noch nüchterner: braune Flüssigkeit auf Oberteil. Auf der mental-emotionalen Ebene findet alles andere statt: die mannigfaltigen Bewertungen, Interpretationen und daraus resultierenden Gefühle.

Kannst du sehen, wie die individuelle Interpretation, die Geschichte, die wir uns dazu erzählen, zu unterschiedlichen Gefühlen führen kann? Ja, der Kaffeefleck ist ärgerlich. Aber reicht es nicht, dass wir einen Fleck haben und den Pulli reinigen müssen? Müssen wir uns auch noch doof dafür und schlecht dabei fühlen? Nein, müssen wir nicht.

Ich weiß, diese Art, unsere Gefühle zu betrachten, ist für die meisten von uns bahnbrechend und manchmal auch, gerade zu Beginn, verwirrend. Ich weiß noch, wie es für mich damals war. Es ist unmöglich, es zu verstehen und dann ad hoc, von heute auf morgen anzuwenden. Da es bisher ein sehr automatisch und unbewusst ablaufender Prozess ist, braucht es Zeit, uns umzutrainieren.

Die Unterscheidung zwischen der Inhaltsebene und der mental-emotionalen Ebene ist dabei auch ein wichtiges Tool, um unserer inneren Einstellung auf die Schliche zu kommen. Ein Tool, das ich im Laufe dieses Buchs immer wieder aufgreifen werde. Daher gut merken.

Hier eine vertiefende Übung dazu.

Übung: Beobachte deine Gefühle

1. Gefühle beobachten
   Fang einfach damit an, dass du deine Gefühle über den Tag beobachtest, insbesondere die Gefühle, die dir nicht so gefallen.
2. Auslösende Gedanken herausfinden
   Mach dir bewusst, durch welche Gedanken, die wahrscheinlich automatisch aufgetaucht sind (da ist wieder der Autopilot), du dir diese Gefühle erschaffen hast.
3. Gedanken überprüfen und gegebenenfalls wandeln
   Du kannst nun neu wählen, wie du die Situation bewertest, und dadurch eine größere Perspektive einnehmen. Das Bewusstwerden ist der allererste Schritt.

Nutze das Entschlüsseln des »Was ist« und deiner Interpretation, um es dir leichter zu machen.

Es kann gut sein, dass dir das Wandeln der Gefühle nicht sofort und schon gar nicht immer gelingt. Ich übe es nun schon viele Jahre, und es gibt immer wieder Situationen, in denen es mir nicht gelingt. Insbesondere mit den Menschen, die mir sehr, sehr nahestehen. Durch die Nähe triggern sie sehr tiefe Schichten meiner Glaubenssätze und einer Identität, aus der ich noch nicht herausgewachsen bin. Je näher und transparenter eine Beziehung, desto zuverlässiger erreicht sie uns in unseren Grenzen. Das ist auch der Grund, warum viele von uns Distanz wählen. Das ist wesentlich ungefährlicher. Bleiben wir auf Distanz, haben wir zwar weniger Nähe, aber auch weniger Notwendigkeit, uns mit unserem inneren Quatsch auseinanderzusetzen.

Aber: Selbst wenn es uns nicht jedes Mal gelingt, unsere Gefühle sofort zu wandeln, ist das Training sehr effektiv. Es ermöglicht uns, jede Situation, vor allem die unangenehmen, von einer neuen Bewusstseinsebene aus zu betrachten. Wir reagieren nicht einfach, sondern nehmen wahr, erkennen, trainieren und üben so immer mehr Einfluss auf unseren Verstand aus. Das ist wie beim Muskeltraining. Wir können nicht vom ersten Tag an die schwersten Hanteln stemmen. Aber jedes Mal, wenn wir üben, werden wir stärker und sicherer in dem, was wir tun. Die Gewichte werden immer größer – und irgendwann, wenn wir dranbleiben, haben wir unser Ziel erreicht. Genau so funktioniert es auch in unserem Kopf. Du wirst jetzt nicht das Buch zur Seite legen und mitfühlend reagieren, wenn dich nachher in der U-Bahn jemand anrempelt. Geschweige denn wirst du mitfühlend reagieren, wenn dein Partner oder deine Partnerin nachher von der Arbeit nach Hause kommt und die über den Tag angestaute Wut bei dir ablädt. Aber vielleicht wirst du dir bewusst darüber, was bei dir gerade passiert, während du dich wieder einmal angegriffen fühlst und sofort in den Streit mit einsteigst.

Wichtig ist: Sei milde mit dir. Setz die Ansprüche nicht unerreichbar hoch, sondern begib dich einfach auf den Weg, der meiner Erfahrung nach einige Jahre lang beschritten werden will. Ich bin auf jeden Fall noch nicht am Ende der Fahnenstange angekommen. So viel ist sicher.

Der ganz normale Alltag liefert dir allein an einem Tag Hunderte von Übungsmöglichkeiten. Das beginnt damit, dass du die Zeitung aufschlägst und merkst, wie sich dein Bauch zusammenkrampft bei den neuesten Schreckensmeldungen. Du schaust in deinen Social Media Feed, und weiter geht's damit, dass du dich neidisch und ungenügend fühlst – die typische Folge der Vergleicheritis. Du stehst im Stau, oder jemand nimmt dir den Parkplatz weg … »Ungerecht!!!« Nächstes Spielfeld zum Üben: Eine Mutter beschimpft ihr Kind in der Supermarktschlange – Unbehagen, Scham oder deine eigene Angst, etwas falsch zu machen, wird getriggert. Du kommst im Büro an und stolperst, während du an deinen Kollegen vorbeigehst. »Peinlich!!!« Du setzt dich an den Schreibtisch und siehst all die unerledigten Dinge. Überforderung! … Es gibt unzählige Möglichkeiten zu trainieren. Und darum geht's. Keep transforming.

Wie wir Glaubenssätze auflösen

Du hast nun schon eine Menge Tools an der Hand, mit deren Hilfe du aus Automatismen aussteigen und deinem Verstand auf die Schliche kommen kannst. Allerdings geht es noch ein ganzes Stück tiefer. Hast du verstanden, wie das Instrument »Verstand« funktioniert, ist es einfach ein Training, sich von ihm zu emanzipieren. Allerdings gibt es auch noch Glaubenssätze, tiefste Überzeugungen und Identitäten. Die gehören zum Inhalt unserer inneren Bibliothek, derer sich der Verstand bedient.

Kurz zu den Begrifflichkeiten, wie ich sie nutze: Im Grunde betiteln die drei Begriffe Glaubenssätze, tiefste Überzeugungen und Identitäten die gleiche Sache. Nur dass sie sich auf verschiedene Dinge beziehen und unterschiedlich tief in unserem System liegen. So wie ich die Begriffe nutze, sind unsere Identitäten die tiefste Ebene der Überzeugungen über uns selbst. Es gibt aber auch tiefste Überzeugungen über andere, über Umstände und die Welt. Bei beiden sind wir uns in der Regel nicht dessen bewusst, dass es sich um eine Überzeugung oder Identität handelt, sondern wir halten es für die Wahrheit. Beides sind im Grunde ebenfalls Glaubenssätze, allerdings können Glaubenssätze auch oberflächlicher liegen und je nach Angelegenheit leichter abgewandelt werden.

Die große, große Frage ist immer: Wie wandle ich Glaubenssätze? Das Aufspüren ist meist gar nicht so schwer. Aber wie komme ich dann aus der Misere heraus? Meiner Meinung nach gibt es zwei Ebenen, auf denen wir ansetzen können. Doch kommen wir zuerst zum Eisberg-Modell.

Das Eisbergmodell

Du kennst sicher den Eisberg, der heutzutage bei keiner Coachingmethode fehlen darf. Hier natürlich auch nicht. Klar ist: Bei einem Eisberg befinden sich nur 10 Prozent oberhalb der Wasseroberfläche, die restlichen 90 Prozent liegen darunter. Gewissermaßen unsichtbar. Die Inhaltsebene ist nun alles oberhalb der Wasseroberfläche. Es ist alles, was wir sehen oder auch messen können. Es sind unsere Erfahrungen und Ergebnisse. Ob ich gesund bin oder nicht, was für einen Job ich mache, ob ich in Partnerschaft bin oder Kinder habe, was meine Gewohnheiten sind und welche Gefühle ich habe und so weiter. Es ist die Ebene, von der viele von uns denken, sie sei alles.

Allerdings kannst du am Eisberg sehen, dass die Ebene unterhalb der Wasseroberfläche deutlich größer ist, und das ist übertragen auf unser Thema die Ebene unserer Glaubenssätze, Überzeugungen und Identitäten. Das ist die Ebene, die uns in der Regel nicht bewusst oder zumindest im Alltag nicht präsent ist. Darf ich vorstellen: unsere Verstandesbibliothek. In ihr befindet sich alles, was wir abgespeichert haben, worauf unser Kopf in jedem Moment zugreift und womit die Realität auf der Inhaltsebene abgeglichen wird. Alles, was sich auf der Inhaltsebene zeigt, hat seinen Ursprung unterhalb der Wasseroberfläche. Unsere Identitäten, Überzeugungen und Glaubenssätze bringen unsere Gedanken und alle Ergebnisse auf

EISBERGMODELL

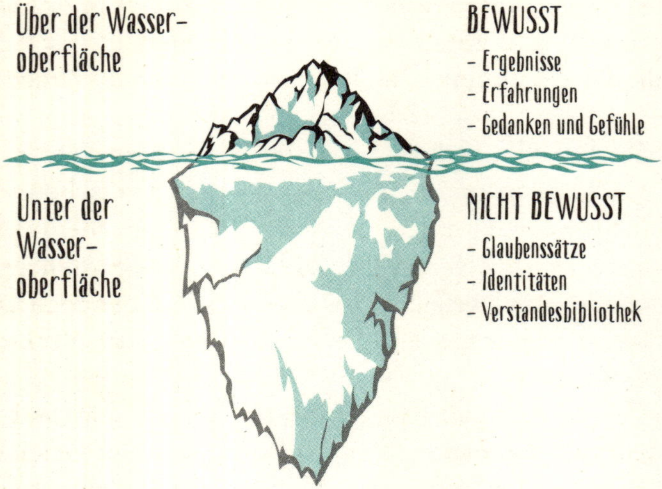

der Inhaltsebene hervor. Diese wiederum bestätigen dann das, was sich in unserer Bibliothek eh schon befindet.

Nehmen wir an, dass ich den Glaubenssatz habe »Ich bin nicht gut genug« und es steht eine Prüfung an. Mein Glaubenssatz unter der Wasseroberfläche sorgt dann vielleicht dafür, dass ich auf der Inhaltsebene Angst vor der Prüfung habe, mich beim Lernen nicht konzentrieren kann und dass ich ein Sog für eine Prüfungserfahrung bin, die mir bestätigt, dass ich nicht gut genug bin. Vielleicht passen die Fragen nicht zu dem, was ich gelernt habe, ich kriege einen besonders doofen Prüfer oder bin am Prüfungstag gesundheitlich angeschlagen. Was sich unter der Wasseroberfläche befindet, bringt diese Erfahrungen hervor. Diese wiederum bestätigen das, was ich eh schon geglaubt habe und was in meiner Verstandesbibliothek abgespeichert war. »Siehste, war ja klar, dass ich die Prüfung vergeige! War ja von mir auch nicht anders zu erwarten. Ich bin halt nicht gut genug.« Ein Teufelskreis.

Nun die zwei Ebenen, auf denen wir ansetzen können:

1. Verändere dein Verhalten auf der Inhaltsebene

Die meisten von uns versuchen, auf der Inhaltsebene ihre Realität zu verändern. Das ist definitiv möglich, aber oft sehr mühsam, denn du versuchst gegen den Autopiloten unterhalb der Wasseroberfläche zu handeln. Und dennoch ist es eine wichtige Komponente und unerlässlich im Verändern unserer Realität.

Dafür ein Beispiel: Ich komme immer zu spät und will das ändern. Also kann ich auf der Inhaltsebene versuchen, früher loszugehen, mir vielleicht den Wecker früher zu stellen und so weiter. Das kann zum Erfolg führen. Allerdings hast du bestimmt schon oft festgestellt, dass das vielleicht ein paarmal klappt, du aber in deine alten Gewohnheiten fällst, sobald du deine Aufmerksamkeit wieder woandershin richtest.

2. Finde heraus, was dich so handeln lässt, und wandle die alte Geschichte

Die weitaus effektivere Variante ist der Blick unter die Wasseroberfläche. Welche Glaubenssätze, Überzeugungen oder Identitäten lassen uns so handeln, wie wir nicht mehr handeln wollen? In der Regel gibt es eine Begründungsgeschichte. Eine Geschichte, die unser Verhalten rechtfertigt. Allerdings ist diese Geschichte eine uralte Interpretation einer Erfahrung, die wir irgendwann einmal gemacht haben. Eine Interpretation, die wir für die Wahrheit gehalten haben und die mittlerweile so sehr in unser System übergegangen ist, dass sie unser Verhalten automatisch steuert. Sehr komplex, ich weiß.

Die zweite und weitaus effektivere Möglichkeit, mit unseren Glaubenssätze umzugehen, ist, an den Ursprung der Geschichte zu gehen, aus der die Glaubenssätze entsprungen sind. Dort können wir unsere Interpretation der Vergangenheit überprüfen: durch das schon besprochene Herausfinden des »Was ist«. Und zusätzlich durch das Einnehmen der Gegenposition, nämlich unseres damaligen Standpunktes. Das nennt man auch sokratischen Dialog. Das Ganze ist nicht so leicht in zwei Sätzen zu erklären. Genaueres dazu kommt daher im Kapitel vier zum Thema Beziehungen und Kommunikation.

Ich bin davon überzeugt, dass das Auflösen alter Muster am Ursprungsort der Geschichte der effektivste Weg auf kognitiver Ebene ist, um uns auf die Schliche zu kommen und den Impact unserer Gedanken zu reduzieren. Natürlich gibt es weitere Komponenten, die in das Wandeln von Glaubenssätzen mit hineinspielen. Im nächsten Kapitel schauen wir uns das Ganze zum Beispiel auf spiritueller Ebene an. Aber einen wichtigen letzten Punkt möchte ich hier noch mit dir besprechen – den dritten großen Weg heraus aus den Glaubenssätzen.

3. Der Boden, auf den alles fällt

Die meisten von uns haben über sich selbst keine besonders gute Meinung. Es wirken die besagten tiefen Glaubenssätze und Identitäten wie »Ich bin nicht gut genug«, »Ich bin nichts wert«, »Ich bin nicht liebenswert« und Co. Aber es gibt auch die simple Wahrheit, wie wir tagtäglich mit uns selbst umgehen. Unser Maß an Selbstliebe oder auch Selbstmitgefühl. Natürlich speist sich diese Ebene aus den genannten Glaubenssätzen, aber sie ist ein anderer und sehr machtvoller Ansatzpunkt, die Beziehung zu uns selbst zu transformieren. Und damit unser Leben.

Es klingt zwar sehr kitschig, aber Selbstliebe und Selbstmitgefühl sind eine unerlässliche Zutat in der Suppe unseres Lebens, wenn sie köstlich schmecken soll. Und wenn wir den Weg unserer persönlichen Weiterentwicklung genießen wollen, tolle Beziehungen voller Nähe erschaffen und herausfinden wollen, was wir mit unserem Leben anfangen möchten, dann sind sie unerlässlich. Denn nur wenn wir uns selbst lieben, glauben wir wirklich ein solches Leben zu verdienen. Nur wenn wir uns selbst lieben, können wir unsere Fähigkeiten und Talente erkennen. Nur wenn wir uns selbst lieben, verzeihen wir uns Fehler. Und zudem bestimmt das Maß an Nähe, das wir zu uns selbst haben, das Maß an Nähe, das wir zu anderen leben. Wir können anderen nicht näher sein als uns selbst. Die Liebe zu uns selbst ist das Tor zu unserer Liebe zu anderen. Alles, was wir erleben, fällt auf den Boden unserer Selbstliebe.

Die gute Nachricht ist, Selbstliebe und auch Selbstmitgefühl kann man trainieren. Das Wichtigste hierbei ist, Frieden zu schließen mit der Person, die du bist. Und dazu gehört auch der Frieden mit allem, was du in der Vergangenheit getan oder unterlassen hast. Auch wenn es nicht zu dem Ergebnis geführt hat, das du dir damals erhofft hast. Wir handeln immer nach bestem Wissen und Gewissen. Auch wenn wir uns gerne erzählen, wir hätten es anders machen sollen, und denken, wir hätten es anders machen können. Du bist perfekt so, wie du bist. Mit allen Geschichten, die du erlebt und die du verpasst hast. Dieser Friedensprozess ist die Voraussetzung dafür, den Boden zu säubern, auf den alles fällt, was du im Heute und in der Zukunft erlebst. Denn nur wenn er sauber ist, hast du ab heute die Möglichkeit, andere Erfahrungen zu machen.

Halten wir an Vorwürfen fest, sind diese Vorwürfe das, womit wir uns im Heute deckeln. Sie sind dann der Motor, der bewirkt, dass wir die gleichen Erfahrungen immer wieder reproduzieren.

All diese Zugänge zu einem freieren, erfüllteren Leben sind natürlich leichter beschrieben als umgesetzt, und es braucht dafür meiner Meinung nach einen umfassenden Prozess und viel Übung. Genau dafür findest du neben den Anregungen in diesem Buch Workshops, Programme und den kostenlosen Read Along bei uns auf der Seite unter www.ichgold.de/madeformore.

Recap bis hierher

So sieht's aus. Du kennst jetzt den Weg zu dem Leben, das du dir eigentlich wünschst. Solange wir unserem Verstand einfach alles glauben, was er uns erzählt, sind wir Marionetten der Geschichten, die er sich über die Vergangenheit ausgedacht hat. Wir müssen lernen, den Bären, den er uns aufbinden will, also seine »Interpretation«, von dem zu unterscheiden, was ist. Je mehr Abstand wir gewinnen zu dem Automatismus Gedanken → Gefühle → Handlungen, desto mehr haben wir die Chance zu entscheiden, wie wir uns fühlen wollen. Und je netter wir mit uns selbst sind, desto leichter wird dieser Weg. Denn der Weg ist tatsächlich ein Weg. »Verstanden und abgehakt« gibt es hier nicht. Es geht darum, zu üben, die Gedanken und Gefühle immer wieder zu hinterfragen und so Zwiebelschicht um Zwiebelschicht zu uns selbst zurückzufinden.

Was hast du bis hierher erkennen können?

- Wir bauen uns unsere Käfige selbst, deshalb können wir sie auch selbst zerstören.

- Unsere Glaubenssätze, tiefsten Überzeugungen und Identitäten sind der Autopilot, der uns wie eine Marionette blind durch unsere Tage steuert.

- Wir müssen lernen, wie der Verstand funktioniert, und dann über Achtsamkeitstraining und Meditation den Muskel stärken, der den automatischen Gedankenstrom entschleunigt, sodass wir ihn unterbrechen können, wenn uns die Gedanken nicht gefallen.

- Um die Intensität der automatischen Gedanken und damit ihre Auswirkung auf uns zu reduzieren, geht es darum, zu unterscheiden, was ist und welcher Teil der Geschichte einfach nur unsere Interpretation ist.

- Um Automatismen, zu denen uns unsere Gefühle bringen, zu verringern, müssen wir erkennen, dass alle unsere Gefühle selbst gemacht sind, und die hundertprozentige Verantwortung für sie übernehmen.

- Um aus den alten Geschichten unseres Verstandes auszusteigen, müssen wir diese überprüfen und die

Lücken, die er einfach durch ausgedachte Schlussfolgerungen und Erklärungen gefüllt hat, auftun. Wir müssen seine Schlussfolgerungen der Lüge überführen. Dann können wir die alten Geschichten aus einer anderen Perspektive erzählen.

- Schließlich geht es darum, uns selbst lieben zu lernen und milde mit uns zu sein. Denn das ist der Boden, auf den alles fällt. Wenn er sehr dreckig oder hart ist, wird unser Weg sehr mühsam.

2. Säule: Spiritualität.

Was hat das Universum mit uns zu tun?

In diesem Kapitel lernst du loszulassen und zu vertrauen. Du findest eine Erklärung dafür, wie das Universum funktioniert und warum deine Seele ein Segelschiff und du ein kleines Boot bist. Du erkennst den Sinn hinter traumatischen Erlebnissen, lernst die fünf Schichten kennen, aus denen du bestehst, und was der Schlüssel zur Glückseligkeit ist. Zu guter Letzt zeige ich dir, unter welchen Bedingungen Manifestieren funktioniert und warum »nett sein« dafür eine Voraussetzung ist.

Indien II: Die Stille nach dem Sturm

Es ist der 27. November. Ich sitze im Flugzeug. Es ist geschafft. Ich habe die letzten Tage vor meiner Indienreise überstanden und auch den sehr tränenreichen Abschied überlebt. Ich habe es gemeistert. Ich habe viel geweint, mir wilde Gedanken gemacht, Angst vor Flugzeugabstürzen gehabt und mir Sorgen wegen Matthias und den Kindern gemacht. Mein System hätte so gerne viel mehr für sie vorbereitet. Aber jetzt muss Matthias den Adventskalender fertig basteln, die restlichen Weihnachtsgeschenke und sogar den Adventskranz besorgen. Mein System war auf jeden Fall die letzten Wochen wahnsinnig in Aufruhr, und alles hat sich auf das große Abschiedsschmerzfinale am Flughafen zugespitzt. Mir war kotzübel, und meine vorausschauend eingepackten Taschentücher waren, noch bevor ich durch den Security Check gekommen war, alle aufgebraucht.

Und dann? Stille. In meinem Kopf. Es war wie der Moment, wenn man die Dunstabzugshaube ausstellt. Stille. Und erst in dem Moment, wenn man sich in der friedvollen Geräuschlosigkeit an den Tisch setzt, fällt einem auf, wie anstrengend das laute Rauschen die ganze Zeit war. So ging es mir, als ich am Gate ankam. Stille. Eine Ruhe, die ich seit Wochen nicht mehr erlebt hatte. Mein Gott, hatte ich sie vermisst! Von dem Moment an, als wir entschieden hatten, dass ich diese Reise tatsächlich antrete, war die Stille vorbei. Am Anfang habe ich es kaum mitbekommen, so subtil war es. Doch die letzten Wochen waren wahnsinnig anstrengend. Mein System lief Amok.

Der große Unterschied zu früher war, ich war mir dessen bewusst. Mir war vollkommen klar, dass die Dünnhäutigkeit, die körperlichen Anzeichen und auch das Gedankenkreisen nicht wirklich zu mir gehörten. Ist ja wohl auch klar, denn unter normalen Umständen bin ich nicht so. Mir kam es so vor, als sei ich gleichzeitig in dem wirbeligen Sturm eines Tornados gefangen, der mich permanent auf und ab schleuderte, und gleichzeitig fest verankert im Auge des Sturms. Im reglosen Zentrum. Ich konnte das Rauschen des Tornados hören und sehen. Ich konnte alles beobachten. Die unangenehmen Gefühlsschwankungen, die Schwere in den Beinen, die Kopfschmerzen und den nicht aufhören wollenden Schnupfen. Sinnbildlich gesprochen kriegte ich keine Luft mehr. Klar gab es auch Momente, in denen ich mich aus meinem Tornadoauge in den Sturm hineinreißen ließ. Wenn ich auf der Yogamatte war und mich dick und unbeweglich fühlte und mir vornahm, jetzt fleißiger zu turnen. Oder als ich Tilda angezickt habe, weil sie nach dreimaligem Ermahnen immer noch nicht Zähne geputzt hatte. Oder als ich quasi grundlos einen saftigen Streit mit Matthias vom Zaum brach, voller Vorwürfe und Gefühlsquetschereien. Nicht schön. Aber meistens dauerte es nicht lange, bis mir wieder einfiel, dass ich mich im Sturm verrannt hatte. Dann begab ich mich flux wieder zurück in das Auge des Tornados. Für mich fühlt sich das so an wie ein Ruhepol. Eine Distanz zu dem, was passiert. Das Bewusstsein, dass mein altes System jetzt rebelliert und alle Register zieht, um mich in die Komfortzone zurückzuholen. Vielleicht doch die Reise canceln und meinem alten Film folgen von »Ich darf nicht weg sein«? Nee. Mir war klar: Ich fliege nach Indien, komme, was wolle. Anstrengend, aufreibend und durcheinanderwirbelnd. Aber gut.

Ich glaube, dass sich dieses alte verstaubte System, das mich auf subtile Art und Weise seit Jahren am Laufen gehalten hat, noch einmal richtig dolle aufgebäumt hat, bevor es jetzt verschwindet. Und mein Eindruck ist: Genau da bin ich jetzt angekommen. In der Ruhe nach dem Sturm. Stille. Als hätte sich der Tornado ausgetornadot, die Luft ist zur Ruhe gekommen. Alle mitgerissenen und umhergewirbelten Dinge sind zu Boden gefallen, und die Sicht wird wieder klar.

Hier sitze ich nun mit meinen müden verheulten Augen, und es geht mir gut. Ich bin erschöpft, und es geht mir gut. Ich bin stolz, diese letzten Wochen überstanden zu haben, und freue mich auf das, was vor mir liegt. Ich freue mich aber auch über den tollsten Mann und die tollsten Kinder der Welt, wie einfühlsam und unterstützend sie waren. Und wie viel Nähe wir die letzten Tage gespürt haben aufgrund dieses Tumultes. Denn natürlich ist mein System auch ihr System. Matthias hat das passende Gegenstück, und unsere Kinder befinden sich in dem Rahmen, den wir halten. Natürlich sind sie uns in die Sorgen hineingefolgt. Tilda schläft seit Wochen, als Folge von Nicht-ohne-Mama-Können, bei uns im Schlafzimmer und nur mit Händchenhalten ein. Das hat sie seit Jahren nicht mehr gemacht.

Manchmal sehen wir den Stress und den Quatsch, den wir machen, und stecken gleichzeitig so tief drin in unserem System, dass wir nicht anders handeln können, als wir es eben tun. Wir haben schon verstanden, dass es schlauer wäre, es anders zu machen, aber wir sind noch nicht so weit. Mir war vollkommen bewusst, dass ich mich nicht mehr entspannen kann und mir zu viel Druck mache als Folge meines alten Systems. Aber ändern konnte ich es nicht. Ich wusste, dass ich durch diese Grube hindurchmuss, um diesen Teil meiner Identität hinter mir zu lassen. Deshalb liebe ich den Spruch »Folge immer deinen Gefühlen. Außer manchmal« so sehr. Denn manchmal, wie bei mir vor der Indienreise, ist das Gefühlschaos nur ein Teil der alten Überzeugungen, die hochkommen, weil ich mich anders verhalte. Alte Ängste sind getriggert und werden lauter denn je. Und doch ist dies der einzige Weg, die Fesseln dieser alten Ängste loszuwerden. Wenn ich nicht bereit bin, durch diesen Tornado hindurchzugehen, habe ich nicht die Chance, mich freizustrampeln. Hätte ich gewählt, die Reise wegen der Angst nicht zu machen, hätte ich dadurch die Angst nur noch gestärkt, und sie hätte mich in meinem alltäglichen Leben weiterhin ausgebremst und ausgebrannt.

Viel zu oft wählen wir genau das. Wir wünschen uns, auf Reisen zu gehen, den Job zu wechseln, diese eine Sache mit unserem Partner anzusprechen, diese Ausbildung zu machen, zu kündigen, ein Kind zu kriegen … oder, oder, oder. Ganz subtil ist dieser Wunsch immer da. Dieses nicht enden wollende Bedürfnis. Es ist unsere Seele, die uns unaufhörlich daran erinnert, dass wir eigentlich für eine andere Erfahrung hier auf dieser Welt sind und so viel mehr in uns schlummert. Es ist das Universum, das Leben selbst, das uns niemals aufgibt. Es klopft immer wieder an. Auf die eine oder andere Weise. Bis zu unserem letzten Tag.

Die leise Stimme unserer Seele

Welche leisen Wünsche, Gedanken, Inspirationen und Visionen klopfen bei dir an? Was, egal wie lange du auch wartest, kommt immer wieder hoch? Taucht immer wieder auf? Ist es die Reise? Ist es die Partnerschaft, hat es was mit den Kindern, deiner Zeit, deinen Fähigkeiten, deinen Eltern oder dem Ort, an dem du lebst, zu tun?

Weißt du, du kannst alles haben! Gut, du wirst vielleicht nicht ohne Hilfsmittel fliegen können, aber sonst … Ich weiß, es klingt absurd in einer Welt, in der die Realität für die allermeisten Menschen anders aussieht. Aber das liegt nicht daran, dass es nicht möglich ist. Es liegt daran, das wir kollektiv das Bewusstsein darüber, wer wir eigentlich sind, zu was wir fähig sind und wie das Universum funktioniert, kurz nach der Geburt vergessen haben. Natürlich sieht die Welt anders aus. Es gibt zu viele Menschen, die glauben, sie wären der Name, der ihnen gegeben wurde, mit dem Körper, dem Beruf und den Umständen, in denen sie leben. Und diese sind eben nicht änderbar. Mumpitz! Du hast jeden Moment die Möglichkeit, dich neu zu entscheiden.

Jeder Moment enthält für dich die Frische und das Potenzial eines leeren Blattes, auf das noch keine Geschichte geschrieben wurde.

Die Vergangenheit definiert uns nicht. Sie zeigt nur, wer du gestern gewählt hattest zu sein. Aber sie sagt nichts darüber aus, wer du heute bist. Das, was du ab jetzt wählst, tut es. Das, was du jetzt wählst, definiert, wer du morgen sein wirst. Die Vergangenheit ist ein großer Pool, aus dem wir Weisheit schöpfen können und aus dem wir die Kraft entwickeln, mit der wir uns aus alten Geschichten herausheben. Natürlich haben wir nicht alle rosarote Erfahrungen gemacht. Natürlich haben wir alle auch schreckliche, traurige und traumatische Erfahrungen gemacht. Aber auch diese definieren nicht, wer du heute bist. Sie definieren dich nur so lange, wie du wählst, dass es so ist. Ich sage nicht, es ist einfach oder besonders schön. Aber ich sage, es ist – zumindest langfristig – der einzig freudvolle Weg.

Wenn wir bereit sind, auch in die schmutzigen, dunklen Ecken zu schauen, und uns gerade die Dinge vornehmen, vor denen wir Angst haben oder ein mulmiges Gefühl, dann wird es besser. Ich weiß, es ist kontraintuitiv. Wir wollen uns eigentlich abwenden. Es tut weh, macht uns Angst, beschämt uns oder triggert eine unendliche Traurigkeit. Das Problem ist: Wenn wir uns wirklich abwenden, beherrschen uns all diese unangeschauten Dinge. Es hat uns dann am A… All diese Dinge sind die Treiber unseres alten Systems. Sie wirken in unseren Beziehungen, Entscheidungen und Möglichkeiten, die wir für uns sehen oder eben auch nicht. Alles, was wir nicht bereit sind anzuschauen, begrenzt unsere Fähigkeit, uns zu erfahren als die Person, die wir eigentlich sind. Die Nähe ist begrenzt, der Erfolg ist begrenzt, das Glücklichsein ist begrenzt, unsere Gesundheit ist begrenzt ... Einfach alles. Das ist der Preis, den wir zahlen. Und wir haben immer die Wahl. Unschönerweise (und ich wünschte, ich hätte bessere Neuigkeiten für dich) ist da, wo die Angst ist, auch der Weg. Gehen wir diesen Weg nicht, wegen des natürlichen Widerstands dagegen, versauen wir uns unser Leben und werden es sehr wahrscheinlich irgendwann bereuen.

Auf der Waagschale liegen also auf der einen Seite unsere alten Systeme, Grenzen und Glaubenssätze, und sie aufzulösen ist herausfordernd. Auf der anderen Seite liegt unser Leben, das schmerzhaft und sehr begrenzt wird, wenn wir uns diese alten Dinge nicht vornehmen. Wir haben die Wahl. Entweder ein Leben auf Autopilot, bei dem wir immer wieder an die gleichen Grenzen stoßen, die gleichen Probleme anziehen und unser Handlungs- und Erfahrungsspielraum immer begrenzter wird. Wir streiten uns immer wieder über die gleichen Themen, hängen in dem gleichen frustrierenden Job fest, die Kinder werden älter, wir runzliger, und Silvester um Silvester verstreicht, ohne dass wir an unseren Vorsätzen dranbleiben oder uns signifikant besser fühlen. Wir werden immer verbitterter und nur alt, aber nicht weise.

Oder wir leben in der Absicht, uns weiterzuentwickeln. Wir trainieren, unsere Grenzen zu erkennen, sie zu untersuchen, auszuweiten und alte Glaubenssätze auf den Prüfstand zu stellen. Es wird immer wieder anstrengende Phasen geben und Herausforderungen, die zu groß für uns zu sein scheinen. Es wird immer wieder Situationen geben, in denen wir uns einfach in unser altes System verkriechen wollen. Und doch gehen wir aus jeder dieser Phasen gestärkt hervor. Wir lernen uns selbst besser kennen. Wir kitzeln unsere Lebendigkeit heraus, fühlen uns kraftvoller und verbundener und erschaffen uns nach vorne raus immer mehr das Leben, das wir uns eigentlich wünschen.

Zwiebelschichten

Meine Erfahrung mit diesen alten Geschichten ist, dass sie wie Zwiebelschichten funktionieren. Du kannst nicht jetzt direkt zu deinem tiefsten Kern vordringen. Es sind erst kleine und konkrete Dinge im Alltag, dann vielleicht größere oder auch schwerwiegendere Aspekte aus der Vergangenheit, bei denen dir bewusst wird, dass sie dich begrenzen. Je bewusster du wirst, desto mehr können die alten und begrenzenden Erfahrungen aus der Vergangenheit im Jetzt aufgelöst werden. Und umso mehr das geschieht, desto mehr erinnerst du dich an die Person, die du warst, als du hier angekommen bist auf der Welt. Bevor du deine Verstandesbibliothek angelegt und die Verantwortung an den Autopiloten abgegeben hast. Du wirst zu der Person, die du eigentlich bist. Du fühlst dich lebendiger, bist gesünder, glücklicher und erfolgreicher, und deine Beziehungen werden näher und wahrhaftiger. Es lohnt sich!

Vor Indien habe ich wochenlang genau diese Hölle durchlaufen: Eine weitere Zwiebelschicht, die ich lange ignoriert hatte, wurde abgeschält. Mein System hat rebelliert, und ich habe versucht, so gut es geht, im Hier und Jetzt für diesen verwirrten Teil in mir da zu sein. In dem Bewusstsein, dass es wahrscheinlich nicht besser wird, bis ich weg bin.

Und dann war es endlich still. Mal sehen, wie es weitergeht. Ich würde drei Wochen unterwegs sein und war sicher, dass ich meine Familie zuweilen dolle vermissen werde. Und gleichzeitig wusste ich, sie werden sich eine super Zeit machen und auch jeder für sich über sich hinauswachsen. Denn wäre ich zu Hause geblieben, hätte ich auch dafür gesorgt, dass die anderen drei im alten System feststecken bleiben. So ist es für uns alle eine Herausforderung, und gleichzeitig wachsen wir alle über uns hinaus.

Unser Ziel ist nicht, dass wir uns mit unbequemen Situationen besser fühlen, sondern dass wir uns mit unbequemen Gefühlen wohler fühlen.

Dieser Satz bringt meine Tornadoerfahrung sehr schön auf den Punkt. Der ganze Wirbel war sehr unbequem. Die einzige Möglichkeit, mich nicht wieder in meine Komfortzone zurückzuziehen und die ganze Reise abzusagen, war, mich in den Teil meiner selbst zurückzuziehen, der sich wohlfühlen kann mit der Unbequemlichkeit. Der stabil und erwachsen für den Teil in mir da sein kann, der sich mitten im Wirbel befindet. Und genau um diesen Teil geht es in diesem Kapitel.

Übung: Was sagt deine leise weise Stimme? Was willst du eigentlich?

Was wünschst du dir im Leben? Was nagt an dir, und womit hältst du dich zurück? Welche heimlichen Wünsche und Bedürfnisse schlummern in dir, denen du auf keinen Fall Raum geben, geschweige denn ihnen nachgehen willst, weil sie dir so sehr Angst machen?

Du befürchtest die Konsequenzen, die es in deinem Bewusstsein haben würde, wenn du sie ernst nehmen würdest. (Wichtig: Die befürchteten Konsequenzen entsprechen meist nicht der Realität, sondern nur der Geschichte, die deine Angst dir erzählt, um dich vom Handeln abzuhalten. In den allermeisten Fällen geht die Geschichte komplett anders aus. So wie es für mich auch mit Indien der Fall war.) Lass alle Wenns und Abers mal für einen Moment außen vor. Stelle alle Begründungen wie »Für mich ist das nicht möglich« oder »Dafür habe ich nicht genug Zeit« oder »Dafür habe ich nicht genug Geld« hintenan, und lass deiner Fantasie freien Lauf. Unsere Fantasie ist ein direkter Kanal zu unserer Intuition. Die beiden sind gute Freunde und in einem ständigen Austausch. Du bekommst also durch diese Übung einen Zugang zu deiner Intuition.

Wir sind oft so weit auf dem Weg unserer Konditionierung entlanggegangen. Wir haben es uns so sehr in unserer Komfortzone gemütlich gemacht. Wir haben uns selbst mit allen Kräften davon überzeugt, dass *das* nun wirklich nicht geht. Es steht ja so viel auf dem Spiel! Die Beziehung, die Kinder, die Zeit, der Job, die Partnerschaft, der Frieden, der Haussegen ... Wir haben immer genügend Gründe, die dagegen sprechen, dem leisen Klopfen unserer Lebendigkeit zu folgen. Wir erzählen uns Geschichten, die gewebt werden aus Ängsten, Misstrauen und Mangelgedanken, um zu rechtfertigen, dass wir da bleiben, wo wir sind.

Lass uns also herausfinden: Was erzählst du dir?

Deine Antworten und Erkenntnisse sind so unglaublich wichtig. Schreib sie dir am besten direkt auf. Hol dir dein Notizbuch, und schreib all diese Inspirationen auf. So willst du *eigentlich* leben. Schreib auch die Geschichten und Begründungen auf, mit denen du dich bisher selbst begrenzt. So wird dein inneres System sichtbarer, und es wird leichter, das Ganze im Alltag wahrzunehmen. Anstatt auf Autopilot zu fahren, kannst du dich bewusst entscheiden.

Wir sind mehr als unsere Persönlichkeit

Woher kommt die kleine leise Stimme, die uns bis an unser Lebensende an unsere Träume erinnert? Wer oder was ist sie, und wie steht sie in Relation zu der Person, die wir glauben zu sein? So wie ich das sehe, müssen wir beide Teile genauer anschauen, um uns selbst besser zu verstehen und auch um über uns hinauszuwachsen. Es gibt unsere Persönlichkeit, die Person, die wir meinen, wenn wir »Ich« sagen. Die Person mit diesem Körper, den Fähigkeiten, Vorlieben und positiven wie negativen Erfahrungen. Und dann gibt es noch etwas in uns, das größer ist als wir selbst. Etwas, zu dem die meisten von uns den Zugang verloren haben, spätestens seit der analytische Teil des Verstandes seine Arbeit aufgenommen hat.

Ich sehe das so: Wir sind alle spirituelle Wesen, die eine weltliche Erfahrung machen. Da das sehr abstrakt und auch abgedroschen klingt, hier eine etwas andere Beschreibung – auch für diejenigen unter uns, die mit Spiritualität noch nicht so viel am Hut haben. Kennst du das, dass du an der Supermarktkasse stehst und das Gefühl hast, du wirst beobachtet? Du drehst dich um. Und siehe da, da steht tatsächlich jemand, der dich von oben bis unten mustert. Oder du hast seit Ewigkeiten mal wieder an deine alte Schulfreundin gedacht, und zwanzig Minuten später ruft sie aus dem Nichts an. Wie kann das sein?

Meiner Meinung nach, weil wir alle miteinander verbunden sind. Der Teil, der unseren Körper zum Leben erweckt, wenn wir im Mutterleib anfangen zu leben, und der uns im Sterben wieder verlässt, ist die Intelligenz des Universums. Es ist unsere Seele. Es ist Gott. Es ist eine höhere Energie, aus der alle Existenz besteht. Es ist Liebe. Wie auch immer du es nennst, es ist die Energie, die nicht auf das, was wir unseren Körper nennen, begrenzt ist. Es gibt natürlich unzählige Sichtweisen auf diese Zusammenhänge. Wichtig ist mir an dieser Stelle zu sagen, dass ich keinesfalls behaupte, dass meine die richtige ist oder gar *die* Wahrheit. Letztendlich habe ich keine Ahnung, was richtig oder wahr ist und was nicht. Und ich finde das tatsächlich auch nicht so wichtig. Denn was ich mit Sicherheit weiß, ist, dass diese Art, an das Leben heranzugehen, sehr gut funktioniert, um glücklich und erfüllt im Hier und Jetzt zu leben. Und das ist für mich das Wichtigste.

Ja, ich glaube, dass ich eine Seele habe und dass das Universum nach bestimmten Gesetzen funktioniert. Meine Erfahrung in meinem eigenen Leben und auch in dem unserer Kursteilnehmer ist: Wenn wir diese Gesetze besser verstehen und beginnen, nach ihnen zu leben, verändert sich eine ganze Menge. Wir sind zufriedener, fühlen uns weniger als Opfer der Umstände und investieren gezielter Energie darin, unser Leben so zu verändern, wie wir es haben wollen. Es wird insgesamt leichter, wir sind glücklicher und mehr im Vertrauen in uns selbst und in das Leben. Kurz: geiler Scheiß. Deshalb ist es mir auch schnuppe, ob es jetzt tatsächlich stimmt oder nicht. Ich erfreue mich daran, dass es funktioniert. Und genau das ist es, was ich dir auch rate, zumindest mal auszuprobieren. Denn was hast du schon zu verlieren? Entweder ich und die spirituellen Lehren dieser Welt haben recht und dein Leben verändert sich zum Positiven, oder es bleibt alles, wie es ist.

Lass uns diesen Weg also genauer beleuchten.

Ich gehe davon aus, dass diese Energie, nennen wir sie der Einfachheit halber Seele, unser Mutterschiff ist. Der Autor des Bestsellers *The Seat of the Soul* Gary Zukav hat in einem Interview mit Oprah Winfrey vor über zwanzig Jahren ein schöne Analogie gezeichnet, die mir das Verhältnis von Seele und »ich« sehr anschaulich verdeutlicht hat. Stell dir vor, es gibt eine Schiffsflotte. Sie wird angeführt von einem riesengroßen, prachtvollen Mutterschiff mit unzähligen Masten und eindrucksvollen weißen Segeln. Dieses Mutterschiff kennt den Weg und bewegt sich unbeirrt auf diesem Weg fort. Ihm folgt die Flotte, bestehend aus vielen kleinen, eher unscheinbaren Booten. All diese Boote sind Persönlichkeiten, die diese Seele mal bewohnt haben. Eines davon sind wir.

Wenn das für dich alles sehr neu ist und dir absurd erscheint, bleib bei mir. Es stecken eine ganze Menge handfeste wichtige Infos für dich in dem, was noch kommt.

Lass uns also weitergehen: Wir haben einen Körper, Erfahrungen und eine Persönlichkeit, mit der wir uns identifizieren. Unser kleines Boot. Diese Persönlichkeit besteht aus all dem, was du schon in Kapitel 1 erfahren hast. Ich stelle es mir so vor, dass wir als erleuchtete kleine Wesen auf die Welt kommen, bevor die Konditionierung unseres Verstandes beginnt – allerdings haben wir nicht die mentale Kapazität, unseren erleuchteten Zustand zu erkennen. Dann setzt die Konditionierung des Verstandes ein, und entlassen ins Leben werden wir dann mit einer »erlernten Persönlichkeit«. Natürlich kommen wir bei alldem nicht als »unbeschriebenes Blatt« auf die Welt, wie es früher mal gedacht wurde. Wir bringen unsere individuellen Fähigkeiten, Talente und, ich glaube, auch eine Absicht für dieses Leben mit. Auch hier habe ich letztlich keine Ahnung, ob das stimmt, aber mir hilft dieser Gedanke sehr. Er hilft mir vor allem bezogen auf traumatische Erfahrungen oder schlimme Ereignisse in dieser Welt.

Stell dir vor, du bist eine Seele und nutzt die Welt und dieses Leben als eine Art Spielfeld, auf dem du verschiedene Erfahrungen machen und auch einen Beitrag leisten kannst. Du wählst die Umstände, in die du geboren wirst, so aus, dass sie dir die optimalen Bedingungen liefern, um diese Erfahrung oder diesen Beitrag zu verwirklichen. Ich weiß, ein ganz schön gewagtes Gedankenspiel. Vielleicht ist es genau so oder auch nur ein nettes Hirngespinst. Aber da es nun mal funktioniert ... Keep reading.

Zurück zu dem Interview von Oprah und Gary. Bei diesem Gespräch hatten die beiden ein junges Paar zu Gast, das vor nicht allzu langer Zeit vier Tage nach der Geburt einen ihrer Zwillingssöhne verloren hatte. Natürlich waren sie in tiefer Trauer, und gleichzeitig hatten sie ja den Zwillingssohn, der überlebt hatte. Wenn die beiden diese Erfahrung einfach nur als das sehen, was sie im Erleben unserer Persönlichkeit ist, wird es für alle sehr schwer. Sie werden immer denken: »Warum er?«, »Warum wir?« Jedes Mal, wenn sein lebender Bruder eine neue Erfahrung macht, wird das bei den Eltern triggern: »Warum darf Ryan das nicht erleben?« Fängt der Bruder an zu laufen, können sich die beiden nicht vollständig freuen. Es wird immer den Gedanken geben: »Ryan sollte jetzt auch laufen lernen.« »Ryan sollte jetzt auch eingeschult werden.« »Ryan sollte jetzt auch seine erste Freundin haben.« »Ryan sollte jetzt auch heiraten können.« Der Schmerz wird immer wieder präsent sein – aus einem Gefühl des Opferseins vom bösen Leben, das ihnen ihren Sohn genommen hat. Ryans Bruder wird aufwachsen mit dem Gefühl, nicht genug zu sein. Vielleicht auch mit einem Gefühl von »die Eltern nicht glücklich machen zu können«. Eventuell sogar »Ich darf keine tollen Dinge erleben, weil meine Eltern dabei jedes Mal traurig werden.« Die Haltung der Eltern kann also gravierende und vor allem sehr begrenzende Glaubenssätze in seinem Bewusstsein hinterlassen.

Gary hat das Ganze wunderbar einfach aus einer ganz anderen Perspektive beschrieben. Als Seele entscheiden wir, zu welchem Zeitpunkt wir auf die Welt kommen und zu welchem Zeitpunkt wir diesen Körper wieder verlassen. (Achtung: Nicht verwechseln mit unserer Persönlichkeit. Unsere Persönlichkeit entscheidet das nicht. Unsere Seele tut das.) Die Seele von Baby Ryan hat demnach gewählt, vier Tage auf dieser Welt zu sein und sie dann wieder zu verlassen. Die Eltern können auch die Perspektive einnehmen, dankbar dafür zu sein, dass diese Seele sie auserwählt hat, um mit ihnen diese Zeit zu verbringen, und vor allem dankbar dafür zu sein, was diese Seele durch ihren kurzen Aufenthalt auf dieser Erde für einen Einfluss auf sie und viele andere Menschen hatte. Der kurze Aufenthalt von Baby Ryan in dieser Welt hat vor über zwanzig Jahren Tausende oder sogar Millionen von Menschen erreicht. Und jetzt beim fünfundzwanzigjährigen Jubiläumsinterview zwischen Gary und Oprah wurde diese Szene noch einmal gezeigt und hat somit mit ihrer wichtigen Botschaft noch mal viele Millionen andere Menschen erreicht. Mit der Botschaft, dass wir auch eine andere Perspektive wählen können, die eine komplett andere Realität ermöglicht. Baby Ryan hat durch seinen kurzen Besuch hier bei uns einen unglaublichen Impact auf die Welt gehabt. Ob es jetzt stimmt, das Baby Ryan diese Absicht hatte und die Seele gewählt hat, den Babykörper nach vier Tagen wieder zu verlassen? Keine Ahnung. Aber die Konsequenz dieses

Standpunkts für alle Beteiligten ist ein deutlich freudvolleres Leben. Natürlich verhindert er nicht die Trauer über den Verlust an sich. Darum geht es nicht. Aber er reicht uns ein Taschentuch und wiegt uns in den Armen, während wir unsere persönliche Erfahrung verarbeiten. Er gibt uns eine sinnhafte Sichtweise auf das Leben und eröffnet und neue Perspektiven.

Was ich vom Abschied meines Vaters gelernt habe

Ich selbst habe eine solche Erfahrung nicht gemacht. Die einzigen mir nahestehenden Menschen, die ich bislang verloren habe, sind meine Großeltern und mein Vater. Er ist Ende 2016 an den Folgen eines Schlaganfalls gestorben. Ich hatte kein sehr enges Verhältnis zu ihm, aber natürlich habe ich ihn geliebt und ihm ein solches Ende nicht gewünscht. Mein Vater wurde 1945 in den letzten Zügen des Zweiten Weltkrieges geboren und von meiner Oma bei Bombenangriffen im Kinderwagen mit in den Bunker gebracht. Auch seine ersten Jahre sind geprägt gewesen von dieser intensiven Zeit unserer Geschichte. Wie tief auch immer seine Konditionierung aus diesen ersten Jahren gewesen sein mag, er war ein gut aussehender, gut gelaunter Mann, der mit fünfzig Jahren angefangen hat, leidenschaftlich Trompete zu spielen, und immer einen neuen Witz zu erzählen hatte. Ich glaube, auf einer Ebene betrachtet hat er ein glückliches Leben geführt. Er ist nie aus seinem Elternhaus ausgezogen, hat meine Mutter und uns Kinder geliebt und seinen Job als Maschinenbauingenieur, vom ersten bis zum letzten Arbeitstag beim selben Arbeitgeber, gerne gemacht. Aber es gab komische Ängste, die er mit sich herumgetragen hat. Er hatte einerseits Angst vor Mäusen, das hat ihn allerdings wenig eingeschränkt im Leben. Und er hatte Angst bezogen auf alles, was mit Ärzten zu tun hat. Ich weiß nicht, was in seiner Kindheit passiert ist, das zu solchen massiven Glaubenssätzen geführt hat. Aber ich weiß, dass ihn diese Glaubenssätze sein Leben gekostet haben. Er hat Arztbesuche immer, solange es geht, vor sich hergeschoben oder gar vermieden. Er hat immer Angst davor gehabt, in genau so eine Situation zu geraten, in der er letzten Endes gestorben ist. Er hatte die Sprache verloren und konnte nur noch unverständliche Laute von sich geben. Er war unfähig, einen Großteil seines Körpers zu bewegen, und hatte zudem Angst und Panikattacken, bei denen keiner wusste, was los ist. Er konnte es nicht mehr sagen. Letzten Endes hat er durch einen Flüchtigkeitsfehler der Ärzte eine Lungenentzündung bekommen. Und daran ist er mit zweiundsiebzig Jahren, einen Tag vor Heiligabend, an einem der geschäftigsten Tage des Jahres, an denen alle die letzten Vorbereitungen für das Fest der Liebe treffen, einfach gestorben.

Ich erinnere die Situation bis heute ganz genau. Ich, meine Mutter und meine Schwester kamen im Krankenhaus an und legten unsere Jacken und Taschen in einem Spind ab. Wir sollten uns eigentlich einen Kittel überziehen … Die Ärztin und eine Schwester nahmen uns, bevor wir zu ihm gingen, in einem Nebenraum zur Seite, um mit uns die Lage zu besprechen. Wir hatten eine Verlegung in ein anderes Krankenhaus beantragt, und das Gespräch war eine absurde Mischung daraus, wann und ob die Verlegung stattfinden kann und »Ihr Mann/Vater hat sehr viel Wasser in der Lunge und röchelt, erschrecken Sie sich nicht. Seine Lage ist nicht besonders gut«. Es kam mir vor wie in Zeitlupe und gleichzeitig wie in Watte getaucht. Irgendwie dumpf. Als wir alles besprochen hatten, wollten wir endlich zu meinem Vater. Ich musste noch einmal kurz zur Toilette. Meine Mutter und meine Schwester warteten. Wir wollten zusammen reingehen. Ich war fast fertig, da klopfte es an der Tür: Ich solle mich beeilen, es gehe ihm nicht gut. Seine Lage verschlechtere sich, es sehe so aus, als ob er sterbe. Ich wusch mir schnell die Hände und eilte mit den beiden los. Kaum waren wir im Raum, gab es auf dem Monitor nur noch die Nulllinie. Mein Vater war am Sterben. Die Linie zuckte noch ein- oder zweimal auf, dann war sie still. Wie man es sonst nur im Fernsehen sieht. Wir haben ihn nicht mehr röcheln gehört. Ich stand rechts neben dem Bett, an seiner linken Seite und hielt seine Hand. Wie ein Mantra sagte ich immer wieder Dinge wie: »Alles gut« … »Du darfst gehen« … »Wir lieben dich« … »Lass los« … Ein letztes Mal hielt ich seine Hand, die mit dem einen Finger, der durch eine Verletzung an einer Kreissäge in jungen Jahren etwas kürzer und versteift war. Ein letztes Mal sah ich sein endlich wieder entspanntes Gesicht, als wenn er sagen wollte: »Puh, das war anstrengend. Aber jetzt ist alles gut.« Ich erinnere mich daran, wie aus seinem linken Augenwinkel eine letzte Träne seine Wange entlanglief. Über sein mittlerweile so schmales, knochiges Gesicht, ausgezehrt durch die Strapazen der letzten Wochen, in denen er nur noch über eine Sonde ernährt wurde.

Die Schwester kam irgendwann rein und stellte den Monitor aus. Je mehr Zeit verstrich, desto mehr hatte ich das Gefühl, dass er nicht mehr da war. Verblieben war nur noch der Rest. Sein Körper. Wie das Kleid, das er sich angezogen hatte für das Schauspiel dieses Lebens. Mit ihm lösten sich alle Glaubenssätze, alle Überzeugungen ins Nichts auf. Was blieb, waren die Erinnerungen in unseren Köpfen. Erinnerungen, die allerdings nicht sein Leben abbilden. Erinnerungen, die unser Erleben unserer gemeinsamen Zeit dokumentieren. Durch unsere Perspektive, gefiltert durch unsere Rolle und eingefärbt durch unsere Gefühle, die wir in den jeweiligen Situationen hatten. Sein Erleben. Seine Erinnerungen aus der Perspektive seiner Persönlichkeit in seinem Körper waren für immer verschwunden.

Und dann passierte etwas Magisches. Die Schwester kam herein und ging in Richtung Fenster, während sie meinte: »Man sagt, man soll das Fenster aufmachen, damit die Seele sich auf den Weg machen kann.« In dem Moment, in dem sie das Fenster öffnete, kam die Sonne durch, strahlte in das eben noch steril und karg wirkende Krankenhauszimmer und ließ eine unglaubliche Wärme entstehen. Und plötzlich fing draußen ein Vogel lauthals an zu singen. Ein Vogel. Ende Dezember. Es war, als würde Papa Bescheid sagen, dass wir uns nicht grämen sollen und dass es ihm gut geht. Als würde er uns ein Abschiedslied zwitschern.

In mir wurde es ganz ruhig.

So plötzlich dieser Moment begonnen hatte, so plötzlich war er auch wieder vorbei. Der Vogelgesang war nicht mehr zu hören, und die Wolken hatten sich wieder vor die Sonne geschoben, wie es sich für den 23. Dezember gehörte. Als würden sie sagen wollen: »So, jetzt reicht's auch. Das Leben geht weiter.« Und verrückterweise ging es das tatsächlich. Wir feierten Weihnachten mit glitzernden Kinderaugen und vielen Tränen. Es war ein schönes, friedliches und trauriges Fest. Papa hätte es gefallen. Nur die Tränen nicht. Er war nicht so für Gefühle. Die hat er immer mit sich selbst ausgemacht.

Ich hatte meinen Vater lange Zeit ändern wollen. Jahrelang habe ich mir gewünscht, dass er endlich mal zum Arzt geht und besser auf seine Gesundheit achtet. Er wollte nicht. Seine Glaubenssätze, seine Persönlichkeit, sie hatten ihn so sehr im Griff, dass er das nicht konnte. Er war auf Autopilot. Keine Chance einzugreifen. All die alten Wunden sicher verpackt und betäubt hinter einem Satz an »Wahrheiten« und dem obligatorischen Glas Wein am Abend. Nachdem ich mich immer mal wieder an ihm abgearbeitet hatte, habe ich aufgegeben. Ich habe verstanden, dass er es nicht wollte oder konnte, und habe damit Frieden geschlossen. Aber als der Vogel für uns gesungen hatte, wusste ich: Jetzt geht es ihm endlich wieder gut. Und ich konnte der Situation zustimmen.

Aus unserer Sicht gab es einiges, was im Krankenhaus schiefgelaufen war. Und auf einer Ebene könnten wir uns Vorwürfe machen, dass wir das nicht früher gestoppt oder ihn früher woandershin verlegt hatten. Hätte es dann anders laufen können? Wäre er vielleicht nicht gestorben? Wäre es vielleicht gar nicht erst so weit gekommen? Ich glaube da nicht dran. Ich glaube, es ist so gekommen, wie es Papas Seele gewählt hat. Achtung, nicht mein Papa. Nicht die Person Papa. Keiner von uns würde wählen, so zu sterben. Aber die Seele Papa. Die hat diese Erfahrung beabsichtigt. Zu welchem Zweck auch immer. Ich habe auf jeden Fall viel daraus gelernt. Ich hatte unzählige Erkenntnisse in diesen letzten Wochen seines Lebens und in seiner gesamten Krankheitsgeschichte.

Wir könnten uns auch Vorwürfe dafür machen, dass wir noch so lange mit der Ärztin und der Schwester im Nebenzimmer geredet haben. Oder dass ich noch zur Toilette gegangen bin. Hätten wir das nicht gemacht, hätten wir ihn noch lebend erlebt. Aber ich glaube das nicht. Ich glaube, es ist genau so passiert, weil es so passieren sollte. Ich glaube, die Seele Papa hat das genau so gewollt und gesteuert. Ich glaube fest daran, dass er nicht wollte, dass wir ihn noch röchelnd und bewusstlos sehen, bevor er geht. Denn dann wären das die letzten Bilder gewesen, die in unseren Köpfen geblieben wären. Jetzt sind die Bilder friedvoll. Und doch waren wir in den letzten Minuten dabei. Ich bin sicher, genau so sollte es sein. Ich bin dankbar, diesen Vater gehabt zu haben, und dankbar für diese Erfahrung.

Wenn wir tatsächlich unsere Eltern oder/und engsten Bezugspersonen wählen, um von ihnen bestimmte Qualitäten, Interessen oder auch Informationen mitzunehmen, war mein Vater ein großartiger Lehrmeister. Neben vielen anderen Dingen habe ich von ihm gelernt, wie wichtig es ist, sich aus den Fesseln der eigenen Persönlichkeit und der begrenzenden Glaubenssätze zu lösen. Ich habe gelernt, wie weitreichend die Folgen sein können, wenn wir es nicht tun, und zu wie vielen Schmerzen bei mir und bei meinen Lieben das führen kann. Ich habe gesehen, wie sehr uns unsere unaufgelösten Glaubenssätze im Griff haben können und wie leer und sinnlos das Leben werden kann, wenn wir nicht erkennen, dass es einen Unterschied zwischen unserer Seele, unserer Essenz oder dem Göttlichen in uns auf der einen Seite und unserer Persönlichkeit auf der anderen gibt.

Durch das Bewusstsein dessen, dass wir mehr sind als dieser Körper und diese Persönlichkeit, war das Loslassen von meinem Vater weniger schmerzhaft. Ich habe mir keine Vorwürfe gemacht. Ich habe ihm keine Vorwürfe gemacht. So wie es war, so sollte es sein, auch wenn ich es mir für ihn und uns anders gewünscht hätte. Und noch einmal, egal ob dieser Standpunkt »die Wahrheit« ist, er funktioniert optimal für mehr Frieden in mir. Ich bin da sehr pragmatisch. Ich glaube zwar auch tatsächlich daran, dass das Universum so funktioniert, aber selbst wenn es nicht stimmen würde, lebe ich durch diese Auffassung deutlich entspannter, glücklicher und mehr in Verbundenheit.

Zustimmung – oder innerer Widerstand?

Was, wenn alles genau so sein soll? Was, wenn es eine höhere Wahrheit gibt? Würde es sich dann nicht lohnen, mit all dem, was bisher gewesen ist, Frieden zu schließen? Würde es sich nicht lohnen, dem zuzustimmen, wie es war, und nach vorne raus mehr ins eigene Bewusstsein zu finden?

Genau darum geht es. Genau das ist die Möglichkeit, die in der Geschichte liegt. Natürlich ist es eine schmerzhafte Erfahrung, meinen Vater so zu sehen und auf diese Art und Weise in den Tod zu begleiten. Natürlich bin ich auch heute immer noch mal traurig über den Verlust. Und gleichzeitig bin ich damit in Frieden. Ich als Persönlichkeit Dana bin traurig, dass ich meinen Vater nicht mehr bei mir habe und dass sein Leben so verlaufen ist. Und gleichzeitig weiß die Seele Dana: Seine Erfahrung folgte einem höheren Sinn, und genau so sollte es sein.

Der Widerstand gegen das, was ist oder war, führt immer zu Schmerz – im Jetzt und in der Zukunft.

Der Widerstand dagegen, dass Baby Ryan nach vier Tagen die Welt wieder verlassen hat, der Widerstand dagegen, dass mein Vater so gestorben ist, könnte das Leben der Angehörigen von Baby Ryan oder auch mein Leben erschweren und sehr schmerzhaft machen. So ein Widerstand könnte das Leben sogar zerstören. Selbstvorwürfe, Verzweiflung, Vorwürfe an das Leben selbst, an das Krankenhaus, die Ärzte und so weiter könnten mich mürbe machen. Ich könnte daraus Ängste vor der Zukunft meiner Lieben oder auch meiner eigenen entwickeln. Ängste vor Krankenhäusern, Ärzten und vielem mehr. Ich könnte neue begrenzende Glaubenssätze daraus bilden und mir selbst das Leben zur Hölle machen. Genauso, wie die Eltern von Baby Ryan ein Leben leben könnten, in dem sie selbst und Ryans Bruder nie mehr froh werden.

Genau das passiert so oft. Wir leisten Widerstand gegen das, was ist oder war, und machen uns dadurch das Hier und Jetzt unwissentlich selbst zur Hölle. Jedes »Das darf nicht sein!« oder »Das hätte so nicht sein sollen!« ist der Ursprung von Begrenzungen, Schmerzen und dysfunktionalen Glaubenssätzen, mit denen wir es uns selbst schwer machen. Wir denken, wir könnten das Leben manipulieren. Auf einer tiefen Ebene scheinen wir zu befürchten: Wenn ich dem, wie es war, oder dem, wie es ist, zustimme, erlaube ich mehr davon in meinem Leben. Wenn ich Frieden finde mit einer schrecklichen Erfahrung, die ich oder jemand anderes gemacht hat, verrate ich den Schmerz, der dadurch ausgelöst wurde, und lade gleichzeitig mehr davon in mein Leben ein. Aber es funktioniert genau andersherum. Egal, ob es sich darum handelt, dass jemand, der uns nahesteht, gestorben ist oder ob wir traumatische Erlebnisse wie Misshandlungen, Überfälle oder andere Traumata erfahren haben – es handelt sich immer um die gleiche Dynamik. Wir glauben, durch unseren inneren Widerstand ein Stück Kontrolle über das Leben zurückzugewinnen. Aber so ist es eben nicht, sondern ganz im Gegenteil. Durch unseren Widerstand geben wir die Kontrolle und die Steuerungsfähigkeit ab.

Vielleicht fragst du dich, wie du inneren Widerstand erkennst. Es ist ganz einfach. Wenn du bei einem beliebigen, noch so furchtbaren Erlebnis, das du oder jemand anderes auf der Welt hatte, nicht aus vollstem Herzen zustimmen kannst, dass es so war oder so ist, leistest du innerlich Widerstand.

Wichtig: Innere Zustimmung ist nicht gleichbedeutend mit »gut finden«.

Ich finde es nicht gut, dass mein Vater so gestorben ist und es ihm die letzten Wochen über so schlecht ging. Und ich stimme zu, dass wir alle gemeinsam diese Erfahrung gemacht haben. Die Eltern von Baby Ryan finden es sicherlich nicht gut, dass sie ihren zweiten Sohn verloren haben, und doch können sie zustimmen, dass sie diese Erfahrung gemeinsam gemacht haben.

Vielleicht hast du traumatische Erfahrungen in deinem Leben gemacht. Trennungen, Tod, Missbrauch, Schmerz. Was auch immer es ist. Es ist vorbei. Du musst es nicht gut finden. Auf keinen Fall! Und leicht war es meistens auch nicht, vor allem nicht direkt nach dem Erlebnis. Aber wenn du nicht zustimmst, dass diese Erfahrungen Teil deiner Geschichte sind, konservierst du das Leid, das dir widerfahren ist, im Heute und in der Zukunft. Der Unterschied liegt darin: Leid oder Leiden? Leid ist Teil des Lebens. Jeder von uns erfährt mehr oder weniger großes Leid in seinem Leben. Ob wir wählen, dieses Leid zu konservieren und daraus Leiden zu produzieren, das haben wir in der Hand. Das können wir wählen.

Wenn wir uns umschauen, gibt es viel Leid in der Welt. Aber ob wir deshalb leiden, wählen wir. Oft gibt es Situationen, in denen wir ein schlechtes Gewissen produzieren. Mein Vater ist gestorben, ich durfte überleben. Andere Eltern haben ihre Kinder verloren, meine leben. Andere Menschen haben kaum etwas zu essen, keine frische Kleidung, kein Dach über dem Kopf, leben im Krieg. Darf ich dann mein privilegiertes Leben überhaupt genießen? So ein Denken ist eine Farce, mit der wir uns das Leben erschweren. Natürlich dürfen wir unser Leben genießen. Oder besser: Wir müssen es sogar genießen, gerade wenn es anderen nicht so gut geht.

In einem ihrer Bücher schreibt Brené Brown von einer Frau, die ihren Mann verloren hat. Sie sagt: »Deine Wertschätzung und dein völliges Auskosten deiner Zeit mit deinem Partner honoriert meinen Verlust.« Wie sehr wünscht sie sich, noch ein einziges Mal zu hören, wie die Tür ins Schloss fällt, wenn er nach der Arbeit nach Hause kommt, und wie er »Hallo, Schatz« ruft. Und es bricht ihr das Herz, wenn sie Paare beobachtet, die streiten oder nur noch stumm nebeneinanderher leben. Sie würde solche Paare am liebsten wachrütteln, damit sie ihre gemeinsame Zeit genießen. Ja, unser Genuss der Privilegien, die wir haben, honoriert den Verlust derjenigen, die sie nicht oder nicht mehr haben können. Genauso ist es mit Menschen, die in ärmlichen oder unterprivilegierten Situationen leben. Vielleicht fühlen wir uns schlecht für den Luxus, in dem wir leben. Aber auch hier gilt: Das Beste, was wir tun können, um die Armut zu honorieren, ist, unseren Luxus zu genießen. Natürlich ist es auch toll, zu helfen, sich zu engagieren und zu spenden. Aber idealerweise aus Liebe und nicht aus einem schlechten Gewissen. Niemandem ist damit geholfen, wenn wir uns schlecht fühlen für die Privilegien, die wir haben.

Lass uns aufhören, Leid zu produzieren, wo keines ist. Wir haben nur begrenzt Einfluss darauf, ob uns Leid widerfährt. Aber wir haben es in der Hand, wie viel Leiden wir daraus machen.

Das Verrückte ist, wir können auch Leiden produzieren, wo noch nicht einmal Leid war. Darin sind wir sogar richtig gut. Aber das haben wir schon in Kapitel 1 untersucht. Wenn wir auf Autopilot im Überlebensmodus sind, kreieren wir Leiden, wo kein Leid ist.

Im Tornado vor Indien hat meine Persönlichkeit Dana ordentlich gelitten durch die Angst, die Wassereinlagerungen, den schlechten Schlaf und Co. Aber die Seele Dana hat den Überblick behalten. Sie hat gesehen, dass das nur der schwächliche Versuch des alten Systems war, den Widerstand aufrechtzuerhalten. Durch diesen inneren Abstand zu dem Teil von mir, der im Wirbelsturm unterwegs war, war es mir möglich zuzustimmen, dass es zu dem Zeitpunkt einfach so war, wie es war. Es war mir möglich, auf einer höheren Ebene den Widerstand immer mehr aufzugeben und mich dem Loslassprozess hinzugeben.

Und ich bin meinem Vater dankbar für all das, was ich von ihm und durch ihn gelernt habe. All das ist ein großer Teil von dem, was mich heute antreibt, diese Arbeit zu machen. Ich habe ein tiefes Bedürfnis in mir, Menschen … dich … wachzukitzeln und es dir zu ermöglichen, über dich und das, womit du dich selbst begrenzt, hinauszuwachsen. Ich habe verstanden, wie wichtig das für ein wirklich glückliches und erfülltes Leben ist. Und es macht mich verrückt zu sehen, wie viele Menschen unwissend, genau wie mein Vater, ihr Leben vergeuden. All das habe ich zu einem großen Teil von ihm mitbekommen. Natürlich ist es nicht das Einzige. Auch die Fähigkeit, schwierigen Situationen mit Humor zu begegnen und sie dadurch leichter erträglich zu machen, kommt von ihm. Sehr hilfreich auf dem Weg der persönlichen Weiterentwicklung für mich, aber auch in meiner Arbeit mit anderen Menschen. Ich habe daraus die Fähigkeit entwickelt, Dinge leicht zu nehmen.

Die Seele Baby Ryan hatte einen großen Effekt auf das Leben ihrer Familie und vieler Millionen anderer Menschen.

Das Leben meines Vaters hatte natürlich einen großen Einfluss auf mich und ebenfalls auf viele andere Menschen.

Wissenschaft als Religionsersatz

Das Bewusstsein darüber, dass wir mehr sind als eine Persönlichkeit in einem Körper, die ein paar Jahre auf dieser Erdkugel verbringt, birgt die Möglichkeit, mehr ins Vertrauen zu kommen. Vertrauen ins Leben. Vertrauen in den Prozess. Vertrauen auch in schwierigen Zeiten. Vertrauen ist eine der Grundlagen für eine gute Zeit hier auf Erden. Vertrauen ist der Ursprung für den Glauben, dass alles einen Sinn hat.

Meiner Meinung nach gibt es ein Glaubensproblem, das uns alle ins Misstrauen stürzt. Ich bin zur Unabhängigkeit erzogen worden. Frauen müssen unabhängig sein. Aber die Frage ist doch: unabhängig wovon? Es ging vor allem darum, Unabhängigkeit von Männern zu erlangen. Dazu im Beziehungskapitel mehr. Aber was mich an dieser Stelle hier interessiert, ist ganz grundsätzlich die Unabhängigkeit. Ich glaube, sie ist eine Illusion. Wir sind niemals komplett unabhängig. Wir brauchen Luft zum Atmen, Nahrung für unseren Körper und Nähe für unsere Seele. Von keiner dieser Ressourcen sind wir unabhängig. Niemals. Das bedeutet: Wir sind abhängig. Abhängig von Luft zu sein ist nicht so schlimm, sie steht uns ja normalerweise immer zur Verfügung. Natürlich gibt es Luftverschmutzung – in einigen Gegenden der Erde stärker als in anderen. Ganz autark sind wir also auch hier nicht. Bei Nahrung wird es schon schwieriger. Da wir natürlich Geld brauchen, um sie uns zu kaufen, oder allerhand Ressourcen, um sie selbst anzubauen, sind wir abhängig von der Notwendigkeit, Geld zu verdienen. Und beim Geldverdienen sind wir entweder abhängig von unseren Kunden oder unserem Arbeitgeber. Es sind also andere Menschen involviert, und da wird es dann auf jeden Fall kompliziert. Außerdem sind wir von denen abhängig, die unsere Nahrungsmittel produzieren und verkaufen. Herrje …

Na ja, und die Nähe … Da sind in der Regel auch Menschen involviert. Wir sind nicht nur ganz profan abhängig, als wäre das nicht schon schlimm genug, kann es potenziell auf emotionaler Ebene auch ganz schön gefährlich werden. Ein Grund, warum sich viele von uns heutzutage leer und einsam fühlen und ihnen irgendwie der Lebenssinn abhandengekommen ist. Wir sind als Menschen alles andere als unabhängig. Ganz im Gegenteil, wir leben in ständiger Abhängigkeit von unserer Umwelt und den Menschen, die uns umgeben.

Was passiert, wenn wir dieser Umwelt und den Menschen, die unsere Umwelt ausmachen, misstrauen? Wahrscheinlich gehen wir erst mal davon aus, dass nicht genug für alle da ist und es ein hohes Risiko gibt, dass wir zu kurz kommen. Wir gehen vermutlich davon aus, dass jeder erst mal nur an sich denkt und uns daher vielleicht Böses will. Wir leben automatisch latent in Angst und Mangel. Wahrscheinlich haben wir permanent die Befürchtung, übers Ohr gehauen zu werden. Wir kontrollieren akribisch jeden Bon beim Einkaufen, wähnen hinter jedem Kommentar, ob auf Social Media oder in der realen Welt, einen Angriff und sind immer irgendwie in Habachtstellung. Schließlich ist das Leben gefährlich.

Geschichtlich kommen wir aus dem Glauben. Achtung: Es geht mir hier nicht um eine historisch und theologisch korrekte Herleitung. Ich wähle bewusst einen verkürzten und vereinfachten Blick auf unsere Glaubensweltsicht, denn es geht mir um einen anderen Punkt. Ich sehe das so: Früher dachten wir, es gibt Götter oder einen Gott, der das Leben auf unserer Scheibe hier regelt. Das war irgendwie doof, weil wir uns vorgestellt haben, er wäre ein zorniger Mann auf einer Wolke, der es nach Gutdünken blitzen und donnern lässt oder auch einfach mal gar keinen Regen schickt und die Ernte verdirbt. Mit der Aufklärung begannen wir, Vernunft und Naturwissenschaften wichtiger zu nehmen. Gab es zuvor nur den alten Mann mit Bart als Erklärung für die Verhältnisse auf Erden, gab es nun neue Erklärungen für Naturphänomene und Zusammenhänge. Sehr sinnvoll, wie ich finde. Und doch scheint mir, dass wir hier auf der anderen Seite vom Pferd gefallen sind. Hingen wir zuvor an der Seite, auf der alles durch eine höhere Macht willkürlich gesteuert wurde, hängen wir nun auf der anderen Seite, auf der es einfach Naturgesetze gibt, die in sich selbst das Leben regeln. Mehr aber auch nicht. Der Glaube an eine höhere Macht ist auf der anderen Seite des Pferdes geblieben. Unsere Seite ist zwar überschaubarer und scheint bestimmte Verhältnisse unseres Lebens greifbarer zu machen, hinterlässt uns aber mit einer Leere und Sinnlosigkeit, mit der wir unser Leben beschweren. Wir haben uns die Kraft der Hoffnung und des Vertrauens genommen. Wir haben uns von allem anderen isoliert, weil wir glauben, als Einzelperson in diesem Körper zu existieren und nichts mit allem anderen zu tun zu haben. Wir sind zwar nicht mehr der Willkür des alten Mannes auf der Wolke ausgesetzt, haben aber jetzt mit der Sinnlosigkeit unserer Existenz zu kämpfen und leben als Spielball der Umstände, die Leben so mit sich bringt.

Die Naturwissenschaften haben uns tolle Erkenntnisse, Fortschritt und Erklärungen gebracht. Allerdings gibt es immer noch so viele Dinge, die dadurch nicht erklärbar sind. Naturphänomene oder auch archäologische Funde, bei denen unsere Wissenschaft mit ihrem Latein am Ende ist. Und erschreckenderweise gibt es sehr viele Krankheiten, deren Ursache nicht bekannt ist. Einen Namen bekommen sie natürlich trotzdem, und behandelt werden sie auch (mehr oder weniger erfolgreich). Aber wo zum Beispiel Reizdarm oder das Chronic Fatigue Syndrom herkommen, weiß in der Schulmedizin bisher keiner. Unsere westliche Wissenschaft ist wunderbar und gleichzeitig begrenzt. Sie hat uns viel ermöglicht, aber stellt gleichzeitig ein Problem dar. Sie entzaubert unsere Welt durch den Versuch, sie bis ins Kleinste zu erklären. Oft gelingt es, manches Mal nicht. Viele Antworten und größere Zusammenhänge bleibt sie uns schuldig. Und gleichzeitig lässt sie uns zurück mit nüchternen Fakten und einer Sinnlosigkeit, die entsteht, wenn wir glauben, unser Leben sei nur eine Folge von einem Zellklumpen, der irgendwann mal per Zufall entstanden ist, weil unsere Eltern (hoffentlich) Spaß im Bett (oder wo auch sonst immer ;-)) hatten. Ein Zellklumpen, der erst wächst und dann unaufhörlich altert und zerfällt, bis er dahingerafft wird von der unaufhaltsam verstreichenden Zeit. So unglaublich trostlos! Ja, es gibt wahrscheinlich ein paar nette Ereignisse, die mit Küssen, Sonne und gutem Essen zu tun haben, aber irgendwann ist es ja eh vorbei, und nichts war von größerer Bedeutung.

Ich bin davon überzeugt, dass dieses Weltbild ein Grund dafür ist, dass wir krank werden, nicht für unsere Träume einstehen und in einem ständigen latenten Gefühl von Mangel und Sinnlosigkeit leben.

Und wieder gilt: Ich habe keine Ahnung, wie das Universum tatsächlich funktioniert. Aber von dem Moment an, in dem ich begonnen habe, mich mit Spiritualität zu beschäftigen, hat sich etwas ganz tief in mir drinnen entspannt. Als ich damit begonnen habe, mein Leben und das Leben an sich in einem größeren, universellen Zusammenhang zu sehen, hat alles mehr Sinn bekommen – sogar die Dinge, für die es keine rationale Erklärung gibt. Ich bin fest davon überzeugt, dass es etwas Größeres gibt als uns. Dass das Leben aus mehr besteht als aus ein paar Zellklumpen, die einen Planeten bevölkern. Genau genommen empfinde ich es mittlerweile fast als ignorant, sich einzubilden, dass es so sein könnte. Ob es stimmt oder nicht – für den Frieden, der in mir durch diese Sichtweise entsteht, lohnt sie sich auf jeden Fall.

Liebe, die Energie hinter allem

Im Yoga wird das Universum in zwei Aspekte geteilt. Etwas vereinfacht sagt man, es gibt Materie und Bewusstsein. Mit der wissenschaftlichen Sicht scheinen wir zu glauben, dass die Welt nur aus Materie und Naturgesetzen besteht. Wir haben aber das Bewusstsein vergessen. Bewusstsein ist die Energie, die dafür sorgt, dass sich die Erde dreht, dass unser Körper lebendig ist, solange wir leben, und dass die Blätter im Frühling wachsen und im Herbst vertrocknet zu Boden fallen. Es ist diese Energie, die unser Herz schlagen und unseren Darm seine Arbeit machen lässt, auch wenn wir keinen einzige Gedanken daran verschwenden. Es ist die Energie, die sich in wunderschönen Sonnenuntergängen und furchtbaren Hagelstürmen ausdrückt. Es ist auch die Energie, die meine Freundin, die ich ein halbes Jahr nicht gesprochen habe, zum Hörer greifen lässt, kurz nachdem ich an sie gedacht habe. Es ist die Energie, die meinen Vater hat sterben lassen, bevor wir in das Krankenhauszimmer kamen, und es ist die Energie, die uns unseren Hund Meilo geschickt hat, der ganz eindeutig der perfekte Hund für uns ist.

Es gibt sicherlich viele Beispiele aus deinem Leben, die dazu passen. Zusammentreffen mit Menschen, die nur durch eine Aneinanderkettung bestimmter Ereignisse zustande gekommen sind und dann zu einer unerwarteten Wendung geführt haben. Begegnungen, die unerwarteter nicht hätten sein können und doch so viel Sinn gemacht haben. Momente, die Anhänger der Wissenschaft als Zufall betiteln würden. Momente, die vom Pferderücken aus aber eher so aussehen, als gäbe es eine höhere Macht oder eben diese Energie, die uns alle zusammenhält oder besser gesagt verbindet. Mit der wir – oder durch die wir unser Leben erschaffen und gestalten. Ja, ich weiß, das ist alles nicht beweisbar. Das Gegenteil davon aber auch nicht.

Was wäre, wenn wir uns auf den Standpunkt stellen, dass es tatsächlich diese Energie, dieses Bewusstsein gibt, das in uns und um uns herum alles zusammenhält? Was, wenn diese Energie das ist, was wir Liebe nennen? Nicht die »dingliche« persönliche Liebe, die ich meinem Partner oder meinen Kindern gegenüber empfinde, den meisten anderen Menschen gegenüber aber nicht. Sondern die Liebe, die das Gegenteil ist von Angst. Die Liebe, die uns Tränen der Rührung in die Augen treibt, wenn wir die Verletzlichkeit von anderen wahrnehmen. Die Liebe, die das Wunder ist, das wir spüren, wenn wir ein neugeborenes Baby sehen. Die Liebe, die uns über die Schönheit von einem klaren Sternenhimmel staunen lässt oder über die ersten Krokusse im Frühjahr. Was, wenn diese Liebe die Energie ist, aus der heraus wir selbst unser Leben erschaffen? Wenn die Liebe unsere Macht ist, Dinge in uns und unserem Leben zu verändern? Wenn es die Liebe ist, die immer hinter uns steht und Ja sagt zu unseren Entscheidungen?

Ich sehe das so: Liebe ist der Stoff, aus dem das Universum besteht. Materie macht alles sichtbar und greifbar. Ich stelle es mir immer so vor wie den Ozean. Alle Weltmeere sind miteinander verbunden. Es ist im Grunde eine große Wassermasse. Und doch bestehen verschiedene Strömungen, Temperaturen, Vegetationen. Und die Wassermasse wiederum besteht aus unendlich vielen Wassertropfen. Die Liebe ist die Energie, die sich in jeder Zelle von uns befindet, aber auch in jedem Blatt, in der Sonne und in der Luft, die wir nicht sehen können. Sie ist so etwas wie die Leinwand, auf die alles gemalt wird. Diese Liebe – oder Energie oder Bewusstsein oder eben auch Gott oder das Göttliche –, sie steht immer hinter uns. Ich stelle es mir vor wie eine bedingungslos liebende Mutter, die mir alle Freiheiten der Welt gibt und mich im Vertrauen alle Erfahrungen machen lässt. Die aber auf der anderen Seite, wie bei einem kleinen Kind, das gerade laufen lernt, dafür sorgt, dass ein Absperrgitter vor der Treppe ist, die spitzen Kanten vom Tisch gepolstert wurden und Schutzvorrichtungen in den Steckdosen sind. Ich gehe davon aus, dass nichts passiert, was Mutterliebe oder Mutter-Universum oder Mutter-Gott nicht für richtig hält in meinem Leben.

Die Frage, die dann sofort aufkommt, ist natürlich: Wie kann das sein, bei all den schrecklichen Dingen, die in meinem Leben oder dem Leben anderer Menschen passieren? Für mich persönlich ist die Erklärung, dass die Dinge, die mir passieren, durchaus herausfordernd oder vielleicht schmerzhaft sein können – das Ergebnis daraus, der Lerneffekt auf einer höheren Ebene, allerdings ist sehr wertvoll.

Der (Um-)Weg zu unserem Traumhaus

Ein Beispiel: Vor ein paar Jahren haben wir entschieden, dass wir aus unserer Altbauwohnung im dritten Stock ohne Balkon mit unseren zwei Kindern ausziehen wollen, um in einem Häuschen mit Garten zu leben. Wir wohnten unweit vom Hamburger Hauptbahnhof in einer schönen, aber auch sehr kontroversen Gegend mit einer tollen Elternszene, aber auch Kriminalität, Armut und allerlei mehr. Wir wünschten uns ein beschaulicheres Leben. Insbesondere durch mein Arbeiten von zu Hause aus war es mir wichtig, nicht mitten in der Stadt eingepfercht zu sein, sondern mehr in der Natur zu leben. Ich wollte in den Pausen rausgehen können, ohne an Junkies, gestressten Büromenschen und Millionen von Autos vorbeizumüssen, nur um dann auf einem gepflasterten Platz auf einer Bank neben einem Mülleimer und einem angebundenen Bäumchen zu sitzen. Nicht erholsam. Wir wollten also raus.

Alle sagten uns, das wird schwierig bis unmöglich. Der Häusermarkt ist ja so furchtbar gerade, in Hamburg habt ihr im Grunde gar keine Chance, etwas Bezahlbares zu bekommen. Und ich dachte immer bei mir: Mal abwarten. Wir brauchen ja auch nicht einen guten Häusermarkt. Wir brauchen nur ein Haus. Ein einziges, das zu uns und unseren Vorstellungen passt. Da ich auch einen sehr guten Draht zum »Parkplatz-Gott« habe, war ich im Vertrauen.

Und das ist der Trick. Dieses Vertrauen, dieses wirklich tiefe Vertrauen, dass wir einen Parkplatz finden, wo wir einen brauchen, und dass wir unser Traumhaus finden, das unseren Vorstellungen entspricht. Dieses Vertrauen beinhaltet das Wissen, dass ich immer das bekomme, was ich will. Dass das Universum, die Liebe, das Bewusstsein immer Ja sagt zu meinen Wünschen. Außer manchmal. Da sagt das Universum: »Ja, aber noch nicht jetzt.« Und manchmal sagt es auch: »Ich habe etwas noch Besseres für dich.« Finden wir also den Parkplatz nicht und müssen noch zehnmal um den Block fahren, um dann ewig weit weg von unserem eigentlichen Ziel zu parken, laufen wir vielleicht nur deshalb einem Freund in die Arme, den wir seit Jahren nicht gesehen haben. Oder aber dieser Parkplatz ist vor einem Laden, der den perfekten Schreibtischstuhl im Schaufenster stehen hat, den wir schon ewig suchen. Wir halten uns allerdings oft mit dem Ärger über den nicht gefundenen Parkplatz auf und verpassen die Chance, die darin enthalten liegt.

Aber zurück zu unserem Haus. Wir haben uns hingesetzt und uns genau überlegt, was wir wollen. Wie viele Zimmer, offene Küche im Wohnraum, abgeschlossenes Arbeitszimmer im Erdgeschoss, Schlaf- und Kinderzimmer im Obergeschoss, kleiner Garten mit Magnolie, Apfelbaum, Walnussbaum und Pflaumenbaum. Wir wollten einen Holzboden mit Fußbodenheizung und vieles mehr … Nächster Schritt: Wir überlegten, wo wir in Hamburg hinziehen wollten. Damals hatten wir noch unser Yogastudio gegenüber von unserer Wohnung mitten in der Stadt. Es war also wichtig, dass wir schnell in die Stadt kommen. Zweiter Bezugspunkt war der Rest der Familie, Großeltern und meine Schwester mit Familie. Daher kam eigentlich nur Hamburgs Süden infrage. Dort fuhren wir ein bisschen mit dem Auto umher und fanden einen Stadtteil am Rande der Stadtgrenze, der uns gut gefiel. Marmstorf. Wir machten einen Zettel mit einem Foto von uns vieren und schrieben einen kleinen Text dazu, in dem wir uns und unser Anliegen vorstellten. Der Titel war: »Wir wollen Eure Nachbarn werden.« Dann fuhren wir in genau die Straße, die unser Favorit war, und warfen die Zettel ein. Zusätzlich sprachen wir jeden an, den wir trafen, und manchmal klingelten wir auch, um den Zettel direkt zu übergeben und um ins Gespräch zu kommen.

Nach kurzer Zeit sprachen wir mit einer Frau, die uns von einem Haus erzählte. Es war nur ein paar Meter weiter und stand leer. Der Besitzer wohnte nebenan. Unser Interesse war geweckt, wir klingelten direkt bei dem Besitzer und fragten nach. Er begrüßte uns und antwortete auf die Frage, ob das Haus zu verkaufen sei, gleich mit Nein. Allerdings begann er zu erzählen. Es war sein Elternhaus, in dem er groß geworden war. Es stand schon mehrere Jahre leer, und er hatte es sich zur Aufgabe gemacht, dieses Haus zum großen Teil in Eigenleistung von Grund auf zu sanieren. Es war ein wunderschönes altes Backsteinhaus aus den Zwanzigerjahren mit alten Dielen, schnörkeligem Treppengeländer und einer fast perfekten Zimmeraufteilung. Der Bonus, ein toller ausgebauter Dachboden und ein superschöner Garten mit … Walnussbaum. Die anderen könnte man dann ja selbst pflanzen.

Je länger wir sprachen, desto mehr öffnete sich der Mann und lud uns schließlich zu einer Hausführung ein. Das Ende vom Lied war, dass wir bei ihm und seiner Frau noch Kirschen aßen und die beiden meinten, sie überlegen es sich noch mal, vielleicht würden sie es uns doch verkaufen. Er wollte sein Haus gerne noch fertig machen und frühestens in einem Jahr verkaufen. Wir aber hatten einen konkreten Zeitpunkt für den Umzug: Sommerferien 2017. Denn da stand für unseren Großen der Schulwechsel und für unsere Kleine die Einschulung an. Das wollten wir natürlich an unserem neuen Wohnort machen.

Long story short: Der Hausbesitzer rief uns ein paar Tage später an und meinte, sie hätten es sich anders überlegt und würden sich freuen, wenn wir das Haus kauften. Bäm! Wir waren so aufgeregt. Danke, Universum! Wir vereinbarten einen weiteren Termin, zu dem wir uns das Haus noch mal in Ruhe anschauen konnten, um im Kopf zu planen und zu überschlagen. Wir nahmen überall Maß, waren Feuer und Flamme und dachten, so einfach kann es sein, ein Haus zu finden, auch wenn der Häusermarkt gerade furchtbar ist. Wir feierten bei einem Glas Sekt und fuhren erst mal in den Urlaub – nach Portugal in ein riesiges Naturschutzgebiet umgeben von wilder, wunderschöner Natur. Wir genossen die Zeit und freuten uns immer wieder auf unser neues Haus. Ein paarmal in dieser wunderschönen Natur hatte ich zwar den Gedanken, ob mir das dort nicht vielleicht trotzdem noch zu städtisch ist. Zu klein und ein bisschen piefig. Aber ich verwarf den Gedanken und freute mich.

Auf unserem Rückweg und einem Zwischenstopp in Lissabon erhielten wir einen Anruf vom Besitzer. Er wollte sich nur schon mal melden und ankündigen, dass sie wieder ins Wanken gekommen sind und doch nicht so genau wissen, ob sie jetzt schon verkaufen wollen. Puh. Echt jetzt? Unser Traum sollte platzen? Ich bin ja ein Freund von »mal abwarten«. Es lohnt sich einfach nicht, sich schlechte Gefühle zu machen und enttäuscht zu sein, wenn es noch keine finale Entscheidung gibt. Daher genossen wir erst mal die Zeit in Lissabon und kamen dann ein paar Tage später wieder in Hamburg an. Das nächste Telefonat. Und was soll ich sagen, es blieb dabei. Er brachte es einfach nicht übers Herz, diese Arbeit, die er sich vorgenommen hatte, nicht zu Ende zu bringen, und wollte erst 2018 verkaufen. Dann auch gerne an uns, aber halt ein Jahr später. Boom! Traum tatsächlich zerplatzt. Denn das kam für uns wegen der Schulen nicht infrage. Wir waren enttäuscht. Geknickt. Es wäre doch so perfekt gewesen!

Das war der Moment, in dem die meisten von uns die Flinte ins Korn werfen und sich im »War ja klar« suhlen würden. Ich atmete einmal tief durch, richtete mich auf und sagte zu Matthias: »Wir zwei gehen jetzt auf die Lange Reihe (eine Straße voller Kneipen, Cafés und Bars in unserem Stadtteil) und trinken einen Champagner. Wir stoßen an auf unser Haus.« Matthias war etwas verwirrt: »Ich weiß nicht, ob du es richtig verstanden hast. Er will nicht verkaufen. Wir kriegen das Haus nicht.« Klar hatte ich richtig verstanden. Aber mir fiel wieder ein, dass wir alle aus Liebe gemacht sind und wie das Universum funktioniert. Und ich sagte: »Wenn wir dieses Haus nicht bekommen, dann soll das so sein. Und es kann nur heißen, dass das Universum etwas noch viel Besseres für uns in Petto hat.« Mir fiel wieder ein, dass ich ein paarmal in Portugal saß und dachte, ich würde eigentlich gerne noch grüner wohnen. Noch mehr in der Natur. Und das war jetzt genau die Chance. Vor unserem Urlaub war es uns irgendwie noch wichtig gewesen, innerhalb der Hamburger Stadtgrenzen zu bleiben. Als Urhamburger waren wir noch nicht bereit, Landleben in Betracht zu ziehen. Aber jetzt waren wir an einem anderen Punkt. Wir hatten uns an den Gedanken, in einem Haus mit Garten zu wohnen, gewöhnt und waren mehrere Wochen abgeschieden mitten im Grünen in Portugal gewesen. Jetzt waren wir so weit, auch über unsere Grenzen hinaus und ganz konkret über die Hamburger Grenzen hinaus zu denken und zu gucken. Das Haus in Marmstorf war vielleicht einfach nur das Haus, das uns diese neue Perspektive eröffnen sollte.

Wir setzten uns erneut hin und definierten, wie es sein soll. Die Parameter für das Hausinnere blieben. Aber jetzt kamen Dinge hinzu wie: Das Haus ist am Feld, aber es ist windstill im Garten (ich hasse Wind). Wir haben Budni (ein super

Drogeriemarkt in Hamburg und Umland mit vielen Bionahrungsmitteln) und einen Bioladen um die Ecke. Die Kinder können beide mit dem Fahrrad oder zu Fuß in ihre Schulen (wir wollten nicht den Klassiker mit Schulbus auf dem Land), und wir sind angebunden an die Öffentlichen, um auch ohne Auto nach Hamburg zu kommen. Außerdem wollten wir in einer Sackgasse und Spielstraße wohnen – mit anderen Kindern, mindestens einem Freund für die Kinder und netten, offenen Nachbarn. Wir hatten sehr konkrete Vorstellungen. Sie schienen, gelinde gesagt, utopisch. Aber egal.

Wir setzten uns vor Google Streetview beziehungsweise Google Earth und schauten mal, welche Bereiche im Süden Hamburgs für diese Parameter infrage kamen. Ja, nicht viele. Aber ein paar wenige Regionen schon. Wir fuhren diese Gebiete ab, um ein Gefühl dafür zu bekommen, und fühlten uns in einer Gegend besonders wohl. Also druckten wir wieder unsere Zettel aus und machten uns an meinem Geburtstag, dem 24. November 2016, auf den Weg. Zu Beginn kehrten wir in einem Biohof ein – zu einem köstlichen Mittagstisch in der Sonne mit Blick auf eine Pferdekoppel. Ich war schon jetzt begeistert. Schönster Biohof der Welt. Es rief noch eine Freundin an, um mir zu gratulieren und zu fragen, was wir heute so vorhaben. Ich sagte: »Wir haben lecker gegessen und finden heute noch unser Haus.«

Und so war es auch. Wir nahmen unsere Zettel und fuhren weiter. Es war um die Mittagszeit, und wir sahen zwei Jungs mit Rucksack, die einen Feldweg mit ihren Fahrrädern entlangkamen. Unser Gedanke: Das wird in Kürze Luk sein. Auf dem Schulweg durch die Felder. Perfekt. Die erste Straße, an die wir kamen, war ideal. Sackgasse, viele Häuser am Feld. Mal sehen. Wir steckten überall unsere Zettel ein … Und was soll ich sagen? Zwei Tage später erhielten wir einen Anruf von einer Frau, die unseren Zettel im Briefkasten hatte: Ihre Nachbarn wollen verkaufen. Sie gab uns die Nummer, wir riefen an, fuhren hin und waren begeistert. Nicht nur ein superschönes Haus, sondern auch sehr nette Besitzer. Wir machten die übliche Nummer mit Gutachter, Banken und Co. und hatten zwei Wochen später den Zuschlag für unser absolutes Traumhaus. Direkt am Feld, aber die Terrasse windstill. Ein Pflaumenbaum und eine Magnolie im Garten. Zuerst war ich etwas verwundert, weil wir weder den bestellten Apfel- noch einen Walnussbaum vorfanden. War da vielleicht doch etwas schiefgelaufen mit unserer Deklaration? Aber nein. In unserem ersten Sommer vor Ort stellte ich fest, dass die Felder ums Eck gesäumt sind von Apfel- und Pflaumenbäumen, die keinem gehören, und sogar einen Walnussbaum gibt es. Dort kann man sich einfach bedienen. Das ist ja noch cooler! Weil man ja den ganzen heruntergefallen Matsch wegen der Wespen auch nicht wirklich bei sich im Garten haben will. Sehr praktisch. Danke, Universum.

Wir haben das erste Haus nicht bekommen, obwohl wir dachten, es wäre das perfekte Haus. Aber wir haben darauf vertraut, dass etwas noch Besseres kommen wird, und haben uns schnell neu ausgerichtet, anstatt uns in der Enttäuschung zu suhlen und uns als Opfer des Lebens zu sehen und betrogen zu fühlen. Und genau das ist meiner Meinung nach einer der wichtigsten Faktoren. Es ist mit der größte Mehrwert, den der Standpunkt bereithält, dass alles im Universum zusammenhängt und *für* uns ist. Wenn alles für uns ist, sind sogar die Dinge, die uns nicht gefallen – Fehlschläge, Absagen, Krankheiten und sogar traumatische Erlebnisse und Sorgen – eine Möglichkeit für etwas noch Besseres. Als wären alles Geschenke des Universums. Ja, ich gebe zu, sie sind manchmal scheiße verpackt. Die Absage für das Haus war im ersten

Moment nicht schön. Genauso wenig, wie ein Überfall schön ist, verlassen oder betrogen zu werden, eine Entlassung oder eine schlimme Krankheitsdiagnose. Diese Einstellung soll nicht den Schmerz und die Angst, die manche Erfahrungen mit sich bringen, negieren. Und doch ermöglicht sie es schon inmitten des Schmerzes, eine neue Perspektive zu finden. Sie ermöglicht es uns, auch im größten, ausweglos erscheinenden Tumult zuversichtlich zu bleiben. Oder zumindest immer wieder in die Zuversicht zurückzufinden. Wie in der Geschichte von Baby Ryan. Der Schmerz, die Trauer und der Verlust sind natürlich da. Aber wir haben die Möglichkeit, die Erfahrung als für uns oder als gegen uns zu bewerten.

Bevor ich nach Indien gefahren bin, habe ich ein paar Wochen im Tornado abgehangen. Mir ging es gleichzeitig beschissen, und ich war stabil. Aus spiritueller Sicht würde ich sagen, dass in diesem Beispiel der Wirbel unserer Persönlichkeit mit allen Grenzen, Ängsten und Herausforderungen zu finden ist. Das Auge des Tornados ist unsere Seele. Unser höchstes Selbst. Die Liebe. Der Teil, der eben mit allem verbunden ist und dem Universum und dem Leben vertraut. Haben wir allerdings über die Wissenschaft den Zugang zu diesem Teil unseres Selbst verloren und glauben, dass wir nur diese Persönlichkeit mit diesem Körper sind, ist es ungleich viel schwerer, solche Entscheidungen zu treffen und vertrauensvoll durch die schwierigen Phasen im Leben zu navigieren. Das Bewusstsein darüber, dass wir viel mehr sind als die Person hinter unserem Namen, kann es uns viel leichter machen, zu vertrauen und im Vertrauen mutig unseren Weg zu gehen. Egal, ob es stimmt oder nicht, dass das Universum so tickt – die Annahme, dass es so ist, funktioniert auf jeden Fall bombe für ein glücklicheres und erfolgreicheres Leben.

Das Universum funktioniert über Frequenzen

Ich bin davon überzeugt, dass es keine Zufälle gibt. Ich glaube daran, dass das Universum bestimmten Gesetzen folgt und dass wir permanent, zumeist unbewusst, unser Leben selbst erschaffen. Auch das ist nicht *die Wahrheit*, aber ich lebe danach.

Alles, was wir tun, beginnt mit einer Idee in unserem Kopf. Egal, ob es sich um das Gründen eines Unternehmens handelt oder um das Vorbereiten des Abendessens. Es gibt eine Idee, die komplex oder banal sein kann und die in unserem Bewusstsein in Form von Sprache existiert. »Hunger«, sagt da zum Beispiel der Kopf. Und los geht's mit dem Erschaffen der Realität einer Mahlzeit. Einige unserer Ideen oder Gedanken sind sehr offensichtlich und laut, und wir sind uns ihrer bewusst. Andere sind eher subtil. Sie sind oft sogar so subtil, dass wir uns ihrer nicht bewusst sind. Und das sind die gefährlichen. Denn gerade durch die Gedanken, die uns nicht bewusst sind, erschaffen wir unsere Realität. Aber lass uns vorn anfangen.

Wieso ist es so, dass es Tage oder Phasen gibt, in denen einfach alles schiefläuft? Erst ist das Klopapier alle, dann verschüttest du deinen Kaffee, dein Kind wacht mit Halsschmerzen auf, und du stellst fest, dass du vergessen hast, die Änderungen im Dokument zu sichern, bevor du den Rechner heruntergefahren hast – alles weg. Der Tank ist leer und die Benzinpreise außergewöhnlich hoch, das Shirt, in das du dich verliebt hast, gibt es nicht mehr in deiner Größe, und auf dem Heimweg trittst du natürlich, wie sollte es anders sein, auch noch in Hundescheiße. Das ist doch verrückt, oder? Als hätte sich alles im Leben gegen dich verschworen.

Aber es gibt auch die anderen Phasen. Alles scheint wie von allein zu laufen. Du wachst vor dem Wecker auf, dein Schatz hat dir schon einen Kaffee gemacht, beim Bäcker gibt es eine Werbeaktion, und du bekommst zu deinem Brötchen noch ein zweites geschenkt. Dein Chef kündigt einen neuen spannenden Auftrag an, bei dem du mitarbeiten darfst, in der Kantine gibt es dein Lieblingsessen. Euer letztes Meeting ist früher zu Ende als erwartet, sodass du doch ohne Verspätung zur Schulaufführung deiner Tochter kommst. Und dann gibt es noch eine neue Staffel deiner Lieblingsserie.

Wie kann das sein? Sitzt irgendwo da oben jemand auf der Wolke und macht sich einen Spaß daraus, uns entweder Stöcke in die Speichen zu schieben oder uns zu beschenken? Man weiß es natürlich nicht genau, aber ich glaube, dass das nicht der Fall ist. Ich glaube, dass wir das selbst sind. Ich bin davon überzeugt, dass das Universum das beste und ausgefeilteste Logistikunternehmen ist, das es gibt, und uns immer das ausliefert, was wir »wollen«. Die Frage ist nur: Welches »wollen« ist da gemeint? Denn nur weil ich mir eine Gehaltserhöhung wünsche, bekomme ich natürlich nicht unbedingt eine. Aber das Universum ist trotzdem ein Jasager. Es sagt zu allem, was du denkst, Ja und Amen und gibt dir, was du willst. Außer manchmal. Da hatten wir schon drüber gesprochen bei meiner Geschichte mit dem Hauskauf. Das Universum sagt immer Ja. Alternativ sagt es manchmal: »Ja, aber noch nicht jetzt«, oder auch: »Ich habe noch etwas viel Besseres für dich.«

Die Komplexität dabei ist, dass das Universum nicht unbedingt zu dem Ja sagt, was wir bewusst auf der Inhaltsebene denken. Es sagt immer Ja zu unserer tiefsten, innersten Wahrheit. Zu unseren Glaubenssätzen, tiefsten Überzeugungen und Identitäten. Der Eisberg, du erinnerst dich? Wenn ich also denke, ich hätte gerne eine Gehaltserhöhung, gleichzeitig aber in der Tiefe denke: »Mein Chef ist ein Arschloch, und wieso scheffelt der eigentlich so viel Geld?!«, dann mache ich eher neu die Erfahrung, ein knauseriges Arschloch als Chef zu haben.

Wenn ich im Misstrauen bin und denke, Männern kann man nicht vertrauen, die gehen ja eh immer fremd, sagt das Universum Ja. Es ermöglicht mir Erfahrungen, in denen ich recht mit dem behalte, was ich denke. Wahrscheinlich gehen also die Männer, mit denen ich zusammen bin, tatsächlich fremd, weil ich eben ein Sog für diese Art von Männern bin. Natürlich haben die auch etwas damit zu tun. Ich bin nicht allein schuld (dazu später mehr). Aber wir treffen uns dann in der gemeinsamen Absicht, die Erfahrung von Fremdgehen zu erschaffen. Und wenn ich tief in mir drinnen glaube, Kinder sind anstrengend, werde ich sicherlich Kinder bekommen, die tatsächlich viel Ärger machen.

Wenn ich in der Tiefe daran glaube, nicht gut genug zu sein, werde ich ein Sog für Erfahrungen, die mir bestätigen, dass ich nicht gut genug bin.

Interessant ist, dass wir all diese Erfahrungen auf mehreren Ebenen erschaffen. Einerseits beginnen wir, uns nach diesen tiefen Überzeugungen von unterhalb der Wasseroberfläche, auf der Inhaltsebene zu verhalten, auch wenn wir uns dessen nicht bewusst sind. Darüber hatten wir uns auch im ersten Kapitel schon unterhalten. Du erinnerst dich an das Mädchen mit den Rosen? Wenn wir also glauben, Männer gehen immer fremd, dann werden wir uns vielleicht nicht auf wirklich tiefe Nähe einlassen. Wir werden vielleicht aus Angst davor, wieder verletzt zu werden, eine gewisse Distanz und Unnahbarkeit beibehalten. So erhöhen wir allerdings die Wahrscheinlichkeit, betrogen zu werden, da unser Partner nicht die Nähe von uns bekommt, die er sich wünscht. Wenn ich davon überzeugt bin, dass Kinder anstrengend sind, werde ich wahrscheinlich irgendwelche Maßnahmen oder Regeln versuchen durchzusetzen, um den Ärger in Schach zu halten. Und gleichzeitig werden die Kinder sehr wahrscheinlich gegen zu enge Regeln rebellieren – und es wird wirklich anstrengend. Das heißt, dass unsere Glaubenssätze und Überzeugungen dafür sorgen, dass wir uns, obwohl wir es nicht wollen, so verhalten, dass wir genau das Verhalten in anderen hervorrufen, das wir verhindern wollen.

Aus Kapitel 1 weißt du bereits, das Anschauen alter Glaubenssätze ist oft schmerzhaft. Aber schaust du sie dir nicht an, bist du verdammt dazu, sie zu leben, und das ist noch viel schmerzhafter. Schon mal den Spruch gehört »Energy flows where your attention goes«? Wenn ich die ganze Zeit versuche zu verhindern, dass mein Mann fremdgeht, fließt alle Energie in das Thema Fremdgehen. Wenn ich versuche, die anstrengenden Kinder in Schach zu halten, fließt alle Energie in den potenziellen Ärger, den ich verhindern will. Denn es gibt eine tiefere und feinere Ebene der Frequenzen, auf der wir erschaffen. Dieser feinstoffliche Bereich ist um ein Vielfaches powervoller als die grobstofflichen Ebenen. Leider sind wir uns dieser Ebene oft nicht bewusst und kriegen daher nicht mit, was wir wo erschaffen. Aber das kann man ändern. Zumindest zu einem gewissen Teil.

Die fünf Koshas

In den alten Schriften, die dem Yoga und dem Ayurveda zugrunde liegen, wird beschrieben, dass wir als Menschen aus verschiedenen Ebenen oder »Hüllen«, auch *Koshas* genannt, bestehen. Es werden präzise fünf Hüllen beschrieben. Lass uns die genauer anschauen.

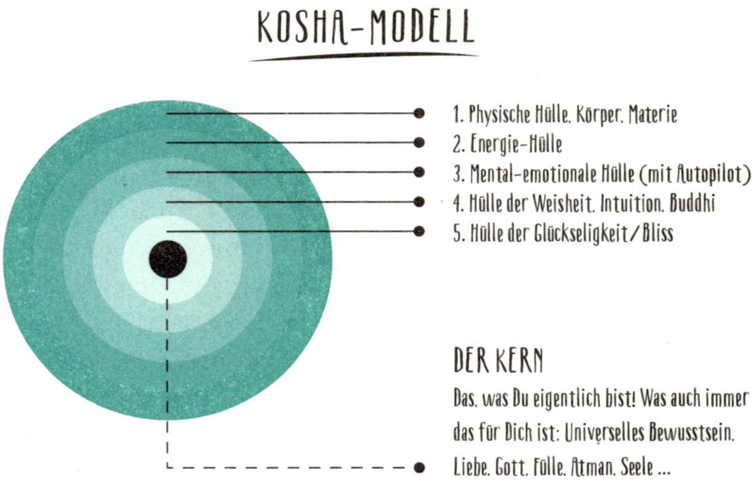

Erstes Kosha

Die äußerste Hülle ist die physische und damit grobstofflichste Ebene der Materie. Wobei »äußere« nicht heißt, dass es so ist wie bei Zwiebelschichten. Die Kosha-Schichten liegen ineinander, aber die äußere ist nicht unbedingt die größte. Das ist unser physischer Körper, unsere Zellen, alles, was greifbar und anfassbar ist. Es ist die Ebene, mit der wir am meisten vertraut sind und auf der wir uns gerne verlieren. Wir verlieren uns schnell im Aussehen und in den Einschränkungen unseres Körpers und begrenzen uns gleichzeitig, indem wir uns nicht gut genug um diese Ebene kümmern und unserem Körper nicht das geben, was er braucht. Wir betreiben Raubbau an ihm. Wir schlafen zu wenig, essen stark Verarbeitetes und Junkfood und setzen den Körper den ganzen Tag auf einen Stuhl und geben ihm zu wenig Bewegung. Dennoch: Diese grobstofflichste Ebene sorgt für Stabilität und dafür, dass wir ein Haus haben, in dem unsere Seele wohnen kann.

Zweites Kosha

Von hier ab werden die Hüllen immer feinstofflicher. Die zweite Ebene, die Energiehülle, ist schon etwas durchlässiger, aber immer noch grobstofflich. Sie kann medizinisch gemessen werden und bezieht sich auf unsere Lebensenergie, der auch der Atem, unsere Kraft, der Energiehaushalt und unsere Vitalität zugeordnet werden. Hier werden Gehirnströme und alle Bewegungsabläufe im Körper gesteuert. Dazu zählt auch so etwas wie die Hormone oder die Rückenmarksflüssigkeit. Du kennst bestimmt das Gefühl, energiegeladen zu sein und Bäume ausreißen zu können. Sicherlich kennst du aber auch den Zustand, als wären deine Batterien leer. Du bist erschöpft und kannst dich zu nichts aufraffen. Oder vielleicht kennst du es, dich getrieben, rastlos oder reizbar zu fühlen. All das findet auf der energetischen Ebene statt.

Drittes Kosha

Dann gibt es die mental-emotionale Hülle. Als ich mich das erste Mal mit diesem Modell beschäftigte, habe ich mich besonders über diese Ebene gefreut. Es gibt nämlich nicht eine mentale und eine emotionale Ebene, sondern es ist eine gemeinsame. Mental-emotional. Das macht den Zusammenhang zwischen den Gedanken und den Gefühlen so unglaublich deutlich. Sehr cool. Auf dieser Ebene findet also alles statt, was du so den lieben langen Tag lang denkst und dazu fühlst. Hier liegt deine Verstandesbibliothek, alte Geschichten, Glaubenssätze und deine Identitäten und alle damit verknüpften Gefühle. Manchmal wird diese Ebene auch als das »niedere« Denken beschrieben. »Niederes« Denken, weil wir hier vor allem das reproduzieren, was schon in unserer Bibliothek abgelegt ist. Wir gleichen alles, was wir erleben, mit unseren Erfahrungen ab und fühlen und verhalten uns dementsprechend. Es ist wie der einfache Motor, der den Denk-Fühl-Handel-Apparat am Laufen hält, der aber wenig Neues hervorbringt, sondern eher das Altbekannte reproduziert. Ja, hier liegt unser Autopilot.

Viertes Kosha

Die nächste Hülle enthält unsere Weisheit und unsere Intuition. Das höhere Denken, wenn man so will. Im Yoga wird diese Ebene »Buddhi« zugeordnet, dem Teil unseres Verstandes, der die Fähigkeit besitzt, »Wahres« von »Unwahrem« zu unterscheiden. »Buddhi« kommt übrigens von »Buddha«. Dieser Teil sieht, dass es ein »Was ist« und eine Interpretation gibt und dass das nicht das Gleiche ist. Es ist der Teil unseres Verstandes, der sich selbst beobachten kann. Vielleicht kennst du das: Du bist bei deinen Eltern zu Besuch und nimmst dir fest vor, du selbst zu bleiben. Aber sobald deine Mutter diesen Spruch sagt, den sie schon immer gesagt hat, fühlst du dich wieder wie dreizehn und bemerkst, wie du auf die gleiche Weise reagierst, wie auch du es schon immer gemacht hast. Dieser Teil, der auf Autopilot geht, ist auf der dritten, der mental-emotionalen Ebene. Gleichzeitig stehst du neben dir und denkst: »Nein. Nicht schon wieder. Ich weiß es doch besser!« Das ist die vierte Ebene, die der Weisheit.

Auf dieser Ebene liegt auch der Zugang zu unserer Intuition verborgen. Damit haben wir die Chance, den weisen Teil in uns zu stärken, sodass wir durchlässiger für den Zugang zur nächsten Ebene werden. Die Weisheit lässt uns erkennen, dass wir in alten Gedankenmustern und niederem Denken gefangen sind, und holt uns durch das Erkennen dort schon wieder ein Stückchen heraus. Und dann können wir neu wählen. Wenn wir nicht aus dem niederen Denken heraus bewerten und entscheiden wollen, können wir unser Bewusstsein auf unsere Innenwelt lenken. Wir können unser Herz fragen, unser Bauchgefühl, unsere Intuition oder auch das Universum. Wir können uns unserem höchsten Selbst widmen und uns auf die nächste Ebene bringen. Du kannst dir vorstellen, dass das Ganze wie ein Muskel funktioniert. Per Autopilot laufen wir im niederen Denken, und diese vierte Ebene der Weisheit ist wie ein untrainierter Bizeps. Die ersten Male, die wir ihn benutzen, haben wir wenig Kraft. Es ist superanstrengend, und wir fühlen uns ungelenk und schwach. Je mehr wir ihn aber trainieren, desto kräftiger wird er und desto normaler wird es für uns, ihn auf diese Art und Weise zu benutzen. So ist es auch mit Buddhi, unserem höheren Denken. Kollege Buddhi ist zu Anfang kraftlos und ungelenk. Das Training beginnt damit, dass wir wahrnehmen, in alten Mustern zu stecken, wir können aber noch nichts ändern. Je länger wir üben, desto stärker werden wir und desto öfter gelingt es uns, neue Entscheidungen zu treffen und anders zu handeln. Es ist ein simples, wenn auch nicht immer leichtes Training.

Fünftes Kosha

Die fünfte Hülle ist die feinstoffliche Ebene des »Bliss«, der vollkommenen Glückseligkeit. Das ist unser eigentlicher natürlicher Zustand. Ein Zustand von tiefer Freude, Dankbarkeit, Mitgefühl, Liebe, Verbundenheit, Vertrauen … Du hast bestimmt schon mal Momente gehabt, in denen du dich vollständig glücklich und mit allem verbunden gefühlt hast. In diesen Momenten war diese Ebene präsent. Sie wird auch »spirituelle Ebene« genannt und dieses Gefühl von Eins-Sein »Erleuchtung«. Es ist dann alles so klar und friedlich, als wäre es nie anders gewesen und als könnte es niemals wieder anders sein. Ein absoluter Flow-Zustand. Alle Konflikte, alle Probleme scheinen meilenweit entfernt und keine Rolle mehr zu spielen. Wir sind eins mit uns selbst und allem um uns herum.

Bei den meisten von uns sind diese Erfahrungen eher selten und nur punktuell mal da. Außerdem scheinen sie eher willkürlich durch äußere Umstände hervorgerufen zu werden. Vielleicht sind wir frisch verliebt oder erfahren, dass die Krebsdiagnose falsch war, oder wir treffen nach Jahren einen lieben Menschen wieder. Allerdings können wir diesen Zustand auch willentlich erschaffen. Wie, erzähle ich gleich. Auf jeden Fall ist diese Ebene wiederum ein Türöffner für das, was jenseits unserer Persönlichkeit liegt.

Unser Kern: das Ichgold

Und da wären wir wieder bei der Seele, der Liebe, dem Göttlichen, dem universellen Bewusstsein oder wie auch immer wir es nennen. Im Yoga heißt der innerste Kern *Atman*, aber es ist egal, wie wir ihn nennen. Es geht darum, dass wir in diesen hoch schwingenden Gefühlen unserer Essenz am nächsten sind. Ist das nicht interessant? Je besser es uns geht, je mehr wir dahin kommen, glücklich zu sein, desto näher sind wir unserer Seele, der Liebe und dem Universum selbst.

Verrückt, oder? Dieser innerste Kern, unsere Seele, hat allerdings nicht direkt etwas mit den fünf Hüllen zu tun. Die Seele ist eher so etwas wie das Betriebssystem, und die fünf Hüllen sind unser irdisches Selbst in dieser Inkarnation.

Wie du sehen kannst, bestehen wir im Sinne unserer Persönlichkeit, unserer Identität, aus diesen fünf Ebenen. Übrigens ist dies auch der Ursprung unseres Ichgold-Logos und dieser Wortschöpfung. Die Absicht unserer Arbeit ist, dass wir alle Ebenen »transzendieren«, wie man so schön sagt. Also durchlässiger machen, sodass wir immer mehr zu unserer Essenz, unserem Kern – oder wie wir es nennen: zum Ichgold – zurückfinden. Das nur als kleine Randnotiz.

Wie wir ins Gleichgewicht kommen

Alle Ebenen sind miteinander verwoben und stehen in ständiger Wechselwirkung. Keine Ebene ist dabei besser oder schlechter, mehr oder weniger wert als die andere. Es geht vielmehr darum, all diese Ebenen ins Gleichgewicht zu bringen. Die meisten von uns beschäftigen sich ausschließlich mit den äußeren drei Ebenen und haben keinen Zugang zu den anderen beiden. Natürlich haben wir immer alle fünf, sind wir uns aber nur der ersten drei bewusst, bleiben uns die höheren Bewusstseins- und Gefühlszustände verwehrt.

Die Absicht ist, die ersten drei Ebenen ins Gleichgewicht zu bringen. Wir brauchen einen gesunden, kräftigen Körper, stabile, gleichmäßig fließende Energie und positive Gedanken und Gefühle. Um all das auf den äußeren Ebenen zu erreichen, brauchen wir unsere Weisheit, also die Ebene, die uns den Zugang zu unserer Intuition und der Glückseligkeit ermöglicht. Es geht darum, wacher zu werden, bewusster.

Stell dir noch mal kurz unseren Eisberg vor. Die ersten beiden Ebenen, also unser Körper und unsere Energie, befinden sich auf der Inhaltsebene über der Wasseroberfläche. Die mental-emotionale Ebene ist aufgeteilt. Die Gefühle und die bewussten Gedanken sind oberhalb und die unbewussten Gedanken, also Glaubenssätze, Überzeugungen und Identitäten, unterhalb der Wasseroberfläche. Ebene vier und fünf sind außerhalb des Eisbergs. In der Regel leben wir hauptsächlich auf den Ebenen eins bis drei. Aber wir kennen alle zufällige Bliss-Momente. Den Moment, in dem wir im Wald das Licht wahrnehmen, das durch die Baumkronen fällt. Der Moment, in dem wir unsere Lieben wiedersehen, oder auch beim Orgasmus … Alles Bliss-Momente.

Alle Tools in diesem Buch stärken unsere Unterscheidungsfähigkeit auf der Weisheitsebene, mit der wir das Chaos unter Wasser lichten, um über Wasser ein Leben mit mehr Bliss zu erschaffen.

Ein Großteil von dem, was es braucht, um die erste Ebene, also den Körper, und einen Teil der zweiten Ebene, also unsere Energie, ins Gleichgewicht zu bringen, habe ich in meinen ersten beiden Büchern beschrieben. Ich erkläre dort, wie eine gesunde Lebensweise funktioniert und wie wir unseren Körper ins Gleichgewicht bringen können. Das ist die fünfte Säule für ein erfülltes Leben, die ich hier im Buch ausspare. Wenn dich das interessiert, schau dir mal *Dein Neuanfang mit Ayurveda* und für leckere und einfache Rezepte *Easy Ayurveda – das Kochbuch* an. Aber natürlich braucht es auch unseren Verstand und unsere Gefühlsebene. Um die anzusteuern, brauchen wir auf jeden Fall unsere Weisheit und unsere Intuition. Und die Glückseligkeit ist dann ein Ergebnis davon.

Wir sind hier in diesem Kapitel bei den Frequenzen, über die das Universum funktioniert. Und je mehr die fünf Ebenen im Gleichgewicht sind, desto höher ist die Frequenz, mit der wir schwingen. Die höchste Frequenz, auf der wir schwingen können, ist, wenn wir vollständig in der Glückseligkeit absorbiert sind. Meistens sind wir das aber leider nicht. Je mehr wir auf der mental-emotionalen Ebene in alten Glaubenssätzen und Identitäten gefangen sind, desto weniger Zugang haben wir zur vierten Ebene unserer Weisheit und Unterscheidungsfähigkeit und zur fünften Ebene der Glückseligkeit. Je mehr wir uns den Umständen oder anderen Menschen ausgeliefert fühlen, je mehr Ängste wir haben, je mehr wir im Misstrauen und in der Befürchtung leben, dass nicht genug für uns da ist, desto niedriger schwingen wir. Du fühlst dich matt, willst am liebsten aufs Sofa und bist anderen Menschen nicht wirklich nah. Je durchlässiger unser Körper wird und je besser unsere Energie fließt, desto leichter fällt es uns auf der anderen Seite, uns gut zu fühlen und weiterhin weise Entscheidungen zu treffen, die immer mehr aus der Intuition kommen und uns immer öfter Momente der Glückseligkeit ermöglichen. Je mehr wir unsere Unterscheidungsfähigkeit trainieren, unsere Weisheit oder Buddhi, den Buddha in uns, desto mehr gelingt es uns, unser Denken anders zu steuern, unsere Energie anzuheben und unseren Körper gut zu behandeln. Nach und nach schwingen wir auf immer höheren Frequenzen.

Messen können wir das ganz einfach, indem wir uns fragen, wie unser emotionaler Zustand ist. Das ist super, denn so haben wir im Alltag ein ganz einfaches Tool, mit dem wir unseren Standort bestimmen können. Theoretisch ist das Ganze allerdings auch anders messbar. Es gibt mittlerweile viele Studien, zum Beispiel mit Langzeitmeditierenden, nach denen anhand der Hirnströme ablesbar ist, in welcher Höhe der Frequenz wir uns befinden. Denn es werden in den unterschiedlichen Schwingungsfrequenzen unterschiedliche Gehirnareale aktiv. Da die meisten von uns im Alltag allerdings keine Geräte zum Messen der Hirnströme haben und unsere Gefühle zudem ein supergenauer Indikator sind, reichen sie für unser tägliches Leben zur Standortbestimmung vollkommen aus.

Unser emotionaler Zustand ist ein ziemlich gutes Abbild unserer Frequenz. Je mehr wir in Liebe, Nähe, Vertrauen, Verbundenheit, Mitgefühl und Fülle sind, desto höher ist unsere Frequenz. Um das zu steuern, ist es sinnvoll, sich gut um den Körper zu kümmern, denn das hebt unsere Lebensenergie und macht auch unseren Verstand, also unsere mental-emotionale Ebene, weniger träge und damit durchlässiger für die Weisheit in uns. Sind wir allerdings sehr in unserem Autopiloten gefangen, fällt es uns schwer, unsere Gewohnheiten zu ändern und uns besser um unseren Körper zu kümmern. Da kann man dann nur immer weiter dranbleiben und üben.

Wir können auch dafür sorgen, unsere Energie auf der zweiten Ebene anzuheben, indem wir uns zum Beispiel viel in der Natur aufhalten, Atemübungen machen oder meditieren. Außerdem ist es sinnvoll, sich mit Menschen, Dingen und Wesen zu umgeben, die selbst hoch schwingen. So ist es zum Beispiel wertvoll, sich so zu Hause einzurichten, dass man beim Betrachten der Räume Freude empfindet, und seine Zeit mit Menschen zu verbringen, die entweder schon höher schwingen oder auch auf dem Weg sind, dort immer mehr hinzukommen. Daher kommt der Spruch: Du wirst wie die fünf Menschen in deinem Leben, die dir am nächsten sind. Vielleicht hast du auch schon mal das Phänomen beobachtet, dass sich Menschen zu kleinen Babys magisch hingezogen fühlen. Denn Babys schwingen in einer sehr hohen Frequenz. Außerdem gibt es Studien, dass Hunde als Haustier signifikant das Herzinfarktrisiko senken. Tiere im Allgemeinen schwingen sehr hoch, aber Hunde gehören zu den wenigen Tieren, die den Menschen als vollständigen Sozialpartner akzeptieren. Das bedeutet, sie brauchen keinen Hundekontakt, um glücklich zu sein, sondern können sich allein auf Menschen beziehen. Die bedingungslose, hoch schwingende Liebe, die sie uns entgegenbringen, hebt auch unsere Energie an. Deshalb fühlen wir uns oft besser mit einem Hund als Haustier.

Natürlich ist es zu alledem sinnvoll, unsere mental-emotionale Ebene zu erforschen, alte Glaubenssätze aufzulösen und aus alten Identitäten herauszuwachsen, positive Gefühle zu trainieren und verstaubte Verhaltensmuster, die uns runterziehen, zu entsorgen. Unsere Weisheit ist ebenso wichtig auf dem Weg zur Glückseligkeit, bei der wir uns immer mehr in einer sehr hohen Frequenz befinden.

Das Universum ist ein Jasager

Das Universum sagt immer Ja. Oder wie wir im Ayurveda sagen: Gleiches verstärkt Gleiches. Je niedriger die Frequenz ist, auf der wir schwingen, je schlechter unsere Gefühle, desto mehr sind wir ein Sog für Erfahrungen und Erlebnisse, die diese Schwingung bestätigen. Misstrauen wir unserem Partner und erwarten geradezu, dass er fremdgeht, ziehen wir genau das an. Es bedeutet, dass wir auf einer sehr subtilen Ebene Menschen und Erfahrungen in unser Leben ziehen, die zu unserer Frequenz passen. Das ist wie bei einem

Magneten. Wir ziehen das passende Gegenstück zu uns und stoßen alles, was nicht zu unserer Frequenz passt, ab.

Deshalb gibt es diese Tage oder Phasen, wo alles zu laufen scheint. Wir schwingen auf einer hohen Frequenz und fühlen uns bombastisch. Wir vertrauen, lieben und sind in Fülle – und das Universum schwingt sich darauf ein. Es liefert verlässlich das, was zu unserer Frequenz passt. Schwingen wir sehr niedrig, fühlen wir uns, als wäre alles gegen uns, wir misstrauen allem und jedem, haben Angst, nicht genug zu bekommen, oder generell vor Misserfolg, Ausgrenzung oder Ablehnung – und dann liefert das Universum auch das verlässlich.

Probier es aus! Glaub mir nix, sondern schau einfach, ob es für dich funktioniert. Wichtig ist dabei nur, dass du wieder wirklich ehrlich zu dir bist. Denn wir können uns selbst sehr gut etwas vormachen. Mein Maßstab, um herauszufinden, wie meine Frequenz ist, ist ganz leicht. Ich frage mich: Fühle ich gerade Liebe zu Matthias, zu meinen Kindern, zum Leben? Könnte ich platzen vor Glück, Dankbarkeit und Verbundenheit? Wenn es nicht sofort ein »definitiv Ja« als Antwort ist, dann bin ich nicht in meiner Mitte. An der Stelle gibt es kein »vielleicht ein bisschen«. Genauso wenig, wie du nicht ein bisschen schwanger sein kannst, kannst du nicht ein bisschen in deiner Mitte sein. Natürlich gibt es verschiedene Distanzen, wie weit du von deiner Mitte oder deiner Glückseligkeit entfernt sein kannst. Es kann dir »ganz okay« oder auch »scheiße« gehen. Aber auch »ganz okay« ist nicht das Ziel. Es ist nicht deine Mitte. Dein Messkriterium sind deine Gefühle.

Das Universum hat es so eingerichtet, dass wir es zu unserem Ziel machen müssen, uns gut zu fühlen, wenn wir uns das Leben erschaffen wollen, das wir uns eigentlich wünschen. Sehr schlau.

Daher ist unser Ziel, uns sehr gut zu fühlen. Und da wären wir dann wieder bei den fünf Ebenen. Es ist sehr schwer, sich wirklich gut zu fühlen, wenn man seit Tagen nicht auf Toilette war, sich nicht ausreichend bewegt oder regelmäßig in der Natur ist. Es ist aber auch schwer, sich gut zu fühlen, wenn wir in einem Job oder einer Partnerschaft sind, die uns nicht guttut. Es ist auch schwer, sich gut zu fühlen, wenn wir in alten Glaubenssätzen und Überzeugungen festhängen und auf Autopilot durch unser Leben manövrieren. Deshalb ist es wichtig, alle fünf Ebenen miteinzubeziehen und unser Wohlbefinden zur Priorität zu machen. Wir bewegen uns dann immer mehr in Richtung Glückseligkeit, und gleichzeitig profitieren alle Menschen um uns herum.

Jetzt ist es natürlich eine Sache, sich einfach nur gut fühlen zu wollen und die Schwingung zu erhöhen. Das an sich ist schon mal sehr gut. Allerdings gibt es vielleicht auch ganz konkrete Dinge, die wir uns in unserem Leben wünschen oder die wir verändern wollen. Vielleicht wünschen wir uns ein neues Sofa, einen anderen Job oder den Traumurlaub schlechthin. Wenn wir uns diese alltäglichen Wünsche, die wir alle haben, genauer anschauen, geht es uns nie um die Sache an sich. Es geht nie tatsächlich um das Sofa, den Job oder den Urlaub. Bei den Dingen, die wir uns wünschen, geht es genau genommen um das Gefühl, das wir beim Erreichen dieser Träume erwarten. Deshalb können wir das Erhöhen unserer Frequenz auch ganz konkret einsetzen, um die Dinge in unser Leben zu ziehen, die wir uns wünschen.

Manifestieren

Schon mal was vom Manifestieren gehört? Wenn du ein Eso-Spiri-Kritiker bist: Ich kann verstehen, wenn das jetzt zu viel für dich wird. Überspring gerne diesen Abschnitt. Allerdings verpasst du einiges. Und vielleicht bist du ja auch offen dafür, dir das zumindest mal anzuhören. Aus meiner Sicht ist Manifestieren deutlich weniger luftig-lila-esoterisch, als die meisten denken.

Im Grunde ist es ganz simpel. Es beruht auf der Annahme, dass das Universum immer Ja sagt. Im Grunde müssen wir also nur eine Bestellung abgeben. Eine Bestellung, die am besten sehr konkret beschreibt, was wir genau haben wollen. Kennst du das Sams? Aus dem Buch von Paul Maar? Oder auch Aladin? Es gibt ein Wesen, das Sams oder den Geist aus der Flasche für Aladin, das uns unsere Wünsche erfüllt. Aber es ist immer wahnsinnig wichtig, dass wir genau wünschen. Herr Taschenbier, der Glückliche, dessen Wünsche das Sams erfüllt, wünscht immer sehr ungenau. Er wünscht sich zum Beispiel, Urlaub auf einer einsamen Insel zu machen, wie man sie sich aus Werbeprospekten vorstellt. Landen tut er dann allerdings tatsächlich mutterseelenallein auf einer wunderschönen, aber komplett verlassenen Insel und steht vor dem Problem, wie er wieder zurückkommt. Das Sams sagt dann immer: »Papa Taschenbier, du musst genauer wünschen.«

Es ist sehr wichtig, genau zu wünschen. Du erinnerst dich an meine Hauskauf-Geschichte? Wir haben wirklich sehr konkret alles aufgeschrieben, was uns wichtig war, bevor wir losgezogen sind, um unser Haus zu finden. Das ist so, als würdest du mit deinem Wunsch zur Bestelltheke des Lebens gehen und sagen: Das hätte ich gerne. Aber jetzt kommts:

Ziele haben wir ja viele. Und einige von uns haben diese Ziele sogar aufgeschrieben. Allerdings braucht es zum Manifestieren verschiedene Komponenten:

1. die konkrete Bestellung dessen, was du dir wünschst. So detailliert wie möglich.
2. das tiefe Vertrauen, dass das Universum dir das ausliefert, was du dir wünschst, zu dem Zeitpunkt, der für dich perfekt passt. Gleichzeitig das Vertrauen, dass es, wenn du das Gewünschte nicht bekommst, daran liegt, dass dies der wichtigere oder bessere Schritt für dich ist, auch wenn du das noch nicht verstehst.
3. dich im Jetzt in den emotionalen Zustand bringen, wie es sich anfühlen wird, wenn dein Wunsch in Erfüllung gegangen ist.

Punkt eins haben wir uns schon angeschaut. Lass uns Punkt zwei und drei etwas näher beleuchten. Zum Thema Vertrauen in Punkt zwei: Du weißt schon, dass du im Misstrauen ein Sog für Erfahrungen bist, die dir ermöglichen zu sagen: »Siehste, es war sinnvoll zu misstrauen.« Im Vertrauen hingegen bist du ein Sog für Erfahrungen, die dir ermöglichen zu sagen: »Siehste, es war sinnvoll zu vertrauen.« Hier kommt, warum das so ist: Das Universum spiegelt das, was wir tief in uns glauben. Es antwortet auf die Gefühle, die durch das ausgelöst wurden, was unter der Wasseroberfläche passiert. Glauben wir, nicht gut genug, nicht liebenswert zu sein, zu dick, zu doof, zu unerfahren oder unfähig, erschaffen wir uns genau die Erfahrungen, die uns darin recht geben. Die Frequenz von dem Gefühl, nicht gut genug zu sein, zieht Erfahrungen auf der gleichen Frequenz an. Die Überzeugungen aus der Vergangenheit bringen uns im Jetzt dazu, nach vorne raus Erfahrungen zu reproduzieren, die diese altes System bestätigen.

An genau der Stelle haben wir die Chance, etwas zu ändern. Wir müssen darauf vertrauen, dass das Universum so funktioniert, dass wir es in der Hand haben und das Leben per se *für uns* ist. Und dann, jetzt kommen wir zu Punkt drei, müssen wir uns im Jetzt auf der Basis des Vertrauens in die Gefühle bringen, die wir beim Erreichen unserer Ziele erwarten. Wünsche ich mir einen Partner, bin ich schon jetzt dankbar dafür, dass dieser Partner (so wie ich ihn mir wünsche oder besser) in meinem Leben ist. Ich bringe mich im Jetzt in das Gefühl von Liebe, Verbundenheit, Nähe, Gemeinschaft und was ich sonst noch mit dieser Partnerschaft verbinde. Das Tolle an dieser Methode, wenn man das so nennen will, ist, dass wir uns schon im Jetzt das gewünschte Ergebnis auf der Gefühlsebene erschaffen.

Wenn man bedenkt, dass wir uns am Ende des Tages nicht die Sache an sich wünschen, sondern das Gefühl, das wir beim Erreichen des Ziels erwarten, erschaffen wir uns im Jetzt schon das tatsächliche Wunschergebnis.

Die Hirnforschung hat gezeigt, dass unser Gehirn nicht unterscheiden kann zwischen einer Erfahrung, die wir tatsächlich machen, uns zum Beispiel bei unserem Partner in die Arme zu legen, oder ob wir uns genau diese Situation nur vorstellen. Im Gehirn sind die exakt gleichen Areale aktiv: beim tatsächlichen Erleben und bei der Vorstellung des Ereignisses.

Unsere Aufgabe für das, was wir uns wünschen, ist es also, uns schon jetzt in den Zustand des erreichten Ergebnisses zu bringen und darüber in Dankbarkeit und im Vertrauen zu leben. Wir fühlen schon jetzt die Nähe des zukünftigen Partners. Wir fühlen schon jetzt die Freude über das neue Sofa und spüren die Entspannung beim Daraufabhängen. Wir fühlen schon jetzt die Kraft und Vitalität nach der überstandenen Krankheit. Wir fühlen schon jetzt die Geborgenheit unserer zukünftigen Wohnung. Wir fühlen schon jetzt die Leichtigkeit und Attraktivität unseres zukünftig fünf Kilo leichteren Körpers. Egal, was es ist. Es geht darum, im Hier und Jetzt das Gefühl möglichst lebendig, detailreich und farbenfroh zu fühlen und gleichzeitig darauf zu vertrauen, dass es genauso kommen wird.

Wann auch immer diese Manifestationsmethode nicht klappt, haben wir entweder selbst doch nicht wirklich daran geglaubt, dass es möglich ist, oder es braucht noch eine Weile, oder das Universum hat etwas Besseres mit uns vor. An alle Skeptiker: Das Schlimmste, was passieren kann, ist, dass wir uns gute Gefühle und Gedanken gemacht, aber das Ergebnis trotzdem nicht erhalten haben. Immerhin hatten wir dann eine gute Zeit. Deshalb bin ich auch so begeistert von dieser Methode und der Art und Weise, wie das Universum funktioniert. Denn es fordert von uns, den Fokus auf die guten Gefühle zu legen.

Ein kleiner Disclaimer an dieser Stelle allerdings: Es reicht natürlich nicht, sich die ganze Zeit gute Gefühle zu machen und seine Ziele vor Augen zu haben, aber ansonsten auf dem Sofa herumzuliegen und zu warten, bis das Universum ausliefert. Natürlich müssen wir auch mitspielen und die Bedingungen für das Ergebnis erfüllen. Wir haben unser Haus damals nicht vom Sofa aus gefunden. Wir sind schon auch herumgefahren und haben geschaut, wo es uns gefällt, und haben Zettel verteilt. Es reicht nicht, dir deinen Wunschkörper vorzustellen, du musst dich auch gesund ernähren und regelmäßig bewegen. Es reicht nicht, dir deinen Traumpartner vorzustellen, du musst auch Menschen kennenlernen und daten. Es wird allerdings sehr schwer, wenn du es andersherum versuchst: die ganze Zeit zu denken, der Immobilienmarkt ist so furchtbar, es gibt keine passenden Männer/ Frauen für mich, mein Körper wird niemals schlank, und sich dann trotzdem abrackern. Die Wahrscheinlichkeit ist sehr gering, dass du auf diese Art und Weise dahin kommst, wohin du willst.

Das Fazit ist, wir manifestieren uns immer unsere Realität, allerdings meistens unbewusst und aus unseren verstaubten, dysfunktionalen Glaubenssätzen unseres Autopiloten heraus. Aber es gibt eben die Möglichkeit, es bewusst und vorsätzlich zu tun und das Steuer des Lebens wieder mehr in die Hand zu nehmen. Es funktioniert wirklich.

Probier's aus!

Warum Egoismus nicht funktioniert

Das Universum antwortet uns auf der Frequenz, auf der wir senden. Das bedeutet ganz konkret, wenn wir auf Kosten anderer handeln, egal ob unser Partner zahlt, unsere Kinder, der Staat, der Arbeitgeber, die Kunden oder unsere Katze, kommen der Mangelgedanke, die Angst und das Misstrauen zu uns zurück. Denn das Universum antwortet auf der gleichen Frequenz. So erschaffen wir selbst Erfahrungen, bei denen wir uns durch den Schaden, den wir bei anderen bewirken, Schaden in unserem eigenen Leben erschaffen. Das Universum ist so designed, dass wir immer vor der Aufgabe stehen, Lösungen zu finden, bei denen alle gewinnen. Denn wenn wir in Liebe und im Vertrauen darauf, dass genug für alle da ist, handeln, wird das Universum in genau dieser Frequenz ausliefern.

Jedes Gefühl lässt sich im Kern entweder auf Liebe oder auf Angst reduzieren. Sie sind so etwas wie die Grundgefühle. Entscheidungen treffen wir daher immer entweder aus Angst oder aus Liebe.

Angst ist in ständiger Begleitung von Misstrauen und Mangel und hält uns klein. Angst hält uns davon ab, den Weg zu gehen, für den wir eigentlich hier sind. Angst scheut jegliches Risiko und sieht überall nur Gefahren und Missgunst. Sie ist kein guter Berater. Liebe hingegen kommt mit Vertrauen und dem Bewusstsein, dass genug für alle da ist, im Gepäck. Deshalb gilt: Triff Entscheidungen immer aus Liebe, niemals aus Angst. Auch wenn dein Verstand dir anderes vorgaukeln will. Frage dich immer: Tu ich es aus Angst oder aus Liebe? Und wenn nötig, wähle neu.

Wenn du mal unsicher bist, kann dir folgende Frage helfen: Was würde die Liebe tun?

Immer alle Beteiligten im Blick zu haben ist beim Manifestieren ein unglaublicher Beschleuniger. Sich selbst zum Beispiel ein tolles Sofa zu manifestieren, beinhaltet auch, dass es den anderen Menschen in meinem Haushalt gefällt, dass ich den Laden, in dem ich es kaufe, nicht übers Ohr zu hauen versuche und dass ich die Auslieferer gut behandele. Es geht *immer* um die beste Lösung für alle.

Wir haben immer mal wieder Phasen, in denen wir unsere Kurse verkaufen. Launchphasen. Wir nehmen uns Ziele vor und deklarieren Teilnehmerzahlen, die wir erreichen wollen. Manchmal erreichen wir sie und manchmal nicht. Wenn ich in meinen Meditationen diese Zahlen manifestiere, webe ich immer mit ein: »Ich beabsichtige die Zahl X, damit wir als Unternehmen weiter wachsen, unsere Mitarbeiter bezahlen können und durch noch mehr Angebote für noch mehr Menschen Gutes tun können. Und ich vertraue gleichzeitig darauf, dass all die Menschen, für die unser Programm gerade wertvoll ist, zu uns finden, und sich alle, die noch nicht bereit sind oder für die das Programm nicht passt, nicht anmelden. Ich vertraue auch darauf, dass wir diese Zahl erreichen, und falls wir sie doch nicht erreichen, dass auch das das beste Ergebnis für alle aktuell ist und ich daraus einiges lernen kann.«

Es würde nicht funktionieren, wenn wir einfach viele Teilnehmer in den Programmen hätten, diese aber gar nicht richtig bei uns sind und nicht den Mehrwert aus dem Programm ziehen, den wir geben wollen. Es würde aber auch nicht funktionieren, wenn wir nur auf den Mehrwert der Teilnehmer achten und nicht darauf, dass wir damit finanziell erfolgreich sind. Dann würden auch nicht alle gewinnen. Wir kämen dann zu kurz. Uns aufzuopfern zum Beispiel für unsere Kinder, unseren Job oder unseren Partner funktioniert nicht. Genauso wie das Arbeiten in einem Job, der nicht angemessen bezahlt wird. Auch da gewinnen nicht alle. So ist es auch bei Kompromissen. Denn ein Kompromiss ist per Definition die Lösung durch eine gegenseitige freiwillige Übereinkunft, unter beiderseitigem Verzicht auf Teile der jeweils gestellten Forderungen. Sprich, keiner kriegt das, was er will. Keiner gewinnt.

Im Universum gibt es immer eine dritte Lösung, bei der alle gewinnen. Die Synthese. Oft fällt es uns schwer, diese zu erkennen, weil unser Denken so sehr in den Kategorien von Gewinnen und Verlieren feststeckt. Aber es gibt sie immer.

Je mehr wir in Synthesen denken und nach Lösungen streben, bei denen alle gewinnen, desto mehr bekommen wir selbst das, was wir wollen.

Recap bis hierher

Nachdem wir uns im ersten Kapitel vor allem mit dem Verstand auseinandergesetzt haben, wie er funktioniert und wie du dich aus seinen Klauen nach und nach befreien kannst, ging es in diesem Kapitel darum, in den Sinn des Lebens einzutauchen und zu erkennen, dass wir viel mehr sind als nur die Persönlichkeit, die wir glauben zu sein. Wir alle sind Seelen und reine Liebe, die sich im Kern, unserem Ichgold, dem höchsten Selbst, wiederfindet. Dieser Teil in uns hat eine kleine leise Stimme, die an uns nagt und uns auf den Weg, für den wir eigentlich hier sind, zurückbringen will. Diese Stimme ist das Mutterschiff, das unserem kleinen Boot den Weg weist. Je mehr wir alle fünf Ebenen, aus denen wir als unsere Persönlichkeit bestehen, ins Gleichgewicht bringen, desto mehr können wir als wir selbst im Bliss leben. Je mehr wir verstehen, dass das Universum in Frequenzen funktioniert, desto mehr können wir vertrauen und uns das Leben manifestieren, das wir uns wünschen. Und je mehr wir nach Lösungen streben, bei denen alle gewinnen, desto erfolgreicher werden wir selbst und andere um uns herum.

Was hast du bis hierher erkennen können?

- Du hast herausgefunden, wie deine leise innere Stimme mit dir kommuniziert und dass es sehr wichtig ist, dass du ihr folgst.
- Ich hoffe, du hast verstanden, dass du weitaus mehr bist als deine Persönlichkeit, nämlich eine unendli-

che Seele, reine Liebe, die dich zum schönsten Leben führt, das du dir vorstellen kannst.

- Und vielleicht hast du erkannt, dass es eine große Gefahr gibt, wenn wir uns allein an der Wissenschaft orientieren: Wir können dann den größeren Lebenssinn verlieren, weshalb es so wichtig ist, dem Universum – oder besser noch, dem Leben selbst – zu vertrauen.

- Wir haben untersucht, woran man erkennt, dass das Universum in Frequenzen funktioniert und wie wir dieses Wissen nutzen können, um die Ergebnisse in unser Leben zu ziehen, die wir uns wünschen. Und warum Egoismus dabei nicht funktioniert.

- Du hast die fünf Schichten kennengelernt, aus denen wir bestehen, das Kosha-Modell:
  - der physische Körper
  - die Ebene der Energie, auf der alle Bewegungen im Körper gesteuert werden
  - die mental-emotionale Ebene, mit dem einfachen Denken und den Gefühlen
  - Weisheit oder auch Unterscheidungsfähigkeit (Buddhi) als Tor zum Bliss
  - Bliss oder Ebene der Glückseligkeit als Ziel und Folge, wenn alle Ebenen in Balance sind

- Und du hast gesehen, dass wir eigentlich nichts von dem sind, sondern der Kern. Die Seele, die Liebe, die Energie, die alles zusammenhält, das Ichgold.

3. Säule: Berufung

Deine Superkraft und dein Beitrag in dieser Welt

In diesem Kapitel findest du heraus, was du besser kannst als alle anderen, und rastest aus vor Begeisterung über deine Schwächen. Du lernst, wieso Talente zweitrangig sind, um deine Berufung zu finden, und wieso es nicht egoistisch ist, deinem Herzen zu folgen, sondern deine Verantwortung. Last but noch least erkennst du die Parameter, die die Eckpfeiler für dein Wunschleben bilden, und warum dich Kompromisse hierbei immer weiter weg von deinem Ziel führen würden.

Indien III: Die Herausforderung des Nichtstuns

Ich bin im Flugzeug und mache kein Auge zu. Wobei, so ganz stimmt das nicht. Meine Augen sind schon zu, aber schlafen kann ich nicht. Mein Kopf ist zu wach. Weder auf dem ersten noch auf dem zweiten Flug. Irgendwann mitten in der Nacht gibt es Frühstück, dann geht die Sonne auf, und ich bin in Indien.

Lustig, wenn einem alle einen guten Morgen wünschen, man aber irgendwie die Nacht verpasst hat. Ich schnappe mir mein Köfferchen, laufe durch ein Spalier aus gefühlt Hunderten von Indern, bis ich ganz am Ende der Absperrung einen kleinen freundlichen Mann mit weißem Hemd und einem Schild mit meinem Namen drauf entdecke. Ich warte brav, während er das Auto holt, und genieße die Wärme. Er verstaut meinen Koffer, hält mir die Tür auf, reicht mir mit einer kleinen Zange aus einer Kühlbox einen feuchten Waschlappen zum Frischmachen und eine kleine Wasserflasche. Ich ahne schon: Das hier wird das Rundum-Sorglos-Paket.

Die Fahrt durch Dorfstraßen, vorbei an einfachen Hütten, kleinen und größeren Läden, Kühen und Schulen dauert fast zwei Stunden. Anfangs bin ich etwas nervös, da mein Fahrer durch die engen Gassen in einem ziemlich hohen Tempo fährt. Mein deutscher Verstand wünscht sich, dass er vor Kurven, die man nicht einsehen kann, langsamer wird. Aber das scheint in Indien anders zu sein. Anstatt dass man langsamer fährt, wird einfach laut gehupt. Meine Güte. Gott sei Dank überfällt mich die Müdigkeit der verpassten Nacht, und ich döse den Rest des Weges immer wieder ein.

Meine Vermutung war richtig. Im Sitaram erwartet mich Betreuung von vorne bis hinten. Zweihundert Angestellte arbeiten für etwa fünfunddreißig Gäste. Mir wird zunächst alles erklärt. Wie der Ablauf ist, wo ich wann Essen bekomme, wann die Konsultationen und Behandlungen sind. Mir wird das Yoga- und Meditationsangebot vorgestellt und die ganze Anlage gezeigt. Ich bin im Paradies. Nicht nur, dass bunte Schmetterlinge um tropische Pflanzen kreisen, die die Wege säumen, nicht nur, dass das Meeresrauschen und die Tiergeräusche die optimale Untermalung der Stimmung im Ayurveda-Resort sind, nicht nur, dass es dreimal am Tag köstlichstes südindisches Essen in mehreren Gängen gibt, das mir, ohne dass ich etwas bestellen muss, an meinen Tisch geliefert wird … Alles ist hier darauf ausgerichtet, dass ich keine Entscheidungen treffen muss. Ich werde von jedem liebevoll gegrüßt, der meinen Weg kreuzt, ständig gefragt, ob alles okay ist und wie es mir geht, und über die täglichen Massagen und Anwendungen brauche ich hier gar nicht zu sprechen. Es geht sogar so weit, dass mir die Tür zum Strand geöffnet wird. Ich muss nichts selbst machen. Es ist wirklich für alles gesorgt, und ich muss mich um nichts kümmern. Ich brauche ein paar Tage, um mich daran zu gewöhnen. Erst empfinde ich die Art der vielen Angestellten als unterwürfig und fühle mich sehr unwohl. Bis es irgendwann klick macht und ich mitbekomme, wie gerne und aus vollem Herzen sie diesen Job machen und damit einen Beitrag zu meiner Genesung leisten wollen. Eine Qualität, die ich aus Deutschland überhaupt nicht kenne.

Ich bin begeistert. Und auch nicht. Denn die Ruhe, das Nichtvorhandensein von irgendeiner Form von Verantwortung oder Aufgabe wirkt wie ein Brennglas. Ein Brennglas, das meinen inneren Zustand unter tausendfacher Vergrößerung sichtbar macht. Ich weiß nichts mit mir anzufangen. Ich bin rastlos. Natürlich habe ich noch ein paar Tage mit dem Jetlag zu tun, aber vor allem schaffe ich es nicht, zur Ruhe zu kommen. Das erste Mal seit fast zwanzig Jahren habe ich nichts zu tun. Oder besser gesagt, ist es meine Aufgabe, nichts zu tun. Niemand will etwas von mir. Keiner will zum Flöten gebracht oder vom Fußball abgeholt werden. Keiner erwartet, dass Essen auf dem Tisch steht oder die Wäsche gemacht wird. Keiner (außer mir) lässt Sachen herumliegen, die wieder weggeräumt werden müssen. Keiner erwartet mich im Team-Meeting oder hat wichtige Fragen für die nächste Verkaufsphase. Keiner erwartet von mir einen Post, eine Story oder einen neuen Podcast. Keiner erwartet endlich mal wieder einen Anruf. Nix. Nada. Niente.

Die schwierigsten Fragen, mit denen ich mich beschäftige, sind: Lese ich jetzt das eine oder das andere Buch? Will ich noch zum Strand, oder bleibe ich auf meinem Bett liegen? Gehe ich jetzt zum Essen oder in einer halben Stunde? Ich bin maximal überfordert. Überfordert? Ja, du hast richtig gelesen. Ich bin total überfordert mit dem Nichtstun. Mein inneres System läuft noch in einem anderen Tempo. Ich nehme ein Buch in die Hand, lege es aber nach zwei Zeilen wieder weg, um ein anderes anzufangen. Aber auch das lege ich sofort wieder weg und nehme mein Notizbuch zur Hand. Blättere darin herum, ohne etwas aufzuschreiben. Gehe kurz zur Toilette und dann auf die Terrasse. Ich könnte ja Matthias mal eine Nachricht schreiben … Und was machen das Team und die Community eigentlich gerade so? Zack, habe ich Slack, unseren Business-Chat-Kanal, gescannt, die aktuellen E-Mails gelesen und in Facebook und Instagram reingeschaut. Nix gepostet und keinen Kommentar beantwortet. Das darf ich ja nicht. Ich soll ja nicht arbeiten, und dann fällt es auf, dass ich es doch tue. Puh. Ich werde noch wahnsinnig und gehe auf meine Terrasse. Zweiter Versuch, ein Buch zu lesen. Ich lege mich auf die Liege und schaue mich im Garten um. Mittendrin, zwischen wunderschönen Blumen und Palmen, mit dem Meer im Rücken sitzt ein Mann. Ein Mann, dessen Uniform verrät, dass er zum Sicherheitspersonal gehört. Er gehört zu der gleichen Gruppe Angestellter wie auch der Mann, dessen einzige Aufgabe es ist, den ganzen Tag darauf zu achten, dass von den maximal fünfunddreißig Gästen keiner verloren geht. Er sitzt in einem kleinen Verschlag am Tor zum Strand und kontrolliert, ob sich jeder, der das Resort verlässt, im Buch mit Namen, Uhrzeit und Zimmernummer ausgetragen hat und später wieder zurückmeldet. Dann öffnet er einem das unverriegelte saloontürartige Holztor. Danach wartet er, bis irgendjemand vom Strand wieder reinwill. Ich bin beeindruckt von der Fürsorge und Beflissenheit, mit der dieser Mann seine Aufgabe ausführt, und gleichzeitig fast geschockt von seiner Geduld. Dieser Mann sitzt den lieben langen Tag in seinem Verschlag und hat im Grund nichts zu tun, außer ab und an das Tor zu öffnen, um jemanden von uns rein- oder rauszulassen, was wir natürlich auch selbst machen könnten. Aber jetzt kommts. Dieser Mann ist im Vergleich zu dem Mann, den ich von meiner Terrasse aus sehe, fast schon busy. Denn die Aufgabe dieses Mannes ist es, für Sicherheit zu sorgen. Ganz konkret bedeutet das, dazusitzen und nichts zu tun. Er sitzt da einfach herum. Mal stützt er seinen Kopf in seine Hände, dann wiederum lehnt er sich zurück, und dann schaut er von rechts nach links und wieder zurück. Wenn es ganz wild wird, steht er auf und geht wie ein Tier im Zoo ein paarmal seinen Zuständigkeitsbereich ab, nur um sich dann wieder auf seinen Stuhl zu setzen.

Mich macht es wahnsinnig. Ich komme mir vor wie das kleine Polizeihäschen in dem Film *Zoomania*. (Shout out an alle Eltern, die sich voller Hingabe mit den Kindern jeden Animationsfilm anschauen. Und an alle anderen: Unbedingt auch ohne Kinder anschauen!) Es ist ein Häschen, das es wirklich eilig hat und immer hibbeliger wird, weil es nur schnell ein Formular braucht und damit an ein Faultier gerät. Ein Faultier, das in Zeitlupentempo spricht und sich bewegt … Mein System läuft noch mit 180 Sachen über meine innere Autobahn, und dieser Typ ist einfach nur tiefenentspannt. Da fahre ich für viel Geld um die ganze Welt, um zu mir und zur Ruhe zu finden, und dieser Typ sitzt da und kann das einfach so – und wird sogar noch dafür bezahlt. Aber kein Geld der Welt würde mich auf diesen Stuhl bringen. Dieser Job treibt mich schon jetzt, obwohl ich ihn nicht ausüben muss, in den Wahnsinn. Ich brauche ungefähr eineinhalb Wochen, um mein inneres Tempo zu drosseln. Nach einer Woche lösche ich Facebook und Instagram von meinem Telefon, weil ich es nicht hinbekomme, da nicht ständig drauf hängen zu bleiben. Verrückt.

Und dann wird es auf einmal besser. Ich ertappe mich dabei, meine ganzen schlauen Weiterentwickungsbücher in der Ecke liegen zu lassen, und hole mir inhaltsbefreite Urlaubsromane aus dem Bücher-Leih-Schrank. Ich finde mich in der Hängematte wieder, ohne das Bedürfnis, auch nur irgendetwas zu tun, außer durch die Palmen aufs Meer zu schauen und immer mal wieder wegzudösen. Ich erinnere mich nicht daran, wann ich das letzte Mal in mir so eine tiefe Ruhe und so viel Frieden hatte. Ich bin angekommen.

Finde heraus, was du wirklich machen willst

Eines meiner wichtigsten Learnings aus Indien ist: Unabhängig davon, wie sehr wir unseren Partner, unsere Kinder oder unseren Job lieben, es ist unsere Aufgabe herauszufinden, wie viel wir machen wollen und können und wie viel Aktivität unser inneres Tempo so sehr erhöht, dass wir uns verlieren. Meine Ruhe hat nach meiner Rückkehr ungefähr einen Monat lang gehalten, dann fing ich wieder an, zu schnell zu rennen. Ich bin noch dabei herauszufinden, wie ich dieses ruhigere Tempo mit meiner Freude an meinem Alltag und meiner Vision vereint kriege, aber jetzt habe ich eine Referenz, wonach ich suche: nach diesem tiefen Gefühl der Entspannung, diesem Gefühl, einfach zu sein. Mein neuer Anker.

Allerdings finde ich es schon verrückt, wie schnell unsere westliche Welt sich dreht. Mein Eindruck ist, dass wir, unabhängig davon, ob wir lieben, was wir tun, oder nicht, getrieben sind durch diesen Nicht-gut-genug-Motor. Irgendwie ist Überforderung und das Gehen über unsere Grenzen en vogue. Wieso ist das nur so? Unser Normal-Gefühl ist befriedigt, wenn es ein bisschen zu viel ist. Wir sind jetzt gerade, wo ich das schreibe, am Anfang des Corona-Lockdowns im März 2020: Alles ist zu, die Kinder sind zu Hause, und es wird Social Distancing geübt. Es tut mir so unglaublich gut! Mein Arbeitspensum ist gleich geblieben, aber die kompletten Freizeitaktivitäten fallen weg. Keine Freunde treffen am Wochenende, keine Kinder von A nach B bringen, keine Verabredungen koordinieren, kaum Ausflüge. Wir sind einfach nur zu Hause. Meine Erkenntnis: Mein Arbeitspensum braucht mehr Regenerationsraum in der restlichen Zeit. Ich nenne das gerne White Space. Also den weißen oder freien Raum im Kalender, der einfach für spontanes Herumliegen auf dem Sofa, Kuchenbacken oder Skip-Bo-Spielen reserviert ist. Bleibt die Frage: Will ich ein Arbeitspensum, bei dem ich mein Privatleben auf ein Minimum an Aktivitäten herunterfahren muss, um mich nicht zu überfordern? Oder wäre es nicht sinnvoller, dass Arbeitspensum und vor allem das Tempo so zu reduzieren, dass auch die Freizeit mit ein paar schönen Plänen gefüllt werden kann, ohne dass es gleich zu viel ist?

Ich arbeite dran.

Wir müssen uns sehr, sehr, sehr klar über unser Tempo und unser Pensum im Alltag werden. Wir müssen lernen, es so anzupassen, dass wir inspiriert und erholt sind, anstelle von gestresst und überfordert.

Allerdings spielen in die Überforderung und den Stress nicht nur generell die Auslastung und das Tempo mit rein, sondern auch die Inspiration bei dem, was wir tun. Hier beginnt das

Arbeiten in unserem Potenzial. Deshalb noch einmal zurück zu dem Security-Job des Inders, den ich für kein Geld der Welt machen würde. Mir ist an diesem Beispiel so klar geworden, wie richtig ich mittlerweile da bin, wo ich bin. Ich liebe meinen Job. Ja, ich habe definitiv noch Luft nach oben, das optimale Pensum zu finden, aber das liegt vor allem daran, dass ich so sehr liebe, was ich tue. Das kann man auch daran sehen, dass ich jetzt seit zwei Stunden an einem Samstagmorgen im Bett sitze und schreibe. Ich liebe, was ich tue. Es gibt aber viele Menschen, die ihr Leben irgendwie mit irgendwas verbringen, irgendeinen Job machen und niemals auch nur in die Nähe ihres Potenzials kommen. Es bleibt so viel Lebensfreude verpackt im Regal des Lebenssupermarktes liegen, und stattdessen werden Nudeln, Mehl und Klopapier, beziehungsweise Stress, Leistung und Mithalten-um-jeden-Preis mitgenommen. Deshalb möchte ich mich mit dir über das Thema Berufung unterhalten. Berufung bezieht sich dabei auch auf unseren Beruf, klar, aber ich meine damit auch das, was im Yoga und Ayurveda mit dem Wort *Dharma* bezeichnet wird: Was ist der Beitrag, den ich gerne in diesem Leben leisten möchte? Wozu bin ich hier? Was erfüllt mich und bringt meine ganze Lebendigkeit zum Ausdruck? Das kann sein, dass ich als Mutter zu Hause bin und mich Vollzeit um die Kinder und den Haushalt kümmere. Es kann sein, dass ich als Beamter der Steuerverwaltung im Büro arbeite oder als Unternehmer aus dem Nichts ein Weltimperium aufbaue. Es kann sein, dass ich unglaublich viel Freude dabei empfinde, anderen zu helfen, oder besonders gut darin bin, den Blick auf Schönheit und Ästhetik zu legen.

Ich sehe so viele Menschen, die nicht ihr Dharma leben, und ich bin überzeugt davon, dass uns das krank macht. Nicht unser Dharma zu leben ist der sichere Weg, später auf dem Sterbebett voller Reue zu denken: »Hätte ich mal!« Und genau das will ich verhindern. Also lass uns herausfinden, ob du eher Erfüllung darin findest, Lokführer zu sein, Bücher zu schreiben, den Garten zu pflegen oder Struktur und Ordnung in Chaos zu bringen. Wir verbringen so viel Zeit am Tag mit Dingen, die nicht an unserem Dharma, unserer Berufung, unserem tief in uns liegenden Potenzial ausgerichtet sind. Lass uns das ändern.

Deine Talente und wie du sie entdeckst

Ich bin der Meinung, dass wir mit so etwas wie einem Seelenplan auf diese Welt kommen. Ich stelle es mir so vor, dass wir als Seele eine bestimmte Erfahrung machen, vielleicht auch etwas lernen wollen und uns dafür die besten Voraussetzungen aussuchen. Die perfekten Umstände, Eltern und so weiter. Dann kommen wir auf die Welt und treten in einen Körper und einen Verstand ein, und beide machen es uns schwer, die Seele noch zu hören. So laufen wir dann durchs Leben mit unserem freien Willen, leben entweder von Tag zu Tag als die Persönlichkeit, die wir glauben zu sein, und geben uns mit dem zufrieden, was so da ist. Oder aber wir spüren diesen Drang, die leise Stimme in uns, die uns dazu treibt herauszufinden, was uns wirklich Freude bringt, was wir für einen Beitrag in dieser Welt hinterlassen wollen und wie wir uns optimal zum Ausdruck bringen können. Auf diesem Weg werden wir mehr zu uns selbst.

Ich bin davon überzeugt, dass unsere Fähigkeiten, Talente, Potenziale, aber auch unsere Abneigungen und Grenzen auf der tiefsten Ebene angelegt sind und genau den optimalen Voraussetzungen entsprechen, um uns subtil dorthin zu geleiten, wo wir ursprünglich mal hinwollten. Es hat einen Sinn, dass du bestimmte Dinge so gut kannst, dass dir diese Gabe noch nicht mal auffällt. Und es hat auch einen Sinn, dass dir bestimmte Dinge überhaupt nicht liegen. Du kannst dich noch so sehr abrackern, du wirst niemals so gut darin wie deine Schwester, Kollegin oder dein Freund. Ich habe lange, lange gebraucht, um herauszufinden, was mir wirklich gut liegt, und Frieden damit zu finden, dass mir andere Dinge eben nicht gut liegen. Ich kann zum Beispiel supergut spontan aus dem Stegreif schreiben, reden, erklären. Ich bin aber sehr schlecht darin, zu planen und mich dann auch noch an den Plan zu halten. Mein Eindruck ist, dass wir in einer Gesellschaft leben, in der bestimmte Fähigkeiten mehr wert sind als andere und versucht wird, über eine einheitliche Bildung einheitliche kleine Menschen heranzuziehen, die dann so weit davon entfernt sind zu spüren, was sie sich wünschen und was ihnen Spaß macht, dass sie am Ende in irgendwelchen Jobs landen, weil sie einfach keine andere Idee haben.

Die optimale Haltung für unseren gemeinsamen Weg hier ist: Ich bin perfekt, so wie ich bin. Du bist perfekt, so wie du bist. Und zwar nicht trotz unserer Fähigkeiten und Grenzen, sondern wegen dieser Fähigkeiten und vor allem auch wegen unserer Grenzen.

Vielleicht denkst du jetzt: Dana, du hast aber vorher erzählt, ich soll über meine Grenzen hinauswachsen. Und jetzt sind meine Grenzen doch wieder gut?

Genau. Es gibt zwei Arten von Grenzen. Einmal die Grenzen, die wir uns mit unseren Glaubenssätzen und Überzeugungen selbst geschustert haben. Die wollen wir natürlich auflösen. Aber es gibt auch die Grenzen, oder besser gesagt

»Unfähigkeiten«, die genau richtig sind. Ich werde niemals super strukturiert, ordentlich, detailverliebt sein. Ain't happening. Das liegt einfach nicht in meiner Natur. Ich werde niemals Listen und Zahlen lieben oder gut sortieren können. Dafür ist mein Verstand einfach nicht gemacht. Und das ist gut so.

In unseren Kursen, aber auch in Gesprächen mit Freunden, Bekannten oder auch unserem Team geht es immer wieder darum: Was liegt mir wirklich? Die meisten sind auf der Suche nach dem einen Talent. Oder auch den Talenten. Ich kann zum Beispiel gut schreiben, gut kochen und habe ein Auge für Gestaltung. Das sind ganz konkrete Fähigkeiten oder auch Kompetenzen. Ich habe alle Talente, die ich über die Jahre eingesetzt habe, trainiert und geübt. Ich habe die Dinge wiederholt, Verschiedenstes ausprobiert und herausgefunden, was besonders gut und was nicht so gut funktioniert. Dabei herausgekommen sind erfolgreiche Bücher, viel gelesene Blogartikel und Social-Media-Posts, aber natürlich auch Artikel, die nicht so erfolgreich waren, E-Mails, die nicht geöffnet wurden, und Posts, die kaum Reichweite hatten. Ich habe einige leckere Mahlzeiten gezaubert und einige versalzen, verbrannt oder auch einfach fade und ungenießbar gemacht. Ich habe ein paar schöne Dinge gestaltet und unser Haus schön eingerichtet, aber auch einiges produziert, was unharmonisch und unausgewogen war oder einfach nicht hübsch aussah.

Die Talente wirklich entdecken

Die meisten von uns sind auf der Suche nach dem großen »Was will ich eigentlich machen in meinem Leben?«. Sie sind auf der Suche nach diesen besonderen Talenten. Das ist nicht an sich falsch, führt uns aber oft in die Irre. Warum ist das so? Dafür gibt es einige Gründe.

Erstens bringen wir natürlich alle Talent für bestimmte Fähigkeiten mit. Ich meine wirklich alle. Auch dich. Selbst wenn du jetzt diese Zeilen liest und denkst, du kannst nichts richtig gut. Allerdings sind diese Talente, wenn sie nicht trainiert werden, nicht besonders gut erkennbar. Ich bin mit dem gestalterischen Auge auf die Welt gekommen, musste dieses Talent aber anwenden, um zu erkennen, dass es da ist. Zu meinem Schreibtalent habe ich erst mit Ende dreißig gefunden. Und das, obwohl meine Mutter immer erzählt, dass ich schon in der Grundschule bei Aufsätzen gesagt bekommen habe: »Inhaltlich super, aber Rechtschreibung schlimm.« Unsere Talente sind erst mal nur ungelebte Potenziale, die wir nehmen und ausbauen können oder auch nicht. Deshalb ist die erste Hürde: Werden die Talente überhaupt erkannt? Es kann sein, dass sie von uns selbst oder von unseren Eltern erkannt werden. Vielleicht aber eben auch nicht. Für das Erkennen der Talente ist es superwichtig, sich auszuprobieren. Denn wir finden vor allem dann heraus, was uns liegt.

Die beiden wichtigsten Aspekte im Finden unseres Potenzials sind:
1) Fällt es mir leicht?
2) Bringt es mir Spaß?

Und dabei gilt: Probier dich aus, und folge der Freude. Diese beiden Kriterien sind vor allem leicht anzulegen, wenn wir als Kind noch ganz klein sind. In dieser Zeit machen wir kaum etwas anderes, als dem Spaß und der Freude zu folgen. Erst später fangen wir an, uns zu disziplinieren und das zu tun, was man von uns erwartet oder was angeblich »das

Richtige« ist. Deshalb halte ich es auch für sinnvoll, Kindern in ihren Vorlieben zu folgen und ihnen zu ermöglichen, so viele verschiedene Dinge auszuprobieren, wie sie möchten.

Der Einfluss deines Umfelds auf deine Talente

Aber es kommt ein weiterer Aspekt mit ins Spiel, der uns diesen Weg erschwert. Denn wir wachsen natürlich in einem Kontext auf. Die meisten in ihrem Elternhaus. Natürlich gibt es auch andere Lebensrealitäten und komplexere Zusammenhänge wie Großeltern, Schule, Lehrer, Gesellschaft, soziales und finanzielles Umfeld und so weiter. Genau dahinein spielt wieder die Bibliothek in unserem Verstand. Was sagen unsere Erfahrungen, Bewertungen und Glaubenssätze zu unseren Talenten? Wenn unser Umfeld kommuniziert: »Du musst etwas Richtiges lernen«, werden wir vielleicht nicht in unseren künstlerischen Talenten gefördert. Oder unsere Eltern haben aus ihrem System eine Meinung über Beamte, Anwälte, Geschäftsmänner, Friseure, Putzfrauen, Musiker, Schauspieler, Sportler, über finanziellen Erfolg oder Misserfolg und so weiter gebildet. Ich hatte zum Beispiel kurzzeitig den Wunsch, Aerobic-Trainerin zu werden. Was ich auch tatsächlich gemacht habe, allerdings nur als Nebenjob. Denn Aerobic-Trainerin war in den Augen meiner Eltern kein »richtiger« Beruf. Ich sollte eben noch was Ordentliches machen. Wobei im Bewusstsein meiner Eltern Grafikdesign »ordentlich« genug war, was in anderen Haushalten sicherlich nicht der Fall gewesen wäre. Da wäre Aerobic-Trainerin vielleicht als solider angesehen worden. Keine Ahnung. Aber jedes Umfeld hat seine eigenen Spielregeln und Ansichten.

Zusätzlich wachsen wir nah an der Wahl unserer Eltern auf, was zur Folge hat, dass einige von uns in deren Fußstapfen treten, obwohl es nicht ihrem Potenzial entspricht. Oder es passiert das Gegenteil, und wir wollen uns aufgrund persönlicher Differenzen komplett vom Weg der Eltern abgrenzen, obwohl er tatsächlich sehr unserem Potenzial entsprechen würde. Tilda hat früher, als ich noch Yoga unterrichtet habe, immer gesagt, sie will Yogalehrerin werden. Luk sagt heute, er will mal ein Unternehmer sein, weil er unsere Arbeitsrealität mitbekommt. Und mein erster Weg hat mich als Designertochter zum Grafikdesign geführt. Der Apfel fällt eben nicht weit vom Stamm.

Jetzt könnte man denken, dass wir arme Opfer von dem begrenzten Umfeld sind, in dem wir aufwachsen. Aber nein, genau dieses Umfeld scheint das zu sein, was uns optimal darauf vorbereitet, unseren Lebensweg zu gehen. Vielleicht nicht durch das direkte Fördern und positive Bewertung zum Beispiel einer kreativen Ader. Aber vielleicht durch das genaue Gegenteil. Durch die Entwertung vom Künstlertum, die dich dazu bringt zu denken: »Jetzt erst recht.« Auch wenn die meisten von uns nicht in einem Umfeld aufgewachsen sind, in dem ihre Talente gesehen und optimal gefördert wurden, sind die Erfahrungen doch wertvoll. Und wenn wir sie nur dafür nutzen, um über sie hinauszuwachsen. Wichtig ist nur, dass wir uns dieser Grenzen bewusst werden. Sie können offensichtlich sein, wie in dem Beispiel mit der künstlerischen Ader. Sie können aber auch sehr subtil sein, wie das leise Gefühl, dass das Arbeiten in einem Versicherungsbüro irgendwie nicht cool genug ist, obwohl es genau das ist, was wir gerne machen und was uns Spaß bringt. Vielleicht haben wir eine Meinung über das Angestelltensein übernommen und glauben, uns selbstständig machen zu müssen, obwohl wir die Sicherheit des Angestelltenseins eigentlich bevorzugen. Oder wir denken andersherum, selbstständig zu sein ist viel zu risikoreich, und deshalb stecken wir in einem Angestelltenverhältnis fest, obwohl wir eigentlich gerne unsere eigene Idee verwirklichen wollen.

Deine Superkraft

Neben den klassischen Talenten gibt es eine andere Art von Gaben, die noch schwerer zu erkennen, aber meiner Meinung nach sogar wichtiger sind. Ich nenne sie unsere Superkräfte. Es geht dabei nicht um konkrete und trainierbare Talente wie Reiten, Gärtnern oder Häuserbauen. Es geht um die subtilen Herangehensweisen und Sichtweisen auf das Leben. Es geht um die individuelle Art, wie dein persönlicher Verstand funktioniert. Nur deiner. Es gibt keinen zweiten, der genauso funktioniert.

Die Superkräfte sind vor allem deshalb so wichtig, weil sie so etwas wie die Basis bilden, den Rahmen, das Fundament, die Betriebsanleitung deiner selbst, die du dann mit verschiedensten Dingen füllen kannst. Hier beginnt meiner Meinung die wirkliche Magie. Neben meinen klassischen Fähigkeiten wie Schreiben, Kochen und Co. besitze ich verschiedene besondere Gaben, meine Superkräfte. Eine meiner persönlichen Superkräfte ist es zum Beispiel, die Potenziale von Menschen zu erkennen, lange bevor sie sie selbst erkannt haben. Ich habe keine Ahnung, wie ich das mache. Ich weiß es einfach. Wenn ich im Gespräch mit jemandem bin, spüre ich, wo er eigentlich hinwill und was sein nächster Schritt sein könnte.

Eine weitere Superkraft, die ich habe, ist es, Ideen zu produzieren. Ich kann nicht anders. Wenn mir jemand von einer

Herausforderung berichtet, spuckt mein Verstand sofort Tausende von Möglichkeiten aus, wie derjenige damit umgehen und sie besser navigieren könnte. Wenn wir im Unternehmen an eine Grenze stoßen, kommen mir sofort unzählige Ideen, was wir anders machen könnten. Diese Fähigkeit findet sich aber zum Beispiel auch in der Küche wieder. Wenn ich etwas kochen will und nicht alles zu Hause habe, entwickelt mein Gehirn sofort kreative neue Ideen, wie man es anders machen und wodurch man fehlende Zutaten ersetzen könnte. Genau genommen ist diese Superkraft gleichzeitig die Grenze, warum ich nicht so gerne nach Rezept koche, sondern am liebsten in den Kühlschrank schaue und mich durch das inspirieren lasse, was da ist. So kann mein Verstand Kochideen produzieren und ich ein neues Gericht zaubern.

Diese Superkräfte haben in der Regel eine Upside und eine Downside. Vorteile und Nachteile. Der Nachteil an den kreativen Kochideen ist, dass ich sehr selten leckere Gerichte reproduzieren kann. Deshalb habe ich mir für unser Kochbuch auch Anette, meine Rezeptentwicklerin, an die Seite geholt. Der generelle Vorteil meiner Ideen-Superkraft ist, dass ich sehr kreativ bin, schnell auf Herausforderungen reagieren kann, eine große Vision für die Zukunft habe und wir nie das Problem von einem Mangel an Ideen haben. Die Downside ist, dass es mir eher schwerfällt, einen Plan, den wir uns überlegt haben, zu befolgen. Mir kommen unterwegs einfach immer wieder so viele neue Ideen, die mir dann noch besser erscheinen, dass ich gerne mal unsere Pläne in der Familie oder auch im Team durcheinanderbringe. Das bedeutet für mich, dass wir einerseits als Familie und im Team Pläne schmieden, ich aber andererseits darauf achten muss, dass es wenn möglich einen gewissen Spielraum gibt, in dem ich trotzdem neuen Ideen folgen kann. Denn das macht mich wirklich glücklich. Da liegt meine Freude.

Eine weitere Downside meiner Superkraft ist, dass Struktur und Sortieren überhaupt nicht meins sind – auch nicht bei der Arbeit an einem Buch wie diesem hier. Ich vergesse schnell, was ich gestern oder vorgestern geschrieben habe, und bin absorbiert von meiner Intuition und der Absicht, dir all diese komplexen Zusammenhänge möglichst einfach zu erklären. Da stolpere ich dann oft darüber, ob meine Gedankengänge für dich so überhaupt Sinn machen oder ob noch etwas fehlt oder in einer unlogischen Reihenfolge ist. Aber dafür habe ich Stephie. Stephanie Schnicke.

Meine liebe Stephie, der Engel in unserem Ichgold-Team, deren Superkraft in Struktur, Übersichtlichkeit und Logik liegt. Bezogen auf diese Gabe liegen Stephie und ich an den komplett anderen Enden der Skala. Wir befinden uns sozusagen in unterschiedlichen Universen. Das ist im Falle des Buches superhilfreich. Stephie ist meine Stütze, sie ist die Struktur- und Logik-Hüterin. Ohne sie wären die Bücher für dich nur halb so wertvoll, weil sie nicht sinnvoll strukturiert wären, wahrscheinlich Teile fehlen würden und einiges doppelt und dreifach erwähnt wäre. Wenn ich mich wieder in der Tiefe meiner Intuition verloren habe, rufe ich Stephie an, und sie sortiert meine Gedanken. Dann wird es für mich klarer, und ich kann weiterschreiben. Manches Mal ist die Zusammenarbeit für uns allerdings nicht ganz einfach. Es ist fast so, als würde jede von uns eine andere Sprache sprechen und wir können gegenseitig unsere Herangehensweisen nicht verstehen und nachvollziehen. Doch die Herausforderung ist gleichzeitig der größte Mehrwert. Und darin liegt auch der nächste Schritt für dich.

Wieso es schwer ist, unsere Superkraft zu erkennen

Es gibt im Wesentlichen vier Gründe, warum es uns so schwerfällt, unsere Superkräfte zu erkennen. Dabei sind nicht bei jedem von uns unbedingt alle vier vertreten oder von gleicher Gewichtung.

Unsere Superkraft ist weniger greifbar als trainierte Talente

Unsere Superkraft ist für uns in der Regel im Vergleich zu trainierten Talenten extrem schwer erkennbar. Ob jemand gut Klavier spielen kann oder nicht, ist leicht zu erkennen. Ob jemand in seinem Kopf eher sortiert, visioniert oder verbindet, ist erst mal nicht ersichtlich.

Wir nehmen die Superkraft als etwas Normales oder sogar als den Status quo wahr

Der zweite, noch gravierendere Grund, warum es uns so schwerfällt, unsere Superkräfte zu erkennen, ist, dass wir sie selbst nicht als solche wahrnehmen. Ein wichtiger Indikator ist der Satz »Das kann doch jeder«. Es ist üblicherweise die einzige Art, wie wir die Welt bisher gesehen haben. Niemand von uns war schon mal im Kopf einer anderen Person und hat die gigantischen Unterschiede in den Denkstrukturen erfahren können. Und da wir die Welt nicht sehen, wie sie ist, sondern so, wie wir sind, geht unser Verstand automatisch davon aus, dass wir wohl alle so ticken. Übrigens ist das auch einer der Gründe für Konflikte. Es hat so lange gedauert, bis ich verstanden habe, dass meine Ideen für Matthias auch bedrohlich sein können. Und es war für mich immer unbegreiflich, warum nicht jeder Unternehmer sein will, um seine eigenen Ideen zu verwirklichen. Ich wusste noch nicht, dass nicht jeder ein Visionär ist.

Wir halten Superkräfte von anderen für wertvoller als unsere

Der dritte Grund ist, dass wir die Superkräfte oder Talente anderer Menschen als wertvoller erachten als unsere eigenen. Sie erscheinen uns besonders, weil sie uns ferner liegen, und unsere erscheinen uns normal, um nicht zu sagen, banal und nicht erwähnenswert. Wenn wir es wertvoller finden, Ideen zu produzieren, als Strukturen zu schaffen, dann finden wir vielleicht nicht, dass unser Ideenreichtum eine Superkraft ist. Er ist ja so normal, denken wir. Unsere Bewertung kann uns also dabei im Weg stehen, unsere besonderen Gaben zu erkennen. Und oft kommt noch erschwerend hinzu, dass es auch gesellschaftlich mehr oder weniger anerkannte Superkräfte gibt.

Wir nehmen unsere Superkräfte negativ wahr, weil wir sie destruktiv eingesetzt haben

Unsere Superkraft ist unsere grundlegende Herangehensweise an Aufgaben und an das Leben. Wir können nicht anders, als sie einzusetzen. Allerdings kann es gut sein, dass wir sie in der Vergangenheit gegen uns oder andere eingesetzt haben und sie deshalb nicht als Stärke bewerten. Matthias ist zum Beispiel super darin, Lücken zu finden. Wie er das mittlerweile gewinnbringend einsetzt, erzähle ich dir gleich. Allerdings hat er früher die für ihn leicht sichtbaren Lücken für sich als Schlupflöcher genutzt, um möglichst wenig Verantwortung zu übernehmen. Ich habe früher meine Fähigkeit, Stärken und Schwächen von Menschen intuitiv sofort zu erkennen, dazu genutzt, bei ihnen den Finger in die Wunde zu legen, um sie aus der Reserve zu locken. Kennen wir unsere Superkraft hauptsächlich negativ eingesetzt, fällt es uns meist schwer, sie als Stärke anzusehen.

Perfekte Ergänzung – Superkräfte im Team

Wir haben immer mehrere Superkräfte. Eine meiner Superkräfte ist im Unternehmen, die Vision zu zeichnen, zu inspirieren und jeden im Team dahin gehend zu ermächtigen, seine Superkräfte zu entdecken. Matthias Superkraft ist es wie gesagt, Lücken in einem System oder auch in Ideen zu finden. Er ist super darin zu erkennen, welche meiner Ideen wir sinnvollerweise verwirklichen und welche nicht. Außerdem ermöglicht ihm diese Superkraft, in Systemen und größeren Zusammenhängen zu denken und aus Daten, die wir in der Vergangenheit gesammelt haben, zu erkennen, wo etwas nicht funktioniert hat, um dann zu sagen, was wir in der Zukunft verändern müssen. Er hat nicht immer gleich eine Idee, wie wir das machen können. Aber das ist ja kein Problem. Mit Ideen kann ich dann dienen. Er hingegen liebt es zu denken. Prozesse zu durchdenken, noch mehr Daten zu sammeln und dann herauszufinden, wie wir das, was wir schon haben, noch besser machen können. Er hat eher das Weiße-Blatt-Syndrom. Es fällt ihm schwer, aus dem Nichts etwas zu kreieren, er ist aber im Gegenzug super darin, das, was schon da ist, zu perfektionieren. Ich kreiere am liebsten auf weißen Blättern und beschäftige mich gar nicht gerne mit dem, was schon da ist. Seine Informationen als Grundlage zu haben, um neue Ideen zu produzieren, finde ich aber wiederum super. Ich habe die Ideen und mache einfach, und Matthias findet heraus, wie wir aus den Erfahrungen, die wir gemacht haben, lernen können, um das Ganze zu optimieren. Und Stephie, die hat dann den Plan, wie wir das alles umsetzen. Was Matthias aus der Vergangenheit macht, das Analysieren der Daten, macht Stephie gerne nach vorne raus. Sie liebt es, zu planen und sich aus meinen Ideen und

Matthias‘ Daten zu überlegen, wie wir das in eine sinnvolle Struktur bringen, sodass wir unser Vorhaben tatsächlich auf die Straße bringen.

Jeder von uns hat solche Superkräfte. Es fällt uns unglaublich leicht, diese Kräfte anzuwenden. Und tatsächlich: Die Superkraft als positiven Beitrag einzusetzen ist eine der wichtigsten Zutaten für ein erfülltes Leben.

Die Rückseite der Medaille: Deine Superschwäche

Bleibt zunächst die Frage: Was ist deine Superkraft? Um das herauszufinden, musst du vor allem deine Bewertungen darüber, was viel wert und was wenig wert ist, mal für einen Moment zur Seite legen. Setze deine Sherlock-Holmes-Mütze auf, und untersuche wertungsfrei, wie du eigentlich tickst. Alles darf sein. Nichts ist falsch oder weniger wert. Denn wenn es uns schwerfällt, unsere Superkräfte selbst zu erkennen, dann können wir sie vor allem darüber herausfinden, dass wir uns auch unsere Schwächen oder Unfähigkeiten anschauen. Wie du weißt, gibt es immer eine Upside und eine Downside der Superkraft. So flexibel ich auf veränderte Umstände reagiere, so schlecht bin ich darin, mich an Pläne zu halten. So gut ich Ideen produzieren kann, so schlecht bin ich darin, einfach mit dem zufrieden zu sein, was nicht neu, sondern schon länger da oder gar althergebracht ist. So gut ich Neues produzieren kann, so schlecht bin ich darin, schon Bestehendes zu strukturieren und zu sortieren. Ich bin echt die absolute Sortierniete. Ich kenne niemanden, der so schlecht darin ist, zu sortieren oder Strukturen zu erschaffen.

Worum es mir in diesem Punkt geht: Ich kann über meine Schwächen nur so schreiben, weil ich keine negative Bewertung mehr darüber habe, dass ich das Sortieren wirklich überhaupt nicht kann. Sobald ich denken würde: »Ich sollte aber besser sortieren können, und es ist an sich auch richtiger, ein guter Sortierer und Strukturierer zu sein«, wird es für mich schwer, meine Superkräfte zu leben. Um unsere Superkräfte wirklich zu erkennen und sie effektiv einsetzen zu können, müssen wir uns von allen Vorstellungen von besseren oder schlechteren Superkräften distanzieren und gleichzeitig die Talente erst mal außer Acht lassen. Es braucht, wie sollte es anders sein, radikale Ehrlichkeit.

Deine Superkraft ist wie eine Münze, und die hat zwei Seiten. Auf der einen Seite liegt deine Superkraft, und auf der anderen Seite liegt deine Superschwäche. Deine Superkraft ist vor allem deine Superkraft, weil du auch die Superschwäche hast. Die Superschwäche ermöglicht erst die Superkraft, sonst gäbe es kein Gleichgewicht. Wir können also über unsere Superschwäche genauso begeistert sein wie über unsere Superkraft.

Ich habe jahrelang, wirklich jahrelang versucht, mich zu mehr Struktur und Systematik zu zwingen. Das war wahnsinnig anstrengend und gleichzeitig wahnsinnig ergebnislos. Mein System funktioniert so einfach nicht. Natürlich ist eine bestimmte Struktur zum Beispiel in meinem Arbeitstag sinnvoll. Aber eben eine, die für mein System genug Spielraum für Kreativität und flexible Entscheidungen enthält. Du ahnst nicht, wie viele Effektivitäts-Bücher, Podcasts und Videos ich schon konsumiert habe. Wie viele verschiedene Arten der Strukturierung ich schon ausprobiert habe. Das allermeiste ist für mich, mit meiner Superkraft-Superschwäche-Kombi einfach nicht passend. Es macht niemals Sinn, an seiner Superschwäche zu arbeiten, um sie »auszumerzen« oder zu verbessern. Mein Gehirn ist einfach nicht dafür gemacht, in bestimmten Strukturen zu denken, und das wird sich auch niemals ändern.

Klar kann ich mit weiteren schlauen Büchern, Anweisungen und vielen Stunden Zeit und viel Energie ein kleines bisschen besser werden. Nur wozu? Die viel effektivere Art ist, seine Superschwächen zu feiern, Workarounds zu finden, die an unserer Superkraft ausgerichtet sind, und bestimmte Aufgaben zu delegieren. Ich werde mit keinem Training der Welt so viel Spaß an Logik, Daten und Tabellen haben wie Matthias. Und mit keinem Training der Welt so strukturiert und systematisch werden wie Stephie. Dafür haben wir sie ja ins Team geholt, damit wir das nicht selbst können müssen. Sie macht uns jetzt mit Blick auf Matthias' Daten und meine Ideen die Pläne und Übersichten, und zwar so, dass sie genügend Spielraum für mich und meine Kreativität und Spontanität enthalten. Bei uns in der Familie, wo wir keine Stephie haben, die unseren Alltag strukturiert und übersichtlicher macht, treffen wir Verabredungen gerne eher vage, um dann gemeinsam ad hoc entscheiden zu können: Wollen wir wirklich jetzt ein Eis essen gehen, oder wollen wir lieber Picknick im Garten machen? Und noch ein kleines Hoch auf unsere Schwächen. Sie sorgen dafür, dass wir nicht aus Versehen Mathematiker werden, obwohl wir hier sind, um Kunst zu machen. Sie sind so etwas wie die Bande beim Bowling für Kinder. Kennst du das? Da kann man an den Seiten kleine Wände hochfahren, damit die Kugel nicht ins Aus läuft. Das ist die Funktion unserer Schwächen. Es sind die kleinen Wände an den Seiten unseres Lebensweges, die uns auf Kurs halten. Stell dir mal vor, ich wäre aus Versehen Managerin geworden. Dann gäbe es jetzt Ichgold nicht. Das hier ist die ultimative Einladung dazu, deine Schwächen zu feiern. Sie sind für dich und nicht gegen dich.

Erlaube dir die Freiheit, dir nach und nach dein Berufsleben und deinen Alltag so zu gestalten, dass du möglichst viel in deiner Superkraft bist.

Erst mal wünsche ich mir, dass du diese Superkraft entdeckst und deine Schwächen lieben lernst, um dir von dort aus das Leben zu erschaffen, das du dir wünschst. Egal, ob es darum geht, wie du wohnen, wie du deinen Familienalltag haben oder welchen Job du machen willst. Wenn deine Superkräfte und das Wissen um deine Schwächen das Fundament bilden, bringt es nicht nur mehr Spaß, sondern du bist auch deutlich effektiver und erfolgreicher.

Deine Stärken, deine Schwächen und das Dazwischen

Vielleicht hast du beim Lesen schon direkt Ideen gehabt, was du besonders gut kannst und was nicht. Um dir noch mehr Anregungen dazu zu geben, habe ich hier das Modell von Gay Hendricks aus dem Buch *The Big Leap* für dich. Er hat zu den Superkräften und den Superschwächen zwei weitere Unterteilungen vorgenommen, die deinen Verstand zum Denken bringen.

Zone of Incompetence – Superschwäche

Hier finden sich all die Dinge, in denen du einfach wirklich nicht gut bist, egal, wie sehr du dich anstrengst. Gefühlt die gesamte Welt ist darin besser als du. Bei mir ist es zum Beispiel das Sortieren und das Einhalten von Plänen.

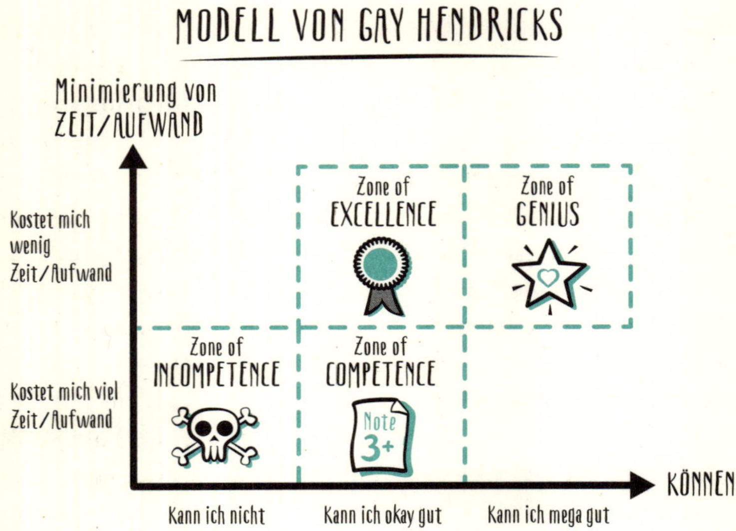

Zone of Competence

Hier sind die Dinge, die du mit viel Zeit- oder Energieeinsatz schon auch kannst, aber es gibt viele, die darin deutlich besser sind als du. Bei mir ist das zum Beispiel die Fähigkeit, alle wichtigen Dinge in einem Meeting zu erwähnen. Das kann ich, wenn ich mich richtig lange hinsetze, darüber nachdenke und mich vorbereite. Aber es fällt mir schwer und kostet mich unglaublich viel Kraft.

Zone of Excellence

Hier befinden sich all deine Fähigkeiten, die du echt gut kannst und die dir leichtfallen. Es gibt nicht viele, die es genauso gut können wie du, aber einige. Diese Zone ist am gefährlichsten, weil wir uns hiermit gerne zufriedengeben – oft ist das auch unsere Komfortzone. Ich bin zum Beispiel sehr gut im Unterrichten von Yoga. Habe ich auch fünfzehn Jahre lang gemacht. Aber es gibt sehr viele Lehrer, die darin auch gut sind oder besser. Es hat mir Spaß gemacht, und ich hatte Erfolg. Die Schüler waren begeistert, und es lief gut. Allerdings habe ich irgendwann festgestellt, dass ich es noch mehr liebe, nach dem Yoga mit meinen Schülern in der Tee-Ecke zu sitzen und mit ihnen grundsätzlicher über persönliche Weiterentwicklung zu sprechen. Es war immer dieses leise Gefühl in mir, dass da noch mehr ist. Eine latente Unzufriedenheit, obwohl es mir auch Spaß gemacht hat und ich gut darin war.

Zone of Genius – Superkraft

Die Geniezone ist deine Superkraft. Das ist die Fähigkeit, in der niemand wirklich so gut ist wie du. Die Art und Weise, wie du es machst, ist einzigartig. An sich können das bestimmt auch andere Menschen, aber genau auf diese Art wahrscheinlich nicht.

Übung: Finde deine Superkraft und deine Superschwäche heraus

In dieser Übung näherst du dich deiner Superkraft und deiner Superschwäche. Wir neigen dazu, uns mit weniger als der Zone of Genius zufriedenzugeben. Damit das bei dir nicht mehr der Fall ist, mach dir eine Liste, die du in diese vier Zonen einteilst. Dann assoziiere frei drauflos. Und ganz wichtig: ohne zu zensieren. Ohne dich zurückzuhalten. Ohne zu bewerten. Lass deinen Gedanken freien Lauf. Denke an trainierte und untrainierte Talente, aber auch an Herangehensweisen und Blickwinkel, um deiner Superkraft auf die Schliche zu kommen.

Kleiner Tipp: Du kannst gut auch dir nahestehende Personen zu deinen vier Bereichen befragen oder auch Menschen, mit denen du zusammenarbeitest. Das kann eine wertvolle Hilfestellung sein, da deine Superkraft für sie von außen vielleicht leichter zu erkennen ist.

Die Parameter deines Wunschlebens

Jetzt hast du einen ersten Eindruck von deinen Superkräften und Superschwächen und auch von deinen entwickelten und nicht entwickelten Talenten. Was jetzt noch fehlt, sind die weiteren Lebens- und Arbeitsparameter. Mein Eindruck ist, dass wir oft bestimmte Aspekte, die uns eigentlich wichtig sind, hintenüberfallen lassen oder sie uns gar nicht bewusst machen, weil ein paar Bedürfnisse erfüllt sind. Als Parameter bezeichne ich Komponenten, die zusätzlich zu deinen Superkräften und Talenten deine Realität bestimmen. Ich bin zum Beispiel sehr gerne zu Hause, daher haben wir ein Online-Business und arbeiten im Homeoffice. Ich kann meinen kleinen Hintern schön auf unserem Sofa lassen und von dort aus die Welt verändern. Ich will möglichst viele Menschen mit meinen Ideen erreichen, deshalb bieten wir Online-Coaching-Kurse für viele Teilnehmer an, anstatt hochpreisig und exklusiv mit kleinen Gruppen zu arbeiten. Ich liebe Flexibilität, deshalb habe ich wenige Meetings, und wir arbeiten mit unserem Team Remote. Jeder von seinem Zuhause aus. Ich muss nirgendwohin und kann verhältnismäßig selbstständig und ungestört vorgehen. Mir sind meine Gewohnheiten, das Kochen und leckeres, gesundes Essen wichtig, auch das kann ich optimal ausleben in dieser Art zu arbeiten. Die konkreten Parameter passen also nicht nur zu meiner Superkraft, sondern auch zu dem, was für mich sonst wichtig ist.

Berufliche Wunschparameter

Ich kenne viele, die mit ihrem Job nicht zufrieden sind. Besonders oft höre ich, dass ein paar Parameter aber erfüllt sind, die sie dazu bewegen zu bleiben. Vielleicht stimmt das Geld, oder die Kollegen sind nett, oder der Arbeitsweg ist so schön kurz. Allerdings geben wir uns zu oft mit weniger zufrieden, als möglich ist. Die gefährlichsten Parameter, die uns in einem Job bleiben lassen, der nicht zu 100 Prozent unseren Wünschen entspricht, sind Geld und Sicherheit. »Jetzt habe ich mich schon so lange in der Firma hochgearbeitet und bekomme dieses Gehalt, das würde ich in keinem anderen Unternehmen bekommen.« »Mein Job hier ist so sicher, die würden mich niemals kündigen. Diese Sicherheit hätte ich nirgendwo anders.« Oder eben auch: »Der Job gefällt mir nur so mäßig, aber meine Kollegen sind so nett.«

Vielleicht willst du, statt im mittleren Management im Konzern zu arbeiten, lieber Haare schneiden. Oder in einem dynamischen Start-up mit einer Vision, mit der du dich identifizierst kannst, deine eigene Idee verwirklichen. Aber das wäre mit deutlich weniger Geld und weniger Sicherheit verbunden, deshalb lässt du deine Träume verstauben und bleibst, wo du bist.

Radikal formuliert könnte man sagen: Du verkaufst deine Lebenszeit für etwas, das du nicht machen willst. Es ist wie eine Art Schmerzensgeld als Ausgleich für das Leben, das du verpasst.

Das kann man machen, aber man bezahlt mit seiner Lebendigkeit. Und klar weiß ich, wie schwer es ist, einen einmal gewählten und bequem gewordenen Weg zu verlassen. Es hängen Geschichten, Menschen und Risiken und damit ein großes Paket Ängste dran.

Doch meiner Meinung nach lohnt es sich immer, das Risiko trotzdem einzugehen. Kein Parameter ist es wert, sich mit weniger als unseren Wünschen zufriedenzugeben. Das heißt nicht, dass wir von heute auf morgen alles verändern müssen. Es bedeutet, dass wir mittel- oder langfristig immer nach unseren Wünschen streben müssen.

Ich habe in meinem Leben schon mehrfach diese schweren Entscheidungen getroffen und neu gewählt. Zum Beispiel als ich meine Grafikdesignausbildung gemacht habe. Ich habe gerne gemalt und liebte es, mich künstlerisch und gestalterisch zu betätigen. Aber ich habe während der Ausbildung immer mehr festgestellt, ich habe keine Lust, die ganze Zeit Bilder und Schriften von A nach B zu schieben. Das bin ich nicht. Allerdings bin ich erstens als Designer-Tochter groß geworden, und zweitens war es eine bezahlte Grafikdesignschule. Meine Eltern hatten also einiges an Geld in meine Ausbildung investiert. Da saß ich nun in meinem selbst geschusterten Käfig der guten Tochter. Ich habe mich monatelang damit herumgeschlagen, was ich machen soll. Hatte oft Bauchschmerzen, ein schlechtes Gewissen meinen Eltern gegenüber und gleichzeitig den unglaublichen Drang, meinem Gefühl zu folgen und etwas anderes zu machen.

Ich bin superdankbar, dass mir so früh bewusst geworden ist, dass Grafikdesign nichts für mich ist. Und ich weiß, wie viele Menschen es gibt, die noch jahrelang weitermachen. Jura, BWL oder sonst irgendetwas studieren, Ausbildungen machen und Jobs annehmen, in denen sie sich dann gefangen fühlen. Sei es mit dem Gedanken »Jetzt habe ich schon so viel Zeit oder/und Geld in diesen Weg investiert, jetzt kann ich nicht mehr raus«, »Meine Eltern würden mich enterben, sie wären so enttäuscht von mir, wenn ich …«, »Was würden die anderen denken, wenn ich meine gut bezahlte Karriere für meine Herzensaufgabe an den Nagel hänge? Das wird keiner verstehen«. Oder auch mit konkreten Ängsten: »Wie soll ich das finanzieren?«

Aber es ist nie zu spät, den Weg, den ich lange gegangen bin, zu ändern. Auch dann, wenn ich keine Ahnung habe, wie das gehen soll. Auch dann, wenn mich alle anderen für bekloppt halten und meine Entscheidung nicht verstehen. Auch dann, wenn es erst mal finanzielle Einbußen bedeutet und ich nicht genau weiß, wie es sich entwickelt. Auch dann, wenn ich glaube, keine Zeit zu haben oder dass man das in meinem Alter nicht mehr macht. Das sind alles keine Gründe, von denen du dich davon abhalten lassen darfst, deinem Wunsch zu folgen. Ich sage nicht, dass du dich und deine Familie auf Teufel komm raus blind in irgendwelche Risiken stürzen sollst, es geht darum, dich auf den Weg zu machen und herauszufinden, was dich wirklich glücklich macht.

Ich hatte also drei Jahre und das Geld meiner Eltern investiert und mir somit eine gedachte »Schuld« eingeheimst, die ich mit redlicher Arbeit in ebendiesem Bereich abbezahlen musste. Zumindest waren das meine Gedanken. Ich habe mich damals für eine Zwischenlösung entschieden. Ich konnte mir nicht vorstellen, mich irgendwo als Grafikerin anstellen zu lassen, habe aber frei Aufträge angenommen und mich so über Wasser gehalten. Parallel dazu habe ich in einem Café gejobbt und angefangen Yoga zu unterrichten. Meine eigentliche Leidenschaft zu der Zeit. Denn die können sich im Laufe unserer Weiterentwicklung auch ändern. Es hat eine Weile gedauert, bis ich dann, wie die Jungfrau zum Kinde, auf einmal mit einer Freundin zu einem Yogastudio kam, das wir gemeinsam eröffneten. Auch da hielten mich die allermeisten, denen ich davon erzählte, für verrückt. Dazu muss man wissen, das war zu einer Zeit, als Yoga noch nicht so gehyped war. Doch ich hatte mich aus dem Grafikdesign-Käfig befreit.

Es gibt viele Käfige. Aber die Berufskäfige sind aus besonders hartem Eisen. Ich habe eine Weile gebraucht, um immer wieder aufs Neue herauszufinden, was ich eigentlich machen will. Ich habe das Yogaunterrichten lange geliebt. Mir lagen die Schüler und ihre Gesundheit am Herzen, und es war toll, ihre Entwicklung zu sehen. Aber irgendwann merkte ich, ich wollte noch mehr. Meine leise innere Stimme hat angeklopft, sodass ich 2015 anfing, Online-Coaching-Kurse anzubieten, und Matthias mit ins Business einstieg. Und jetzt kommts: Ich habe gerne unterrichtet, aber bestimmte Parameter stimmten nicht mehr. Ich war es leid, die Schüler neben dem Unterricht nicht weiter begleiten zu können. Ich merkte auch, dass mir das Format nicht passte. Ich wollte gerne mehr bei den Menschen erreichen und habe zusätzlich schon immer ein Problem damit gehabt, zu einem bestimmten Zeitpunkt an einem bestimmten Ort sein zu müssen. Ende 2017 haben wir sehr kurzfristig nach dreizehn Jahren das Yogastudio geschlossen. Eine der schwersten Entscheidungen meines Lebens. Und eine der besten. Auch wenn viele sie nicht verstanden haben oder sogar verärgert waren, war es für uns ein Befreiungsschlag. Wir haben die Sicherheit der regelmäßigen Einnahmen über Bord geworfen und alles auf ein Pferd gesetzt – ohne die Garantie, dass es funktionieren wird. Sicherheit adé.

Man sagt: Je mehr Selbstvertrauen wir haben, umso mehr sind wir bereit zu riskieren. Und je mehr wir riskieren, desto mehr Selbstvertrauen bekommen wir.

Und genau das war es, was bei uns funktioniert hat. Unsere ganze Energie floss in den Coachingbereich. Und so machten wir 2018 damit den gleichen Umsatz wie vorher mit Yogastudio und Coaching zusammen. Wobei das Yogastudio da 75 Prozent des Umsatzes ausgemacht hatte. Wir haben den Coachingumsatz also vervierfacht. Es war mit das Mutigste, was wir jemals getan haben, und das in einer Zeit, in der wir gerade ein Haus gekauft hatten und mit unseren Kids aus der Großstadt aufs Land gezogen sind. Gerade diese Komponente, der Sprung ins Nichts, trotz all der Argumente dagegen, war das, was die Lebendigkeit in unser Leben zurückgebracht und unser Unternehmen zum Gelingen geführt hat. Deshalb meine Botschaft an dich: Gib dich nicht mit weniger zufrieden. Auch wenn es gute Gründe dafür gibt, alles so zu belassen, wie es ist. Der Preis, den du in der Komfortzone zahlst, ist einfach zu hoch!

Wie soll dein Wunschjob aussehen? Welche Parameter sollen erfüllt sein, und zwar unabhängig von deinem aktuellen Job? Erlaube dir, unverschämt groß und außerhalb der aktuellen Grenzen zu denken. Egal, ob du die Voraussetzungen erfüllst, ob du es tatsächlich für möglich hältst oder nicht … Sei radikal ehrlich. Was wünschst du dir wirklich?

Lebens-Wunschparameter

Beim Leben deines Dharmas und dem Verfolgen deines Seelenplans geht es allerdings nicht nur um deinen Beruf. Es geht auch darum, den Wunschparametern für dein Leben im Allgemeinen zu folgen. Deshalb geht es auch um Fragen wie: Wie viel Zeit will ich für Hobbys haben? Wie will ich wohnen? Was für Menschen will ich in meinem Leben haben?

Die Parameter für mein Wunschleben werden über die Jahre immer klarer, verändern sich auch und vor allem erfülle ich sie mir immer mehr. Früher wollte ich unbedingt in einer Altbauwohnung mit hohen Decken und Co. wohnen. Das habe ich jahrelang getan. Heute könnte ich es mir nicht mehr vorstellen. Ich liebe es, auf dem Land zu leben. Ich liebe die Ruhe, die Nähe zur Natur und das langsamere Tempo. Perfekt für mich. Natürlich kenne ich viele Menschen, bei denen es genau andersherum ist. Sie sind auf dem Land groß geworden und lieben das Stadtleben. Was sind die Parameter, die dich glücklich machen? Stell dir vor, es gäbe keine Grenzen. Wenn Geld, Risiko, Zeit und die aktuellen Umstände keine Rolle spielen würden, was würdest du dir wünschen? Was soll gleich bleiben, und was hättest du gerne anders und wie?

Deine Superkräfte und Superschwächen bilden die Grundlage. Deine trainierten und untrainierten Talente und die Wunschparameter sind der Inhalt, mit dem du deinen Alltag und dein Berufsleben ausgestaltest. Wenn du dich daran orientierst und on the go wach darüber bleibst, ob sich etwas in dir verändert hat und es deshalb eine Modifikation im Außen braucht, bist du bestens gerüstet für ein glückliches und erfolgreiches Leben.

Das ganze Thema Superkräfte, Superschwächen und Talente ist für viele von uns sehr tiefgehend und schwer zu ergründen. Und auch das mit den Parametern fällt vielen schwer. Hättest du gerne etwas Hilfe dabei, schau hier vorbei: www.ichgold.de/madeformore.

Recap bis hierher

Okay, du weißt jetzt, dass du nicht dein Verstand bist, und bist mittlerweile Profi im Gefühls- und Gedankenmanagement. Du verstehst, dass du Teil des Universums bist und dass es genau wie du in Frequenzen funktioniert. Du beginnst daher, mehr deiner Innenwelt zu folgen statt dem Automatismus aus der Verstandesbibliothek. Deshalb ist auch klar, dass du aus einem bestimmten Grund hier bist und für diesen Grund optimal ausgestattet wurdest: als die Persönlichkeit, die du bist. Du hast Superkräfte und Superschwächen mitbekommen, die dich auf dem richtigen Weg halten sollen und mit denen du alles erreichen kannst, was du dir für dieses Leben vorgenommen hast. Zusätzlich hast du Talente, einige davon sind bereits trainiert, andere liegen noch ungenutzt in der Ecke. Und du hast Vorlieben, die sich in den Parametern äußern, die du dir für deinen Job und dein Privatleben eigentlich wünschst. Jetzt, wo du das alles weißt, geht es nur noch darum, in die Kreation zu gehen und all das auf dein Leben anzuwenden.

Was hast du bis hierher erkennen können?

- Viele von uns haben sich mit dem Status quo zufriedengegeben, aber wir müssen herausfinden, was wir eigentlich machen wollen, um nicht innerlich zu verkümmern.

- Wenn wir unsere Talente herausfinden wollen, geht es darum, das zu tun, was uns leichtfällt und was wir gerne machen.

- Du hast gelernt, dass wir alle Superkräfte haben, die unsere individuelle Herangehensweise ans Leben sind. Wir neigen dazu zu denken: »Das kann ja jeder«, weshalb es unter anderem so schwer ist, diese Superkräfte zu erkennen. Aber sie gewinnbringend einzusetzen ist die Voraussetzung für ein erfülltes Leben.

- Wir müssen außerdem unsere Superschwächen feiern. Die Dinge, die wir überhaupt nicht gut können, denn sie sind die Rückseite der Superkraftmedaille und sind dazu da, dass wir nicht von dem Weg abkommen, für den wir hier sind.

- Und dann ging es noch darum, sich nicht mit weniger als dem Optimum zufriedenzugeben, und zwar auf beruflicher und auf persönlicher Ebene. Es ging um die Wunschparameter. Die Eckpfeiler, die für uns erfüllt sein müssen, damit wir uns rundum wohlfühlen und in unserer Mitte sind.

4. Säule: Beziehungen

Nähe zu anderen und in der Partnerschaft

In diesem Kapitel löst du die Fesseln der Vergangenheit und fängst an, dich so zu zeigen, wie du wirklich bist. Du schwingst den Besen, um deine Straßenseite sauber zu machen, und hörst auf, dir durch deine Opferstory das Leben schwer zu machen. Du lernst wertungsfrei zu kommunizieren und Grenzen zu setzen, ohne zu streiten. Außerdem begräbst du das Kriegsbeil zwischen den Geschlechtern und findest Begeisterung über die Andersartigkeit zwischen Mann und Frau. Und zu guter Letzt geht es um den Zusammenhang zwischen Sex und Nähe und wieso das bei den Geschlechtern unterschiedlich funktioniert. Und du findest den ultimativen Beschleuniger für persönliche Weiterentwicklung.

Indien IV: Das Puzzle passt nicht mehr

Ich bin aus Indien zurück. Ich habe mich so sehr gefreut wiederzukommen. Ich hatte die Erwartung: Ich fahre weg, habe bombastisch viele Erkenntnisse, finde mich wieder, komme dann zurück, und alles ist schöner als jemals zuvor. Ja, es geht mir körperlich unfassbar viel besser, und auch mental-emotional bin ich ein großes Stück weiter. Aber entgegen meiner Erwartung ist nicht alles Friede, Freude, Eierkuchen. Ganz im Gegenteil.

Vorher waren Matthias und ich ein eingespieltes Team. Wir als Familie und auch wir beide als Team haben in gewohnten Bahnen funktioniert. Ein perfektes Puzzle. Dann bin ich weggefahren und habe mein Puzzlestück verändert. Ich bin nicht mehr die gleiche Dana wie vorher. Ich bin aus einigen alten Glaubenssätzen ausgestiegen und habe erkannt, dass ich als Dana, unabhängig von all meinen Rollen, eigentlich anders bin. Ich bin als »neue Dana« wiedergekommen und passe nicht mehr ins Puzzle. Entgegen der Erwartung, dass alles jetzt so viel schöner und einfacher ist, geraten Matthias und ich ständig aneinander. Ich merke, dass ich die alten Spielchen, die wir vorher noch gespielt haben und die mir nicht einmal bewusst waren, nicht mehr mitspiele. Ich spüre durch Matthias Verhalten den Sog dieses Systems, will aber nicht mehr da rein. Und es knallt zwischen uns. Aber ordentlich. Es ist, als müssten wir unser Fundament neu sortieren. Ich spiele nicht mehr mit, und das bringt Matthias total durcheinander und an seine Grenzen. Ich erlaube mir viel mehr Raum, um zu entscheiden, was ich will – unabhängig von ihm und den Kindern. Ich sage öfter mal Nein, wenn die Kinder etwas mit mir machen wollen, und merke, wie befreiend das ist.

Im Team merke ich auch, wie ich alle dazu »erzogen« habe, sich im Zweifel auf mich zu verlassen, und beginne auch hier, mich abzugrenzen und konkreter zu delegieren. Am krassesten ist es natürlich zwischen Matthias und mir. Es ruckelt ordentlich, und wir streiten uns oft. Das geht so weit, dass mir an einem Abend der Kragen platzt. Aber anders als sonst. Wenn mir bisher der Kragen geplatzt ist, habe ich mich aufgeplustert, mir meine innere Ritterrüstung angezogen, die mich vor meinen eigenen Gefühlen der Verletzlichkeit geschützt hat, und habe mich in die Schlacht begeben. Wie eine Furie habe ich gewütet, Vorwürfe ausgepackt. Vorrangig die, die einem immer mal in bösen Momenten durch den Kopf gehen, die man normalerweise aber nie aussprechen würde. Abgeschnitten von meinen Gefühlen auf dem hohen Ross der moralischen Überlegenheit, auf das ich mich in solchen Situationen aufschwinge, habe ich es in solchen Momenten schon ein paarmal in unserer Beziehung so weit getrieben, ihn wegzuschicken. Also weg im Sinne von aus dem Haus oder früher der Wohnung, mit dem Auftrag, klarzukommen und die Verantwortung für sein Handeln zu übernehmen. Vorher sollte er mir nicht wieder unter die Augen kommen. In unseren siebzehn Jahren Beziehung gab es vielleicht eine knappe Handvoll solcher Streits.

Aber dieses Mal war es irgendwie anders. Ohne mich bewusst für einen anderen Weg zu entscheiden, habe ich einfach gar nichts mehr gesagt. Es war abends, und ich bin ohne ein weiteres Wort ins Bett gegangen. Aber bevor ich einschlief, schrieb ich noch meiner besten Freundin, ob sie morgen früh Zeit für mich hätte. Hatte sie. Ich schlief aufgewühlt ein und fuhr am nächsten Morgen, bevor Matthias oder die Kids aufwachten, mit dem Auto in die Stadt. Ich war irgendwie nicht mehr in meinem alten Kontrollmodus, und das fühlte sich richtig scheiße an. Ich konnte mich nicht mehr durch meine Ritterrüstung vor meiner inneren Weichheit schützen, und es brach alles aus mir heraus.

Es tat so gut. Ich erlaubte mir, mich auszuheulen und auszukotzen. Über Matthias zu schimpfen wie ein Rohrspatz. Immer und immer wieder. Ich hatte mir jahrelang versagt, mit anderen über unsere Herausforderungen in der Partnerschaft zu sprechen. Ich war es irgendwann leid gewesen, mit anderen über ihn zu reden, und habe alles mit ihm direkt geklärt. Was übrigens super funktioniert hat. Aber das hier war kein Lästern. Ich wusste genau, dass Lena und auch Timm, ihr Mann, Matthias genauso lieben wie mich und nicht anfangen, schlecht über ihn zu denken oder sich mit mir gegen ihn zu verbünden, nur weil ich mich gerade auskotzen muss. Es tat so gut. Ich verbrachte den ganzen Tag bei den beiden mit Heulen, Auskotzen und Ablenken. Abends fuhr ich dann wieder nach Hause. Eigentlich wollte ich nicht. Ich hatte überhaupt keine Lust, Matthias zu sehen, aber ich wusste, dass die Kinder verunsichert sind, und das wollte ich nicht. Wahnsinn, was für eine schwierige Situation!

Ich habe mich erst mal allein mit den Kindern zusammengesetzt und ihnen gesagt, dass ich sie liebe und all das nichts mit ihnen zu tun hat. Und dass es dennoch jetzt gerade wichtig ist, weil Papa und ich etwas klären müssen und ich deswegen gerade etwas Abstand brauche. Dann sprachen Matthias und ich miteinander. Und auch dieses Mal anders. Ich habe einfach mal alles gesagt, was in mir vorgeht. Nein, nicht vorwurfsfrei, sondern einfach so, wie ich es empfand. Wütend, verletzt und radikal ehrlich als neue Dana. Ich glaube, an diesem Abend habe ich es geschafft, Matthias zu verdeutlichen, was ich von ihm brauche, was ich mir von ihm wünsche. Es war gut zu sprechen. Sehr reinigend. Und ich war noch nicht bereit, es dabei zu belassen. Ich war noch immer aufgewühlt und misstrauisch, ob er mich wirklich verstanden hat. Deshalb schlief ich das erste Mal im Keller. Hatte ich ihn sonst immer weggeschickt, ging diesmal ich.

Der nächste Tag war ein vorsichtiger Start, aber es dauerte noch bis zum frühen Nachmittag, dass wir uns wieder annäherten. Es tat so gut. Interessant war, dass wir nach diesem großen Knall ein paar so unfassbar schöne, nahe, wie frisch verliebte Tage hatten wie lange nicht mehr. Matthias war vollständig in seiner Kraft, und ich fühlte mich so wohl wie vielleicht noch nie. Leider hielt auch das nicht lange. Klammheimlich rutschten wir nach wenigen Tagen wieder in unsere alten Rollen. Aber dennoch war es gut. Wie eine Initialzündung in eine neue Beziehungsqualität. Allerdings passten die Puzzlestücke noch immer nicht. Die neu gewonnenen Erkenntnisse brauchten Zeit, um sich zu verankern und in unserem Erleben zu stabilisieren.

Trotz diesem Streit und allen anderen Konflikten ist es irgendwie gut. Ich bin als neue Dana wiedergekommen, aber passe nicht mehr zum Rest. Jetzt müssen wir gemeinsam ein neues Puzzle kreieren. Eins, das für uns alle passt. Das ist nicht leicht. Aber mir wird bewusst, wie wichtig diese Auszeit war, dieses Mich-selbst-unabhängig-von-allen-und-allem-Erfahren. Ich glaube, wir brauchen das alle in regelmäßigen Abständen, um uns an unser eigentliches »Ich« zu erinnern. Viel zu oft stecken wir in Beziehungen und fühlen uns nicht wohl. Die einzige Lösung scheint dann zu sein, die Beziehung aufzugeben, um wieder zu uns zurückfinden und wir selbst sein zu können. Wenn wir uns aber durch eine Auszeit daran erinnern, wie wir eigentlich sind, können wir dieses Ich auch in die Partnerschaft mit einbringen. Das ist nicht leicht. Was ich gerade am eigenen Leib erfahre. Aber doch ein wichtiger Teil einer erfüllten Partnerschaft. Denn wenn ich es in der aktuellen Partnerschaft nicht schaffe, mich zu zeigen, würde es auch in einer anderen nichts werden.

Nach und nach merke ich, dass ich meine neue Stabilität verliere und in meine alten Muster zurückfalle. So ätzend. Echt. Ich falle immer wieder darauf rein. Ich dachte wirklich, ich wäre »geheilt«. Aber nein. Es ist natürlich viel einfacher, ich selbst zu sein, ohne den Einfluss von anderen um mich herum. Natürlich erwarten Matthias, die Kids und mein Team, dass unser Puzzle, in dem wir es uns gemütlich gemacht hatten, so bleibt, wie es ist. Nicht bewusst. Nicht bösartig im Sinne von »Du musst so bleiben, wie du warst«. Einfach im Sinne der Trägheit des Verstandes, sich zu verändern.

Ich hatte diesen Gedanken selbst schon: Alles einfach so lassen. Denn dieses Neu-Anpassen ist sehr unbequem. Aber da ich nicht bereit bin, mich mit weniger als meiner vollen Lebendigkeit zufriedenzugeben, gibt es keinen anderen Weg.

Mittlerweile bin ich seit vier Monaten wieder hier, und wir sind noch nicht durch damit. Ich glaube, wir haben das tiefste Tal durchschritten, aber sind noch weit entfernt von einem gemütlichen neuen Puzzle. Ich bin damit beschäftigt, mich immer wieder mit der neuen Dana zu verbinden, und Matthias hat mit seinen »Wachstumsschmerzen« zu tun, die ich durch das Verändern des Puzzles herausgefordert habe. Die neueste Erkenntnis ist, dass Matthias auch herausfinden muss, wer er eigentlich ohne mich und ohne Verantwortungen und Umstände ist. Wenn ich nicht wäre. Wenn die Kinder nicht wären. Wenn der Hund nicht wäre, das Unternehmen, das Haus, alles … Wie wäre er dann? Was würde er wählen zu essen? Wie würde er den Tag verbringen wollen? Was würde er wählen zu tun? Worauf hätte er Lust? Eigentlich wäre er jetzt gerade auch in Indien für seine Kur, aber da ist uns Corona dazwischengekommen. Daher wird er, sobald es wieder möglich ist, für zwei Wochen irgendwo in eine Hütte in die Natur fahren und mit sich sein. Er freut sich schon wie Bolle. Und ich mich auch. Für ihn, aber auch für mich. Denn ich bin auch gespannt, wie ich im Alltag bin, mit Arbeit und Kids, aber ohne ihn. Wie sich das wohl anfühlt und wie ich da bin. Sehr spannend.

So läuft unsere Weiterentwicklung, wenn wir unser Leben danach ausrichten, immer weiter. Wir stoßen an Grenzen. Dann suchen wir nach Fragen, Erkenntnissen und Lösungen in unserem Inneren und begeben uns auf immer neue Abenteuerreisen. Für mich war es die Erkenntnis, dass ich meiner Angst, meinem Käfig auf den Leim gegangen bin. Daraus habe ich die Entscheidung getroffen, nach Indien zu fahren, weil ich wusste: Dort wo die Angst ist, ist der Weg. Und das wiederum hat den gesamten aktuellen Weiterentwicklungsprozess angestoßen. So geht es immer und immer weiter. Ich fühle mich befreit, gewachsen, klarer und lebendiger als vor Indien. Und ja, es gibt immer wieder Gruben, in die ich falle, Grenzen, an die ich stoße. Aber ich befinde mich auf einem dauerhaft steigenden Mittelwert. Meiner Meinung nach ist das die einzig wichtige Evolution. Die Evolution und Weiterentwicklung unseres Bewusstseins. Egal, ob dieses Buch ein Bestseller wird, egal, wie viele Menschen wir mit unserer Botschaft erreichen, egal, was ich auf der Inhaltsebene als Dana mit dieser Persönlichkeit erreiche. Das Wichtigste ist die ständige Erweiterung unseres Bewusstseins, die es uns ermöglicht, all das hinter uns zu lassen, was uns begrenzt. Was uns wütend, traurig, ängstlich macht. Je höher unser Bewusstsein entwickelt ist, desto mehr leben wir im Jetzt, frei von Bewertungen und alten Gedankenfilmen und in einem Gefühl von Freude, Liebe, Nähe und Verbundenheit.

Die Vergangenheit abschließen

Wir alle wünschen uns Nähe zu anderen Menschen. Ich bin sogar überzeugt davon, dass auch das einer der wichtigsten Faktoren für ein erfülltes Leben ist. Ohne wirkliche Nähe verkümmern wir. Allerdings haben die meisten von uns nicht gelernt, wie man Nähe herstellt, wie Beziehungen allgemein funktionieren und was es braucht, um sich mit anderen Menschen wohlzufühlen. Wir finden vielleicht einige Menschen auf Anhieb nett und fühlen uns zu ihnen hingezogen, andere sind uns unsympathisch, ohne dass wir sie wirklich kennen.

Wir verlieben uns Hals über Kopf, und alles ist rosarot. Aber nach kurzer Zeit sind wir genau wieder da, wo wir in früheren Beziehungen auch waren.

Die meisten von uns sind ungeübt darin, ihren Vorlieben zu folgen und gleichzeitig die Andersartigkeit der anderen nicht zu entwerten. In diesem Kapitel soll es genau darum gehen. Wie erschaffen wir Beziehungen voller Nähe und Verbundenheit, in denen wir uns so zeigen können, wie wir sind? Das gilt für Freundschaften ebenso wie für unsere Partnerschaft und Familie.

Warum ist es eigentlich so schwer? Sollte es nicht das Natürlichste der Welt sein, in Nähe und Verbundenheit mit Menschen, mindestens mit unseren Lieben zu leben? Ich denke schon. Aber das Problem ist, dass wir wahrscheinlich nie gelernt haben, wie das geht. Wir haben kaum Vorbilder. Wir lernen in den ersten Jahren unseres Lebens, wie Nähe funktioniert – in unserer Herkunftsfamilie und dem Umfeld, in dem wir groß werden. Das gilt für Nähe generell, aber auch für die Nähe und die Regeln in einer Partnerschaft. Wir lernen durch Beobachten, durch die Erfahrungen, wie man mit uns umgegangen ist, und durch die Schlussfolgerungen, die wir daraus ziehen.

In (m)einer perfekten Welt leben uns unsere Eltern eine erfüllte Beziehung vor, in der sich beide zu 100 Prozent zum Ausdruck bringen und in der Transparenz und Verbundenheit besteht. Sie leben in dem Bewusstsein, dass sie mehr sind als ihre Persönlichkeit, und in der Absicht, ihre begrenzenden Glaubenssätze und Identitäten immer mehr aufzulösen. Wir beobachten Konflikte, die nach kurzer Zeit vollständig geklärt werden und durch die Klärung zu mehr Nähe führen, als vor dem Konflikt da war. Uns selbst werden liebevoll Grenzen gesetzt, sodass wir einen sicheren, aber möglichst großen Spielraum haben, in dem wir uns ausprobieren können. Gleichzeitig werden wir geliebt, so wie wir sind, in unserem Sein gefördert und immer wieder daran erinnert, dass wir mehr sind als unsere Persönlichkeit. Wir haben Lehrer, die in ihrer Mitte ruhen, uns in unseren Gaben fördern und wertungsfrei erkennen, wenn etwas nicht unsere Stärke ist. Unsere Mitschüler wachsen genauso auf wie wir, deshalb ist Kommunikation und eine wertschätzende Art des Miteinanders ein hoher Wert. Und so weiter …

Ich hatte wunderbare, liebevolle Eltern und bin sehr behütet aufgewachsen. Ich hatte eine tolle Grundschullehrerin und bin gerne zur Schule gegangen. Und doch kann ich sagen, meine Realität war weit von dem eben Beschriebenen entfernt. Meine Eltern haben ihr Bestes gegeben, und doch waren sie – o Wunder – nicht erleuchtet. Es gab schöne und auch einige doofe Erfahrungen, die ich mit Mitschülern in der Schule gemacht habe, und Konflikte haben in der Regel nicht zu mehr Nähe geführt. Meine Eltern haben sich geliebt. Definitiv. Und doch waren sie gefangen in ihrem inneren System und haben uns nicht die perfekte Variante einer Beziehung vorgelebt. Eine ganze Weile habe ich ihnen das vorgeworfen. Also nicht ins Gesicht, sondern innerlich. (Mama, falls du das hier liest: Sorry!) Sie hätten weniger streiten sollen. Sie hätten sich besser verstehen sollen und mehr in Liebe verbunden sein sollen. Und, und, und … Bis ich angefangen habe zuzustimmen. Zuzustimmen, dass es so war, wie es war, und dass sie ihr Bestes gegeben haben.

Die Macht der Vorwürfe an unsere Eltern

Und da wären wir auch schon bei einer sehr wichtigen Komponente für dich im Jetzt. In der Regel tragen wir bis heute Vorwürfe an unsere Eltern in uns. Im Gegensatz zu meinem »Sie hätten sich weniger streiten sollen« gibt es sicher viele, die denken: »Sie hätten sich mehr streiten sollen, um die schwelenden Konflikte zu lösen.« Wir können denken: »Hätten sie sich doch nicht getrennt« oder »Hätten sie sich besser mal getrennt«. Vielleicht hätten sie dir in deinen Augen auf eine andere Art ihre Liebe zeigen sollen, nicht sterben sollen, gesünder leben, mehr ihre Träume verwirklichen, nicht so selbstsüchtig sein, mehr Grenzen setzen, dir mehr Freiheiten lassen, dein Klaviertalent mehr fördern, dich nicht ständig zum Klavierunterricht schicken, dir mehr in der Schule helfen, dich mehr selbst Fehler machen lassen sollen … Du siehst, wir tragen unglaublich viele, meist nicht so bewusste Vorwürfe an sie oder auch andere Menschen oder vergangene Umstände in uns. All diese Vorwürfe in die Vergangenheit sind wie ein unsichtbares Korsett, mit dem wir uns im Heute die Luft abschnüren und verhindern, dass wir frei ausschwingen können.

Wie wir im ersten Kapitel schon angerissen haben, ist unser Verstand auf Gerechtigkeit aus. Jedes Unrecht, was ihm seiner Meinung nach widerfahren ist, will gerächt werden. Und das tun wir darüber, dass wir zum Beispiel noch heute, auf einer sehr subtilen, uns meist nicht bewussten Ebene, unsere Eltern (oder Bezugspersonen, bei denen wir aufgewachsen sind) dafür bestrafen wollen, dass sie nicht so waren, wie wir uns das gewünscht hätten. Sie hätten mir mehr ihre Liebe zeigen sollen, sie hätten mich nicht immer in der Öffentlichkeit küssen sollen, sie hätten nicht darauf bestehen sollen, dass ich meinen Teller aufesse, sie hätten mir mehr/weniger Taschengeld geben sollen, sie hätten mehr/weniger Freunde haben sollen, sie hätten was Vernünftiges arbeiten sollen, sie hätten sich nicht so sehr in ihre Arbeit stürzen sollen, sie hätten mehr Zeit mit mir verbringen sollen, sie hätten mir mehr Freiraum geben sollen, sie hätten mir ein Geschwisterkind geben sollen …

Wir haben uns in unserem süßen kleinen Kopf ein Bild zusammengeschustert, wie es perfekter hätte sein sollen, und werfen ihnen vor, dass sie diesem Bild nicht gerecht geworden sind. Allerdings, wie du schon in diesen Vorwürfen liest, kann man alles auf die eine oder auf die andere Art auslegen. Man kann alles, was unsere Eltern, Bezugspersonen oder auch unser Umfeld getan oder unterlassen hat, positiv oder negativ bewerten.

Wir tragen also diese Vorwürfe bezogen auf die Vergangenheit in uns, und sie sind der Motor für uns im Heute, um weiter auf unserem subtilen Rachefeldzug sein zu können. Der allerdings ist zum Scheitern verurteilt, weil wir im Heute die Vergangenheit nicht mehr ändern können. Am meisten schaden wir uns selbst damit. Deshalb ist der erste wichtige Schritt für Nähe und Verbundenheit im Heute, der Vergangenheit zuzustimmen. Selbst wenn wir schlimme traumatische Erfahrungen gemacht haben, können wir der Vergangenheit zustimmen. Ein Amen dahintersetzen. So war es. Darüber haben wir auch schon im zweiten Kapitel gesprochen. An dieser Stelle allerdings geht es vor allem darum, unserer Angst vor Nähe auf den Grund zu gehen. Es ist definitiv auch sinnvoll, die einzelnen Erfahrungen mit unseren Eltern, Bezugspersonen oder auch Traumata zu untersuchen. Das würde allerdings den Rahmen dieses Buches sprengen. In unseren Workshops und Kursen (www.ichgold.de/madeformore) gehen wir tiefer auf die Heilung und Befreiung von der Vergangenheit ein.

Verletzlichkeit als Schlüssel zu Nähe

Eigentlich haben wir Angst vor Nähe. Meistens ist uns nicht bewusst, dass Nähe Verletzlichkeit bedeutet. Nähe herzustellen oder uns auf Nähe einzulassen bedeutet, dass wir uns verletzlich machen. Und Verletzlichkeit ist für die meisten von uns unbequem und ungewohnt und sehr wahrscheinlich unerwünscht. Wenn wir unseren Panzer, unsere Ritterrüstung anbehalten, sind wir geschützt. So glauben wir. Allerdings ist das eine Fehlannahme. Wir können zwar versuchen, die Verletzlichkeit aus unserem Leben herauszuhalten, aber gelingen wird uns das nur begrenzt, und es ist der sichere Weg, um auch Nähe aus dem Leben zu verbannen. Die Lösung ist, viel mehr Verletzlichkeit zuzulassen und das zu üben. Uns so zu zeigen, wie wir wirklich sind. Mit dem, was uns beschäftigt, interessiert und was wir denken.

Das scheint gefährlich. Also verstellen wir uns. Wir versuchen so zu sein, wie wir glauben, dass es gewünscht ist oder von uns erwartet wird. Wie sollte ich aussehen, mich als Ehefrau zeigen, als Mutter sein, als Freundin, als Tochter …? Wir machen uns ein Bild von den Erwartungen, das tatsächlich nicht mehr ist als das: ein selbst ausgedachtes Bild in unserem Kopf. In den seltensten Fällen gleichen wir es mit der Realität und den tatsächlichen, wenn überhaupt vorhandenen Erwartungen ab. Aber wir glauben zu wissen, was von uns erwartet wird, um nicht abgelehnt zu werden. Auch das lernen wir schon ganz früh in unserer Kindheit. Wie muss ich sein, damit Mami mir erlaubt, bei meiner Freundin zu übernachten? Wie muss ich sein, damit Papa mit mir spielt? Wie muss ich sein …?

Übung: Für wen hast du dich wie verbogen?

Um dir an dieser Stelle mehr auf die Schliche zu kommen, kannst du dir eine wertvolle Frage stellen:

Wessen Liebe wolltest du unbedingt bekommen, oder welche war dir wichtiger: die von deinem Vater oder die von deiner Mutter? Sicher wolltest du sie von beiden, aber in der Regel präferieren wir einen. Und wer musstest du (glaubtest du) sein, um diese Liebe zu bekommen?

Schreib deine Gedanken dazu auf. In der Regel haben wir sofort die Antwort darauf. Es sitzt so tief und ist uns zu einer zweiten Natur geworden.

Wolltest du vielleicht unbedingt die Liebe deines Vaters und hast sie vor allem dann bekommen, wenn du dich tough, lustig oder stark gezeigt hast? Oder war er dir besonders zugewandt, wenn du gute Noten nach Hause gebracht, dich besonders hübsch gemacht hast oder über andere hergezogen bist? Vielleicht hattet ihr aber auch eine besonders schöne Zeit, wenn ihr euch über ein bestimmtes Thema ausgetauscht habt …

Was auch immer es ist. Das weißt nur du. Allerdings übernehmen wir diese Dinge gerne in unsere Persönlichkeit und in unser Repertoire an Glaubenssätzen. Um geliebt zu sein, muss ich gut aussehen, mich anpassen, darf ich nicht zu laut sein, muss ich immer stark sein, muss ich mich allein gegen andere durchsetzen können, gute Leistungen erbringen, selbstständig sein, möglichst nicht stören, auf keinen Fall meine Meinung sagen, unbedingt meine Meinung sagen …

Es sind wahrscheinlich viele Facetten. Schreib alles auf, was dir einfällt, und gleiche es damit ab, wie du dich heute in deinen Beziehungen, bei der Arbeit und so weiter zeigst.

Authentizität, Voraussetzung für Nähe

Alle Gedanken darüber, wie wir sein sollten, halten uns davon ab, uns so zu zeigen, wie wir eigentlich sind. Und genau das ist der sicherste Weg zu Distanz. Wir versuchen so sehr reinzupassen in die Rolle, von der wir glauben, dass sie von uns erwartet wird. Damit haben wir vielleicht sogar Erfolg und werden gemocht oder sogar geliebt. Aber dann passiert das Unvermeidliche. Da wir für die verstellte Version unserer Selbst geliebt werden, stellen wir uns die ganze Zeit die Frage, ob wir auch geliebt würden, wenn wir so wären, wie wir eigentlich sind. Wir bleiben verstellt und dadurch innerlich distanziert. Die wirkliche Nähe fehlt.

Es macht keinen Sinn, sich zu verstellen oder anzupassen, um gemocht zu werden. Denn selbst wenn wir das Ziel erreichen, werden wir niemals die Erfahrung machen, einfach dafür geliebt zu werden, wie wir sind. Wir verhindern es sogar.

Wir verunmöglichen den Menschen in unserem Leben, uns das zu geben, was wir uns so sehr wünschen. Erst wenn wir uns mit unserer ganzen Persönlichkeit zeigen, kann wirkliche Nähe entstehen. Wenn wir uns mit den Dingen zeigen, die so strahlend schön sind, dass wir Angst haben, andere dadurch zu überstrahlen. Aber auch mit den Dingen, die uns überhaupt nicht gefallen und die wir am liebsten sogar vor uns selbst verstecken würden. Mit unseren Grenzen, Ängsten, Ecken und Kanten. Und mit unseren heimlichen Wünschen, Träumen und Ideen. Eben mit der gesamten Vielfalt unseres Selbst.

Ich weiß, diese Aufgabe ist schwer. Sogar sehr schwer, wenn wir darin ungeübt sind. Aber es lohnt sich. Wir sind so getrie-

von der Angst vor Ablehnung, dass wir uns immer wieder verbiegen. Aber jetzt kommts: Entgegen der Annahme, dass wir durch das Verbiegen Ablehnung verhindern könnten, haben wir tatsächlich keinen Einfluss darauf, was andere über uns denken. Wie sie uns und unser Verhalten bewerten, entsteht aus ihrer Persönlichkeit. Ihre Bewertung über uns entsteht aus *ihrer* Geschichte mit *ihren* Verletzungen, Grenzen und ihren Glaubenssätzen und Identitäten. Wären sie aus ihren alten Systemen ausgestiegen und erleuchtet, wären sie komplett wertungsfrei und würden uns einfach so sehen und nehmen, wie wir sind. Wie Eckhart Tolle, einer der größten spirituellen Meister unserer Zeit, in einem seiner Vorträge so schön sagte: »Wenn ich gefragt werde ›Was denkst du über mich?‹, antworte ich mit ›Nichts. Ich denke nichts über Personen‹.«

Allerdings sind die meisten von uns leider nicht so weit. Wir denken sehr wohl etwas über andere, und zwar in der Millisekunde, in der wir sie sehen. Die Gedanken werden gespeist aus unserer eigenen Gedankenbibliothek. Das innere System von jedem von uns läuft nach seinen eigenen Regeln. Wir können zwar versuchen, uns bestmöglich an diese Systeme (zumindest so, wie wir es interpretieren) anzupassen, und doch können wir dadurch Entwertung und Ablehnung nicht verhindern. Wir können dafür abgelehnt werden, dass wir uns zu sehr in den Vordergrund spielen, und ebenso dafür, dass wir zu zurückhaltend sind. Wir können dafür abgelehnt werden, zu aufgebrezelt oder zu lotterig auszusehen. Vielleicht sind wir zu redselig oder zu stumm, zu vielschichtig oder zu langweilig. Who knows? Wir haben eben keine Ahnung. Das System der anderen ist eine große Wundertüte. Und wir wissen nicht, wofür wir gegebenenfalls abgelehnt werden. Ablehnung können wir nicht verhindern. Wir werden unter Garantie, auch wenn wir uns noch so gut anzupassen versuchen, von einigen Menschen abgelehnt. Die viel wichtiger Frage, die du dir stellen musst, ist:

Willst du für die angepasste und verbogene Version deiner selbst abgelehnt oder angenommen werden oder für das, was dich eigentlich ausmacht?

Die Ablehnung anderer sagt nichts über uns aus. Komplett gar nichts. Kennst du den Spruch »Was Peter über Paul sagt, sagt mehr über Peter aus als über Paul«?! Ich sehe das mittlerweile als eine Art natürliche Auslese. Denn ganz ehrlich, ich will gar nicht von denen gemocht werden, die von mir erwarten, dass ich mich nach ihren Vorlieben verbiege. Ich möchte von denen geliebt werden, die mich nicht trotz, sondern wegen meiner Eigenarten lieben. Und um das zu ermöglichen, muss ich mich so zeigen, wie ich bin.

Sich verstellen, emotionale Umweltverschmutzung und Gefühlsmanagement

Das bedeutet natürlich nicht, dass ich ab sofort auf dem Elternabend einfach meiner Wut freien Lauf lasse oder bei einer Bekannten, die mich im Supermarkt fragt, wie es mir geht, sofort meinen tiefsten Schmerz auspacke. Es bedeutet aber schon, dass ich mir auf dem Elternabend erlaube, mein Veto zu kommunizieren, und nicht auf jedes »Wie geht es dir?« mit »Danke, gut« reagiere. Einfach weil man es so macht und den anderen kein »Es geht so« oder »Gerade nicht so gut« zumuten möchte.

Manche tragen ihre Gedankenbibliothek auf der Zunge und lassen ihr freien Lauf. Das bedeutet beim Elternabend, eben doch herumzupöbeln, weil mir etwas nicht passt, oder bei der unverfänglichen Nachfrage, wie es mir geht, sofort meine ganze Jammergeschichte auszupacken. Das ist nicht »mich zeigen, wie ich bin«. Das ist emotionale Umweltverschmutzung. Motzen und Jammern gehören in die Kategorie »Das muss jetzt raus« und »So bin ich eben«. Es entspricht weder dem, was uns eigentlich bewegt, noch führt es zu mehr Nähe. In der Regel soll uns diese Art zu agieren auf eine subtile Weise mit Energie von anderen versorgen. Beim Motzen oder Jammern wollen wir uns vielleicht mit ihnen gegen jemanden oder etwas verbünden. Wir treffen uns im Dagegen-Sein. Allerdings ist das niemals ein Ausdruck wirklicher Nähe. Auch nicht, wenn ich mich mit meiner Freundin treffe und wir über unsere Männer herziehen. Es sorgt weder für wirkliche Nähe zu ihr noch für mehr Nähe zu meinem Mann. Auch das ständige Jammern »Puh, es ist so viel gerade«, »Meine Kinder haben schon wieder …«, »Mein anstrengender Chef … ich habe so viel Arbeit … und jetzt soll ich auch noch …«, »Und jetzt kommt auch noch eine Steuernachzahlung …«, all das fällt nicht in die Kategorie, sich authentisch zu zeigen. Es ist eher eine »Nach mir die Sintflut«-Haltung, in der ich mein begrenztes inneres System an Glaubenssätzen, Be- und Entwertungen auf Außenlautsprecher gestellt habe und so mein Umfeld verschmutze. Ich fühle mich als Opfer und agiere aus dieser Haltung heraus meine Gefühle einfach aus. Das ist keine Transparenz. Transparenz entsteht, wenn ich die Verantwortung für meine Innenwelt übernehme und mich von dort aus zeige. Aber dazu müssen wir noch einen ganz anderen Komplex beleuchten. Jetzt gut aufpassen. Was jetzt kommt, ist sehr wichtig für ein glückliches Leben.

Die Auswirkungen unserer Opferhaltung

Die ganze emotionale Umweltverschmutzung entsteht daraus, dass wir uns als Opfer fühlen. Als Opfer des Schulsystems, unseres Chefs, unseres Vaters oder auch des Hausmeisters, der seine Arbeit nicht ordentlich macht, der Telefongesellschaft, die kein vernünftiges Internet liefert, des Universums, weil es mir zur Gartenparty Regen schickt. Wir haben immer die Möglichkeit, uns als Opfer des Lebens, als Opfer von anderen Menschen, als Opfer von Situationen zu fühlen und aus dieser Haltung heraus zu agieren und zu leben. Allerdings hat das bestimmte Konsequenzen. Wir haben definitiv schlechtere Gefühle. Aber es ist noch viel schlimmer. Durch das Leben auf dem Standpunkt, dass ich Opfer bin, gebe ich das Steuerrad aus der Hand. Sobald wir uns als Opfer fühlen – oder man könnte etwas provokativer auch sagen: uns als Opfer generieren –, sind wir eben Opfer. Und als Opfer sind wir dem Täter ausgeliefert.

Egal, ob ich mich als Opfer eines anderen Menschen oder einer Situation fühle, ich gebe meine Macht, die Situation selbst zu gestalten, aus der Hand. Natürlich kann ich gegen bestimmte Dinge nichts tun. Den Regen auf meiner Gartenparty kann ich auch durch noch so wertungsfreies und klares Verhalten nicht stoppen. Ich kann aber, wie in meiner Geschichte mit unserem Hauskauf damals, schnell den Standpunkt wechseln und flexibel umplanen. Oft entstehen ja aus spontanen Behelfslösungen wunderschöne Erfahrungen, die man jahrelang nicht mehr vergisst. Deshalb sagen wir aus spiritueller Sicht so gerne: Wir können schmerzhafte Erfahrungen nicht verhindern. Wir haben es aber immer selbst in der Hand, wie wir die Situation bewerten, welche Gefühle wir uns dazu machen und wie wir darauf reagieren (du erinnerst dich an Kapitel 1?). Regen ist jetzt nicht unbedingt schmerzhaft, aber dieses Prinzip gilt auch, wenn wir gerade gefeuert wurden, unseren Vater an einen Schlaganfall verloren haben oder wir bei einem Unfall ein Bein verlieren. Natürlich sind wir über der Wasseroberfläche tatsächlich Opfer. Das Problem ist aber, dass wir uns auch unter der Wasseroberfläche auf den Opfer*standpunkt* begeben. Und das ist eine Wahl, die wir treffen, deshalb nenne ich es »mich als Opfer generieren«.

Wenn wir uns als Opfer generieren, hat das weitreichende Konsequenzen: auf unser gesamtes Leben, insbesondere auf unsere Beziehungen. Sobald wir uns als Opfer fühlen, erschaffen wir automatisch auch einen Täter in diesem Konstrukt. (Ein Dank an dieser Stelle an Stephan und Maria Craemer, von denen ich das erste Mal in dieser Klarheit das Konzept des Täterstandpunktes gelernt habe.) Ohne Opfer kein Täter, ohne Täter kein Opfer. Da wir natürlicherweise immer nach Gleichgewicht streben, hat das wiederum die Konsequenz, dass wir auf einer subtilen Ebene glauben, dass wir ein Recht auf einen Ausgleich haben. Etwas ketzerischer formuliert könnte man auch sagen: Wir glauben, dass uns Rache zusteht. Auf der Beziehungsebene zeigt sich das schon bei Kindern durch den Satz »Sie hat aber angefangen!«. Da sie angefangen hat, befinden wir sie für schuldig, fühlen uns als Opfer und glauben, das Recht zu haben zurückzuhauen. Es ist ja nur, um das Unrecht, das uns widerfahren ist, auszugleichen. Genauso zeigt es sich bei uns Erwachsenen. Manchmal bewusst, manchmal unbewusst. Manchmal subtil und manches Mal ganz offensichtlich. Halte ich meinen Chef für einen Idioten und mich für das Opfer seines Idiotentums, gebe ich sicherlich nicht 100 Prozent Leistung, sondern mache eher Dienst nach Vorschrift. Vergisst mein Partner unseren Hochzeitstag, strafe ich ihn den ganzen Tag mit schlechter Laune, um zu zeigen, wie schlimm er mir wehgetan hat, und habe nächstes Mal Kopfschmerzen, wenn er Lust hat auf Sex. Streiten sich die Kinder ständig und räumen ihre Sachen nach mehrmaligem Nachfragen nicht auf, habe ich vielleicht einfach keine Lust oder keine Zeit, wenn sie das nächste Mal etwas von mir wollen.

Wir sind niemals nur Opfer, sondern werden automatisch auch zu Tätern. Man könnte sagen, es gibt immer nur Opfer-Täter und Täter-Opfer. Die Folgen sind fatal. Nicht nur machen wir es wie in diesen Beispielen unserem Chef, unserem Partner oder unseren Kindern schwer. Das wäre ja aus der Opfermentalität heraus noch vertretbar. Nein, wir machen es uns selbst schwer. Oder krasser ausgedrückt: Diese Haltung ist der ultimative Weg, uns selbst das Leben nach Strich und Faden zu versauen.

Jetzt denkst du vielleicht: Aber du kennst ja meinen Chef, Partner oder meine Kinder nicht ... Lass uns die drei Beispiele genauer anschauen. Unser Chef ist ein Idiot und behandelt uns mies. Da scheint es gerechtfertigt, nicht hoch motiviert und gut gelaunt zur Arbeit zu kommen und für dieses A...loch das Beste aus uns herauszuholen. Warum auch? Aber was hat das für eine Konsequenz für deinen ganz persönlichen Arbeitstag? Du deckelst dich und deine Gefühle. Du willst ihn ja schließlich nicht auch noch mit guter Laune belohnen. Der soll mal sehen, was er davon hat. Aber wer hat dann die schlechte Laune? Die ist bei dir! Du bist diejenige, die die vielen Stunden während der Arbeit vor sich hin grummelt. Und schlimmer noch. Sehr wahrscheinlich schüttelst du das nach deinen fünf oder acht Stunden Arbeit nicht einfach ab und legst den Schalter um, sobald du die Bürotür hinter dir zumachst. Nein. Sehr wahrscheinlich nimmst du dieses Gefühl mit nach Hause. Dort musst du vielleicht den Frust erst mal beim Abendessen bei deinem Partner abladen und dich später auf dem Sofa mit Schoki oder Chips und Seriengucken belohnen, weil du es wieder einmal ausgehalten hast mit diesem Tyrannen. Aber insgeheim wünschst du dir eigentlich mehr Nähe zu deinem Partner und inspirierende Gespräche und versuchst schon seit Ewigkeiten, dieses ungesunde Zeug sein zu lassen und endlich mal früher schlafen zu kommen. Schließlich wünschst du dir eine Morgenroutine, aber du kommst einfach nicht aus dem Bett.

Dass du dich als Opfer fühlst, oder besser: dich als Opfer generierst und dadurch zum Täter wirst, hat vor allem für dich selbst weitreichende Folgen.

Aber was ist mit deinem Partner? Du hattest dir so sehr einen schönen Hochzeitstag gewünscht und dir tolle Dinge überlegt, die ihr machen könnt. Aber jetzt, wo er es vergessen hat, musst du ihn schon spüren lassen, wie schrecklich das für dich ist, dass er nicht an dich gedacht hat. Ihr geht also vielleicht schön essen und noch romantisch spazieren. Aber immer mal wieder streust du kleine feine Spitzen ein wie: »Ja, *ich* habe mir lange überlegt, welches Restaurant *dir* gefallen könnte, und schon vor Ewigkeiten einen Tisch reserviert. *Ich* wollte dir halt eine Freude machen, weil *du* mir so wichtig bist.« Und eigentlich kommt hinter diesem Satz kein Punkt. Eigentlich steht da ein Komma, und was hinterm Komma steht, wird zwar nicht ausgesprochen, ist aber dennoch auch für ihn deutlich hörbar: »*Ich* wollte dir halt eine Freude machen, weil *du* mir so wichtig bist – Komma –, *ich dir aber anscheinend nicht, du unaufmerksamer, selbstge-*

rechter Idiot!« Wir setzen gern Kommas an Stellen, an denen wir einen Punkt vortäuschen, und verstecken fiese Botschaften unausgesprochen dahinter. »Du hast schon wieder vergessen, deine Füße ordentlich abzutreten.« Vorgetäuschter Punkt, der eigentlich ein Komma ist, hinter dem steht: »… das kann ja wohl nicht so schwer sein, du Depp!« Oder: »Hast du etwa immer noch nicht deine Hausaufgaben gemacht?« Vorgetäuschtes Satzende, bei dem hinter dem Komma steht: »Du Nichtsnutz!«

Zurück zum Hochzeitstag-Vergesser. Du versuchst also, deinem Partner sehr deutlich zu machen, wie sehr er dich verletzt hat, und konservierst daher das Gefühl des Gekränkt-Seins den ganzen Tag über. Aber der Strafe nicht genug, die ganze Woche über holst du immer wieder diese Kränkung hoch, während du auswählst, was es zum Abendessen gibt, oder wenn er Lust auf Sex hat. Und wie es dir im nächsten Jahr geht, wenn der Hochzeitstag näher rückt, ist ja wohl auch klar. Auch hier gilt: Wenn ich so vorgehe, will ich zwar jemand anderen bestrafen, aber wer fühlt sich die ganze Zeit furchtbar? Wer kreiert immer wieder das Gefühl, nicht geliebt zu sein? Wer versaut sich selbst den ganzen schönen Hochzeitstag und die gesamte Woche danach? Yep, ich mir selbst. Ich selbst muss die Konsequenzen tragen. Ich selbst fühle mich furchtbar.

Und um das Ganze noch ein kleines bisschen auf die Spitze zu treiben: Vielleicht versuche ich gerade abzunehmen, um attraktiver zu sein. Sicherlich für mich, aber bestimmt auch für meinen Partner. Ich fühle mich aber schon so schlecht wegen meinem Chef, dem Idioten, und schaffe es nicht, die Schoki und die Chips am Abend wegzulassen. Aber jetzt habe ich gar keine Lust mehr, es überhaupt zu versuchen. Wenn er mich eh nicht liebt, soll er mal sehen, wie es ist mit einer dicken, unattraktiven Frau. Und Achtung: Es ist sehr wahrscheinlich, dass viele dieser Gedanken sehr subtil ablaufen oder gänzlich unbewusst bleiben. Dann fällt uns nur auf, dass wir nicht bombe gelaunt sind, und es fällt uns schwer, die Schoki wegzulassen. Und wir fragen uns: Warum schaffe ich das nicht? Wieso kriege ich es nicht hin, mich gesünder zu ernähren? Und natürlich kommen wir nicht sofort darauf. Klar, das ist, weil mein Chef ein Idiot ist und mein Partner mich nicht liebt und ich es beiden heimzahlen will. Oder vielleicht ist es, weil ich noch immer auf dem Rachefeldzug bin, meiner Mutter zu beweisen, dass sie sich nicht von meinem Vater hätte trennen sollen. Oder ich will dem Leben beweisen, dass ich nicht mitspiele, wenn es mir meinen Bruder nimmt, indem es ihn in frühen Jahren sterben lässt. Oder ich bin nicht bereit, für meinen Vater eine glückliche Tochter zu sein, als Belohnung dafür, dass er früher immer nur gearbeitet hat.

Und wie läuft die Sache mit den Kindern? Die sollen endlich mal ihre Sachen wegräumen. Breiten sich immer fein aus und lassen dann alles liegen. Immer muss ich ihnen hinterherräumen oder sie zigmal ermahnen. Ich kriege nicht von ihnen, was ich will! Dann kriegen sie von mir auch nicht das, was sie von mir wollen. Ich bin zickig und distanziert. Kommen sie das nächste Mal an und wollen mit mir etwas spielen oder Hilfe bei irgendetwas, habe ich leider gerade überhaupt keine Zeit. »Ich muss schließlich noch die Wäsche machen, einkaufen gehen und die Küche klar Schiff machen. Macht ja auch sonst keiner hier.«

Achtung, hier war auch wieder ein Komma. Und dahinter: »… könnt ihr mal sehen, wohin das führt, wenn ihr nicht auch mal ein bisschen mithelft, ihr kleinen Schmarotzer.« Ja, es ist sehr wahrscheinlich, dass ich das nicht bewusst denke, sondern dass es auf einer subtilen Ebene mitläuft. Es bedeutet aber auch, dass ich erstens ganz viel mit Dingen beschäftigt sein muss, die anstrengend sind und mir keinen Spaß machen. Aber ich als Märtyrerin des Alltags und Opfer der anderen muss mich ja allein um alles kümmern. Und auf der anderen Seite kreiere ich subtil Distanz zu meinen Kindern und bekomme immer mehr das Gefühl, dass ich die kurze Zeit, in der meine Kinder klein sind, nicht richtig genießen kann. Vielleicht quälen mich immer mal wieder Gedanken wie »Sie werden so schnell groß« oder das Bedürfnis, die Zeit anzuhalten. Es entsteht ein latentes Gefühl von Zeitmangel. Ich habe nicht genug Qualitätszeit mit ihnen. Und das wiederum kann zu allerlei anderen Dingen führen – oft gänzlich unbewusst.

Wie du an diesen drei Beispielen siehst, hängt alles zusammen. Durch das Erkennen und Aufdecken dieser Zusammenhänge, in denen ich mich als Opfer fühle und dann nach ausgleichender Gerechtigkeit, man könnte auch sagen, Rache trachte, kann ich aufhören, mir das eigene Leben schwer zu machen Ich kann aufhören, selbst zum Täter zu werden. Ich kann aufhören, mir selbst das Leben zu versauen, nur weil ich versuche, anderen eins auszuwischen. Und natürlich ist es nicht immer so einfach, wie ich es hier beschreibe. Und meistens ist es auch nicht so linear. Oft sind es nicht nur die kleinen Auslöser des Alltags, sondern es liegen größere, tiefere Themen dahinter. Aber es ist ein erster wichtiger Schritt zu erkennen, dass ich mich oft als Opfer fühle und dadurch zum Täter werde. Vor allem braucht es aber natürlich eine andere Art der Kommunikation.

Deine Rechtfertigungsstory

Jetzt gehen wir mal eine Stufe tiefer. Die Beispiele, die wir uns gerade angeschaut haben, sind Ereignisse aus dem Alltag. Allerdings lässt sich diese Sichtweise auf alle, und ich meine wirklich alle, Situationen übertragen. Das Ganze geht sehr viel tiefer und vor allem weiter zurück. Es gibt größere Zusammenhänge, die wir aus einer viel früheren Zeit mitbringen. Im ersten Kapitel haben wir uns schon mit Glaubenssätzen beschäftigt, wie sie entstehen und was es braucht, um sie zu wandeln. Sehr wahrscheinlich haben wir in unserer Kindheit schmerzhafte Erfahrungen gemacht. Egal, ob es sich um ein großes Trauma handelt oder darum, dass meine Eltern mir ihre Liebe nie so gezeigt haben, wie ich sie gerne gezeigt bekommen hätte. Wir haben Schmerz erfahren. Und dieser Schmerz ist die ultimative Rechtfertigung für viele von uns, es der Welt oder dem Universum heimzuzahlen, indem wir nicht zu 100 Prozent mitspielen im Spiel des Lebens. Vielleicht schieben wir nicht der Welt die Schuld in die Schuhe, sondern bestimmten Menschen, wie zum Beispiel unseren Eltern.

Die Krux ist, dass es sich nicht wie eine selbst gewählte Rache anfühlt. Es fühlt sich eher so an, wie wir es in Kapitel 1 besprochen haben. Du denkst, du bist nicht gut genug oder kannst dies oder jenes nicht. Du schaffst es einfach nicht, bestimmte Dinge in deinem Leben endlich mal zu verändern. Du spielst weit unter deinen Möglichkeiten, weil dein Verstand dir erzählt, dass du es einfach nicht draufhast.

Und da wird es spannend.

Denn du fühlst dich auch hier als Opfer. Durch Glaubenssätze wie »Ich bin nicht liebenswert« oder »Ich bin zu klein, zu schwach, zu doof, zu dumm« oder »Ich bin irgendwie anders als andere, ich bin besonders«, kreierst du die ultimative Opferrolle. »Wenn ich ihnen oder der Welt nicht gut genug, nicht liebenswert genug, zu klein, zu schwach, zu doof, zu dumm oder zu anders bin, dann kann ich halt nicht anders als …« Du kreierst eine Geschichte, mit der du es ausgleichst. Es ist deine Begründungsgeschichte, oder man könnte auch sagen: deine Rechtfertigungsgeschichte, warum du dieses oder jenes nicht schaffst, kannst oder glaubst zu dürfen.

»Ich bin zu … und deshalb gehe ich nicht für meine Träume los. … deshalb schaffe ich es nicht abzunehmen … deshalb bin ich ein/e schlechte/r Mutter/Vater/Tochter/Sohn/Angstellter/Arbeitgeber/… deshalb passe ich in keine Gruppe, ich bin eben anders … deshalb bleibe ich in einer Beziehung, die mir ganz offensichtlich nicht guttut … und, und, und.«

Du hältst deine Power zurück und gibst dich in Beziehungen oder Projekte nie ganz rein. Du kümmerst dich mehr schlecht als recht um die Bedürfnisse nach Schlaf, gesundem Essen und gesunden Routinen. Du lebst dein Leben vielleicht nur zu 70, 40 oder gar 20 Prozent, gemessen an dem, was für dich an Erfolg, Erfüllung und Glücklichsein möglich wäre.

Übung: Bring deine Opferstorys ans Licht

Was ist die Geschichte, die du dir erzählst? Suche dir einen oder mehrere der Gedanken aus den Vorschlägen unten heraus, die in dir resonieren. Als Nächstes schreibe so viele Satzenden wie möglich auf, die dir bezogen auf die verschiedenen Beziehungen und Bereiche in deinem Leben einfallen. Wie immer gilt: radikale Ehrlichkeit! Je ehrlicher du bist, desto schneller kommst du aus dem System heraus.

»Ich bin nicht gut genug, nicht liebenswert, zu klein, zu groß, zu dick, zu dünn … Ich bin anders, besonders, unerwünscht, schlecht oder falsch, machtlos … deshalb …«

Jetzt hast du ein paar Geschichten, mit denen du dich aktuell in deinem Leben identifizierst und begrenzt. All das sind Bereiche, in denen du dich als Opfer generierst und dir selbst das Leben schwer machst. Lass das erst mal wirken, wir arbeiten später damit weiter. An alle Perfektionisten: Deine Liste ist mit Sicherheit nicht vollständig. Ich beschäftige mich jetzt seit über zwanzig Jahren mit persönlicher Weiterentwicklung und entdecke immer wieder neue Opfergeschichten, die ich mir erzähle. Also, bloß nicht komisch werden. Es bleibt ein immerwährender Prozess, in dem wir uns Zwiebelschicht für Zwiebelschicht dieser Geschichten bewusst werden und aus ihnen herauswachsen.

Die Täterseite der Opfermedaille

Es gibt zu jeder Opfergeschichte *immer* die passende Tätergeschichte. Und ich meine wirklich immer! Egal, wie furchtbar und grausam die Geschichte und unsere Erfahrungen waren, es gibt immer die andere Seite. Wobei es extrem wichtig ist, eine Sache dabei zu differenzieren: Es gibt die Inhaltsebene und die mental-emotionale Ebene.

Auf der Inhaltsebene können wir tatsächlich Opfer sein. Wenn wir überfallen, geschlagen oder betrogen werden, sind wir definitiv Opfer. Wenn unser Chef sich scheiße verhält, unser Partner unseren Hochzeitstag vergisst oder unsere Kinder unseren Wohnraum zumüllen, sind wir auf der Inhaltsebene Opfer. Und das fühlt sich natürlich erst mal ätzend an. Keine Frage.

Und jetzt kommt das große Aber.

Aber es geht an dieser Stelle nicht um die Inhaltsebene. Es geht darum, das Leiden, das wir aus erfahrenem Leid gemacht haben, zu reduzieren. Es geht *ausschließlich* um die mental-emotionale Ebene. Es geht um unsere innere Geschichte, unsere Bewertungen, Reaktionen, Schlussfolgerungen und Begrenzungen. Denn ja, es kann uns kleines oder großes Leid widerfahren. Ob wir aber daraus Leiden kreieren, haben wir selbst in der Hand. Denn in jeder Geschichte, in der wir auf der Inhaltsebene faktische Opfer sind, läuft immer auch die mental-emotionale Ebene mit. Diese Ebene geht weitaus tiefer und ist uns oft im täglichen Leben nicht bewusst. Das macht sie allerdings nicht weniger machtvoll oder weniger real. Und vor allem: In dieser tiefer liegenden Ebene liegt die Chance, uns selbst aus unseren Opfergeschichten zu befreien. Und wenn wir das tun, entledigen wir uns automatisch der Notwendigkeit, »herumzutätern« und uns und anderen dadurch das Leben zu versauen.

Da kommt die Frage auf: Wenn ich aber weder Opfer noch Täter bin, was bin ich denn dann? Schritt für Schritt. Es gibt eine Auflösung. Zunächst müssen wir verstehen, dass die gesamte Welt in Opfer und Täter denkt. Unser Verstand arbeitet »dual«. Er neigt dazu, die Welt in Gegensatzpaare aufzuteilen. Schwarz – weiß, richtig – falsch, gut – schlecht, oben – unten, hell – dunkel, Tag – Nacht und so weiter. Deshalb kommt es unserem Verstand sehr gelegen, uns als Opfer zu generieren. Du weißt ja schon, dass er gerne im Recht ist. Es ist ihm wichtiger, als dass du glücklich bist. Deshalb versucht er natürlich mit allen Mitteln, auf keinen Fall Täter zu sein, beziehungsweise präziser formuliert: als Täter gesehen zu werden. Das ist auch der Grund, warum wir so gerne andere Menschen auf unsere Seite ziehen, sich schnell Lager bilden und beide Seiten dann gemeinsam gegen *die anderen* wettern. Die anderen sind in unserem Bewusstsein immer die Täter. Klar, denn wir sind ja die Opfer. Das zieht sich durch Beziehungen und geht bis zu Weltkriegen. Es ist immer das gleiche Schema. Wir fühlen uns als Opfer von etwas, jemandem oder einer Glaubensgruppe, anders denkenden Menschen oder was auch immer und stecken sie in den Tätertopf. Das erlaubt uns automatisch, uns als Opfer zu wehren. Auch wenn der Angriff bisher vielleicht nur in unserem Kopf stattgefunden hat. Es geht immer um Opfer und Täter.

Auf der mental-emotionalen Ebene geht es um den Standpunkt, den wir einnehmen. Ich kann den Opferstandpunkt einnehmen, und ich kann in meinem Bewusstsein andere auf den Täterstandpunkt stellen. Beides Seiten der gleichen Medaille, bei der ich glaube, das Recht zu besitzen zurückzuschlagen. Allerdings werde ich durch das Zurückschlagen selbst zum Täter.

Ich werde in dem Moment meinem »Peiniger« gegenüber zum Täter, in dem ich mit meiner Rache beginne. Es reicht, dass ich mich innerlich zurückziehe. Ich bin sofort in der Täterrolle.

Auf dieser Grundlage könnte man aber immer noch sagen: »Er oder sie hat aber angefangen.« Und ganz ehrlich, da sind wir dann keinen Deut weitergekommen als damals im Sandkasten. Also, wenn ich an meinen letzten Konflikt mit Matthias denke … Es ist genauso, als würde der eine Präsident zum anderen sagen: »Dann lade ich dich aber nicht zu meinem Geburtstag ein!«

Wie kommen wir aus dieser Zwickmühle wieder raus? Wir müssen uns als Allererstes immer wieder daran erinnern, dass wir nicht über die Inhaltsebene sprechen. So offensichtlich es über Wasser auch wäre zu sagen: Ich bin doch aber Opfer.

Unser Verstand wird uns immer wieder auf dieses Glatteis führen. Es ist einfach so attraktiv und tief eingraviert in unser System. Ja, vielleicht sind wir faktisch sogar Opfer. Die wichtige Frage ist allerdings: Ich war auf der Inhaltsebene vielleicht Opfer. Aber will ich mich aufgrund dieser Erfahrung, die wohlgemerkt vorbei ist, zusätzlich mein Leben lang auch als Opfer fühlen und mir dadurch selbst mein Leben schwer machen? Will ich aus einer Opfererfahrung, die in der Vergangenheit liegt, die ultimative Rechtfertigungsgeschichte kreieren, um mich heute, im Hier und Jetzt, jeden Tag aufs Neue als Opfer zu generieren? Als Opfer, das das Recht hat, sich runterzufahren, nicht sein Potenzial zu leben, sich kleinzumachen, unterzuordnen, mit Überforderung, Hilflosigkeit oder mit Arroganz, Abgeklärtheit und erhobenem Zeigefinger einen Schutzschild gegen die vermeintlichen Täter aufzubauen? Die Täter, die vielleicht schon lange nicht mehr Teil meines Lebens sind?

Na klar haben wir das Recht dazu. Jeder kann mit seinem Leben machen, was er will. Du hast das Recht dazu, dir selbst dein Leben zu versauen. Aber das Einzige, was wir damit machen, ist, den Stachel in unserem eigenen Fleisch zu lassen. Er steckt in uns. Nicht im Täter. Der hat seine eigene Geschichte. Seine eigene Opfer-Täter-Story. Das Messer, das wir im Täter-Opfer-Kampf schwingen, verletzt nur oder vor allem uns selbst.

Durch diesen Kampf, in dem es (wichtig!) auf der mental-emotionalen Ebene (nicht der Inhaltsebene) keine wirklichen Gegner gibt, berauben wir uns unserer eigenen Lebendigkeit. Wir verschütten all unsere Power, unser Potenzial, unsere Fähigkeiten, unsere Freude, unser Mitgefühl, unsere Dankbarkeit, unsere Liebe unter einem Haufen Bullshit, der nur in unserem Kopf existiert!

Ganz ehrlich, das ist es nicht wert. Du hast keine Ahnung, wie großartig du eigentlich bist. Stell dir vor, du könntest noch viel freier ausschwingen ohne diese selbst gesetzten Grenzen. Noch viel glücklicher sein und dich in der Tiefe richtig und wertvoll fühlen.

Okay. Du willst da raus? Ich zeige dir, wie es geht. Allerdings gibt es eine schlechte Nachricht. Du kriegst dich aus dieser Misere nicht herausgekuschelt. Ich habe dir versprochen, ehrlich mit dir zu sein, und habe dich schon gewarnt, dass es nicht immer leicht wird.

Der Weg aus dem Opferdilemma

Die einzige Chance, wirklich, wahrhaftig und nachhaltig aus diesen Systemen, die wir über Jahre oder Jahrzehnte geübt und als Wahrheit akzeptiert haben, herauszukommen, ist: sich den eigenen Täterstandpunkt anzuschauen. Es geht darum, nicht mehr mit dem Zeigefinger auf die andere Straßenseite zu verweisen, wie die Autorin und Speakerin Gabrielle Bernstein es nennt, sondern den Besen in die Hand zu nehmen und die eigene Straßenseite sauber zu machen. Und ja, auch bei den Erfahrungen, die wir auf der Inhaltsebene als Opfererfahrung erkennen, gibt es auf der mental-emotionalen Ebene einen Täterstandpunkt, den wir untersuchen können. Oder besser gesagt: untersuchen müssen, um aus diesem System rauszukommen.

Hierzu ein Disclaimer: Der Täterstandpunkt ist sehr unbequem, vor allem wenn er neu für uns ist. Aber wir sind nur auf der Durchreise auf dem Weg zu etwas Drittem: der Synthese. Es ist also nur einmal kurz schlimm und wird dann schnell besser.

Der Philosoph Georg Wilhelm Friedrich Hegel sprach schon davon, dass sich aus der These und der Antithese die Synthese entwickelt. Und genau da wollen wir hin. Als ich angefangen habe, mich damit zu beschäftigen, dass es immer, und ich meine wirklich immer, eine Synthese gibt, hat das ein bisschen mein Bewusstsein gesprengt. Ich war so festgefahren in dem Entweder-oder-Modus, dass es mir oft schwerfiel, daran zu glauben, dass es eine dritte Möglichkeit gibt. In Konflikten geht es immer ums Rechthaben und darum, den Streit zu gewinnen. Aber in diesem Fall muss der andere verlieren. Bis heute fällt es mir schwer, in besonders festgefahrenen Situationen oder für mich tief liegenden Themen nicht auf mein Recht zu beharren und den anderen ins Unrecht zu setzen. Ich will gewinnen und befürchte zu verlieren. Und obwohl das so ist und ich dann wie der Ochs vorm Berg stehe, weiß ich: Auch wenn ich die dritte Möglichkeit, das Sowohl-als-auch, gerade nicht sehe, sie ist da. Und jetzt kommt der Clou: Je mehr ich bereit bin, mir meine Täterschaft anzuschauen und so die Verantwortung für meine Erfahrung zu übernehmen, desto leichter fällt es mir, die Synthese zu sehen.

Aber wie kann ich die Verantwortung für etwas übernehmen, an dem ich nicht schuld bin? Ja, das ist die Frage, die immer wieder auftaucht. Sie ist ein Zeichen dafür, dass wir wieder die Ebenen vermischt haben. Du sollst nicht die Verantwortung dafür übernehmen, dass dein Chef dich zur Schnecke gemacht hat, dein Partner euren Hochzeitstag vergessen hat oder die Kinder nicht aufgeräumt haben. Du musst aber die Verantwortung dafür übernehmen, dass *du die Erfahrung gemacht hast*, zur Schnecke gemacht zu werden, dass dein Partner euren Hochzeitstag vergisst und deine Kinder nicht aufräumen.

Du musst natürlich an sich überhaupt nichts. Du darfst dich weiterhin als Opfer fühlen, und es steht dir auch frei, dir dein Leben schwer zu machen. Aber willst du ein glückliches Leben führen, *musst* du die Verantwortung für deine Erfahrungen übernehmen.

Du übernimmst nicht die Verantwortung für das Verhalten der anderen. Du übernimmst die Verantwortung für deine Erfahrung dieses Verhaltens. Ich weiß, das ist sehr abstrakt und am Anfang schwer greifbar. Lass uns Beispiele anschauen.

Deine Straßenseite kehren

Dein Chef hat dich zur Schnecke gemacht, und du fühlst dich als Opfer von ihm. Was hast du dazu beigetragen, dass diese Situation entstanden ist?

Du hast diesen Job gewählt. Du hast einen Vertrag mit bestimmten Bedingungen unterzeichnet. Hast du all diese Bedingungen, die du mit deiner Unterschrift selbst gewählt hast, auch eingehalten?

Frage dich weiter: Worum ging es bei dem »Zur-Schnecke-Machen«? Wenn du nicht daran festhalten würdest, unbedingt recht haben zu müssen, ist in dem, was dein Chef gesagt hat, vielleicht auch ein Fünkchen Wahrheit? Hast du dich an die Spielregeln, die in einem Unternehmen nun mal der Chef festlegt, gehalten?

Vielleicht gefallen dir die Spielregeln nicht. Aber dafür kann der Chef nichts. Sogar wenn er sich selbst nicht an die Regeln hält, tut das hier nichts zur Sache. Du hast mit dem Unterzeichnen des Arbeitsvertrages diese Spielregeln selbst gewählt.

Wie hast du dich dem Chef gegenüber verhalten? Hast du dazu beigetragen, dass das Unternehmen von deiner Arbeit profitiert? Hast du 100 Prozent gegeben?

Deine Situation ist vielleicht nicht exakt die gleiche wie in diesem Beispiel. Aber es ist übertragbar auf alle anderen Situationen. Wenn du deine Situationen mit diesen Fragen abgleichst, was sind deine Antworten? Wenn es sich unangenehm anfühlt und du das Bedürfnis hast, mit einem »Aber ich …« zu reagieren, dann bist du auf dem richtigen Weg. Sich seine eigene Täterschaft, den eigenen Täterstandpunkt anzuschauen, ist meist sehr unangenehm. Unser Verstand will das nicht, und vor allem anfangs geht alles in uns in den Widerstand. Die gute Nachricht ist: Je länger du übst, deine Täterschaften anzuerkennen, desto leichter wird es. Zu Beginn wollen wir uns einfach nur rechtfertigen. Wir wollen unser Recht fertigen, also wiederherstellen. Sprich, recht behalten. Das ist vollkommen normal. Ich habe dich gewarnt, bequem ist es nicht. Aber du schaffst das.

Es geht darum, dem Impuls, sich zu rechtfertigen, zu widerstehen und (Achtung, jetzt kommts…) *alles anzuerkennen*, was auf unserer eigenen Straßenseite ist. Nur so kriegen wir sie sauber. Wir müssen es erst uns selbst gegenüber anerkennen und dann (und ich weiß, das hörst du nicht gerne) auch unserem Chef gegenüber (oder wer auch immer auf der anderen Straßenseite steht). Wir können knietief im Matsch auf unserer Straßenseite stehen und mit dem Finger nach drüben zeigen. Unsere Straßenseite wird davon aber niemals sauber, und daher verändert sich auch die Qualität unserer Erfahrungen nicht. Egal, wie sehr unser Verstand dagegen wettert und bestätigt haben will, dass doch der andere schuld ist – wir selbst kommen aus den Scheißerfahrungen nicht raus. Wir fahren uns aus Rache weiter runter, wenn wir keine Verantwortung für unsere Straßenseite übernehmen. Wir fühlen uns als Opfer, sind aber eben auch Täter. Und diese Täterschaft müssen wir anerkennen, um aus dem Opfer-Täter- und Täter-Opfer-Kreislauf auszusteigen.

Bezogen auf die Situation mit dem Chef müssten wir also alles anerkennen, was wir gemacht haben. Wo wir herumgetätert haben. Wir müssen vielleicht eingestehen, dass wir uns nicht an die Spielregeln gehalten haben, bestimmte Bedingungen nicht erfüllt haben, Termine nicht eingehalten haben … Worum auch immer es ging. Wir müssen uns für unsere komplette Straßenseite entschuldigen. Ja, ich weiß. Dein Verstand rebelliert: Aber er hat doch mich zusammengefaltet!!! Das stimmt, aber vom Täterstandpunkt aus hast du auch etwas mit dieser Erfahrung zu tun. Und natürlich hat auch der Chef seine Straßenseite. Allerdings ist das nicht unsere Baustelle. Und ja, es ist auch sinnvoll, sich davon abzugrenzen, dass er sich vielleicht im Tonfall vergriffen hat. Keine Frage. Dazu komme ich gleich noch. Aber wenn du wirklich dein Leben in die Hand nehmen möchtest, wenn du wirklich in einem Job arbeiten möchtest, der dich erfüllt, dann ist das die einzige Chance. Wirklich. Beende den Krieg. Du tust es für dich. Erst mal geht es nur um dich. Zieh den Stachel aus deinem Fleisch, und beende den Krieg in dir.

Interessant ist, dass wir dabei das Gefühl haben, uns kleinmachen zu müssen. Das ist der Verstand, der eigentlich recht behalten will und nun klein beigeben muss. Die Wirkung auf andere ist allerdings eine komplett andere als die Wirkung auf dein inneres System. Durch das Anerkennen deiner Straßenseite, deiner Täterschaft beweist du wahre Größe. Du übernimmst die hundertprozentige Verantwortung für deine Entscheidungen, dein Auftreten, dein Handeln und dessen Auswirkungen.

Unser Verstand, der sein Rechthaben aufgibt, befürchtet ein großes »Siehste!« und glaubt, beim Einsehen der eigenen Fehler gleich noch eins auf den Kopf zu bekommen. Allerdings ist es tatsächlich in den allermeisten Fällen komplett andersherum. Wenn du wirklich mit einem offenen Herzen deine Straßenseite anerkennst und dich dafür entschuldigst, reagiert in der Regel dein Konfliktpartner damit, dass er auch sofort die Waffen niederlegt. Indem du das Kämpfen um dein Recht sein lässt, beendest du den gesamten Krieg für euch beide. Das ist keine Garantie. Natürlich gibt es auch immer mal wieder Menschen, die so sehr in ihrem System gefangen sind, dass sie um jeden Preis den Kampf aufrechterhalten wollen – um des Krieges willen. Davon gilt es sich dann abzugrenzen. Aber ich würde schätzen, in 95 Prozent der Fälle ist der Krieg vorbei, und dein ehemaliger Gegner legt auch die Waffen nieder. Meistens sehen die anderen die Stärke, die in deinem Verhalten liegt, und gehen von dort aus einen Schritt auf dich zu. Da der Krieg beendet ist, gibt es auch für sie keine Gefahr mehr. Und es wäre nicht unwahrscheinlich, dass dann der Chef auch seine Straßenseite anerkennt. Es kann gut sein, dass er anerkennt, ausfallend geworden zu sein, vielleicht überarbeitet gewesen zu sein und etwas übertrieben zu haben. Und vielleicht sagt er sogar, dass er ansonsten grundsätzlich sehr zufrieden mit deiner Leistung ist, oder etwas anderes Nettes. Entgegen der Befürchtung deines Rechthaber-Verstandes, zu verlieren und komplett im Krieg unterzugehen, ist er einfach vorbei, und es entsteht eine ganz neue Ebene der Verbundenheit.

Dadurch, dass wir die Verantwortung für unser Handeln übernommen und uns damit auch verletzlich gemacht haben, öffnen wir für die Beziehung eine neue Möglichkeit der Nähe. Es fühlt sich sehr kontraintuitiv an, aber es funktioniert. Und zwar nicht nur für die Situation, sondern vor allem für unser inneres Erleben. So Angst einflößend und mutig es im Vorhinein ist, seine Täterschaft anzuerkennen, so sehr setzt es unsere Lebendigkeit, unsere Stärke und vor allem unser Selbstbewusstsein frei. Oft fühlen wir uns dann, als könnten wir alles erreichen.

Die Zerstörung unserer Rechtfertigungsgeschichte

Wie ist es bei dem Ehemann, der den Hochzeitstag vergisst? Na, da kann ich ja wohl nichts mit zu tun haben, sagt sofort unser Verstand. O doch.

Es scheint so, als ob dir der Hochzeitstag sehr wichtig ist. Fein. Es ist allerdings an sich kein Gesetz, dass man Hochzeitstage so wichtig nehmen muss. An sich ist der Hochzeitstag ein Tag wie jeder andere. Er kann einem auch vollkommen egal sein. Vielleicht fängt schon jetzt dein Verstand an zu rebellieren. Was? Nicht wichtig? Wenn mein Partner mich wirklich lieben würde, dann wäre ihm dieser Tag wichtig. Und jetzt kommts: Nein, dass deinem Partner dieser Tag nicht wichtig ist, oder zumindest nicht so wichtig wie dir, muss keine Aussage darüber machen, ob er dich über alles liebt oder nicht.

Rebellion deines inneren Systems?

Wir sind so oft davon überzeugt, dass wir im Recht sind, und denken, dass unsere Sicht auf die Dinge, unsere Bewertungen und Interpretationen die richtigen und vor allem einzig richtigen sind. Das muss noch nicht einmal vorsätzlich rechthaberisch sein. Wir schauen nun mal alle aus unseren eigenen Augen auf die Welt. Wir schauen aus unserem eigenen System, durch unsere eingefärbte Brille. Wir stellen noch nicht einmal zur Debatte, dass es andere Möglichkeiten gibt,

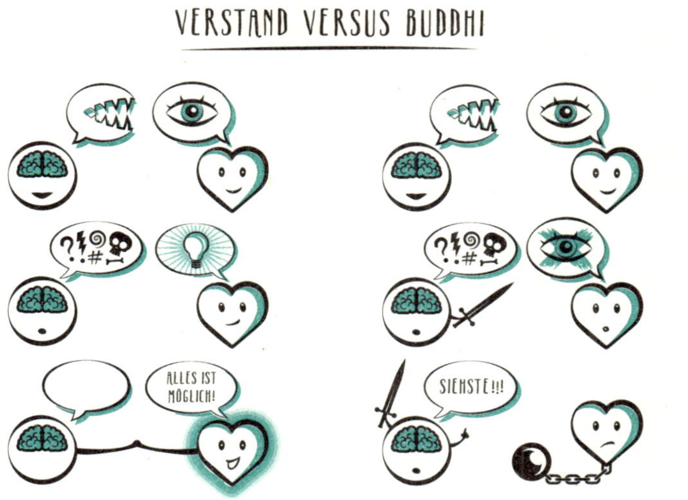

Wenn Buddhi oder deine Intuition, Herz und Seele gewinnt

Wenn dein altes System gewinnt

als zum Beispiel den Hochzeitstag wichtig zu nehmen. Wir erwarten stillschweigend, dass an diesem Tag einer den anderen liebevoll überrascht. In unserem Bewusstsein ist das mit einem Liebesbeweis verknüpft.

Wenn ich mit diesem Bewusstsein und meiner Geschichte den Hochzeitstag vergessen würde, dann wäre es definitiv eine Botschaft an meinen Partner. Deshalb muss es von ihm ja wohl auch diese Botschaft sein. Aber es kann für ihn ganz anders sein. Wie wir schon im ersten Kapitel anhand der Glaubenssätze untersucht haben (du erinnerst dich an das Mädchen und die Rose?), kann jeder in seinem Bewusstsein komplett andere Dinge miteinander verknüpfen. Vielleicht hatten meine Eltern eine bombastische, liebeserfüllte Beziehung, aber ihr Hochzeitstag hat nie eine Rolle gespielt. Hochzeitstage sind nicht *an sich* wichtig und ein Ausdruck der Liebe – und ja, man kann sie so bewerten und feiern. Verknüpfungen oder Bewertungen sind aber nie richtig oder falsch. Sie sind einfach ein Ausdruck unserer Erfahrungen und unseres Systems.

Jetzt also die bahnbrechende Erkenntnis:

Beide haben recht mit ihrer Bewertung des Hochzeitstages.

Da jeder von uns immer aus seiner Wahrheit heraus schaut, hat jeder in seinem eigenen System recht. Beide Bewertungen sind gültig. Jeder hat aus seiner Geschichte, seinen Erfahrungen, seinem Blickwinkel und vor allem seiner Rechtfertigungsgeschichte immer recht. In der Regel haben wir uns zu der jeweiligen Situation eine Geschichte voller Begründungen zurechtgelegt, warum wir im Recht sind. Wir haben Argumente gesammelt, die für uns und gegen die anderen sprechen. Wie ein Anwalt, der seinen Mandanten schützen will, will unser Verstand sein Recht verteidigen. Da macht es auch nichts, wenn die Rechtfertigungsgeschichte an der ein oder anderen Stelle vielleicht unlogisch ist, Schlupflöcher aufweist oder auch sehr frei interpretiert ist. Wir machen uns das in der Regel nicht bewusst. Und genau darum geht es. Es ist an der Zeit, dass wir uns unsere fadenscheinige Rechtfertigungsgeschichte bewusst machen und sie als das erkennen, was sie ist: eine ausgedachte Geschichte, die man auch aus jeder x-beliebigen anderen Perspektive erzählen könnte. Die lässt uns dann aber vielleicht nicht mehr in einem so schön heiligen Licht erscheinen.

Das Zerstören unserer Rechtfertigungsgeschichte ist ein wichtiger Schritt dabei, unsere Straßenseite sauber zu machen. Unsere Täterschaft anzuerkennen. Wir müssen aufhören zu glauben, unsere eigens ausgedachte Geschichte wäre *die Wahrheit*. Sie ist lediglich eine mögliche Interpretation dessen, was geschehen ist, eingefärbt durch unsere Sichtweise und geschickt manipuliert, sodass wir darin besonders gut erscheinen und unser Gegner extra schlecht dasteht.

Wir müssen die Deutungshoheit über unsere Erfahrung in die Tonne treten. Meistens bedeutet das, dass wir unsere Geschichte zerstören oder zumindest infrage stellen müssen. Wir brauchen die Fähigkeit, die gleiche Geschichte aus einer anderen Perspektive zu erzählen. Das nennt man übrigens auch sokratischen Dialog. Wenn ich glaube, mein Mann ist ein rücksichtsloser Idiot, der mich zu wenig liebt, weil er unseren Hochzeitstag vergessen hat, muss ich diese Geschichte zerstören. Ich muss die Botschaft, die ich in sein Vergessen hineininterpretiert habe und auf deren Basis ich ihm gerne die Hölle heißmachen würde, überprüfen. Ist ihm der Hochzeitstag auch so wichtig? Wenn mir der Hochzeitstag so wichtig ist, habe ich ihm das gesagt? Weiß er davon?

Rebellion des Verstandes? So was muss man ja wohl nicht sagen, das ist doch klar!

Nein, ist es eben nicht. Wenn jede Bewertung gleich gültig ist, muss man das schon sagen, um den Partner mit ins Boot zu holen. Ich muss ihm mitteilen, was mir dieser Tag bedeutet und was ich mir von ihm wünsche. Dann kann der Partner zustimmen oder sagen, dass er das so nicht will. Aber dann ist das Thema auf jeden Fall schon mal auf dem Tisch, und ich übernehme die Verantwortung für meine Erfahrung und meine Realität nach vorne raus. Wenn mein Partner nicht weiß, wie wichtig mir dieser Tag ist und was ich mir genau wünsche, dann kann er mir auch nicht geben, was ich haben will.

Auch wenn du jetzt denkst: Das muss er doch mitbekommen haben, wie das für mich ist! Nein, das muss er nicht. Menschen funktionieren komplett unterschiedlich und Männer und Frauen sowieso aufgrund der Arbeitsweise ihrer Gehirne. Wir können ja nicht mal generell davon ausgehen, dass andere Menschen so denken wie wir, aber geht es zusätzlich noch um das andere Geschlecht, können wir ganz im Gegenteil davon ausgehen, dass sie tatsächlich ganz anders denken. Wie genau und was das für Konsequenzen für eine Partnerschaft hat, dazu kommen wir noch.

Die Sache ist die: Vor allem in Partnerschaften, aber auch in allen anderen Beziehungen können wir entweder wählen, gemeinsam zu wachsen und immer mehr Nähe und Verbundenheit zu erschaffen, oder unserem Rechthaber-Verstand folgen und durch eine »Siehste!«-Mentalität immer mehr Distanz erschaffen.

Der »Siehste!«-Haufen

Das Bild vom »Siehste!«-Haufen ist mal in einem Vortrag entstanden, den ich über Nähe in der Partnerschaft gehalten habe, er kann aber auch in allen anderen Beziehungen existieren. Er funktioniert so: Mein Verstand hat aufgrund meiner Gedankenbibliothek Erwartungen an die Situation oder einen bestimmten Menschen. Ich erwarte zum Beispiel, dass sich mein Ehemann an unserem Hochzeitstag auf eine bestimmte Weise verhält. Insgeheim habe ich aber schon eine schlechte Meinung über Männer und denke vielleicht: Sie sind eh unaufmerksam, selbstsüchtig und lieben mich nicht so, wie ich bin. Und dann passiert es: Er vergisst den Hochzeitstag. Mein Verstand reagiert sofort mit … Genau: Siehste! War ja klar. So ist er halt. So sind Männer halt.

Es kommt eine weitere Schippe auf den »Siehste!«-Haufen, der zwischen mir und meinem Partner steht und immer weiterwächst. Je mehr er wächst, desto größer wird die Distanz zwischen mir und der Person auf der anderen Seite. War ja klar, dass mein Chef wieder ... Schwupp, noch eine Schippe und morgen noch weniger Lust, zur Arbeit zu kommen.

Die Lösung kann sein, der anderen Person die positivsten Absichten zu unterstellen, die wir uns nur vorstellen können. In der Regel machen wir es genau andersherum. Wir unterstellen Negatives und erzählen uns die immer gleiche Geschichte. Das kehren wir jetzt um. Und jetzt du:

Übung: Erzähle neue Geschichten

Probier's mal aus. Stelle dir eine Situation oder eine Person vor, über die du dich ärgerst oder geärgert hast. Formuliere deinen Standpunkt mit deinen Begründungen und Vorwürfen.

Als Nächstes nimmst du den kompletten Gegenpol ein und unterstellt die bestmöglichen Absichten.

Bei der Ehemann-Geschichte könnte es kurz gefasst so aussehen. Alter Standpunkt: Er ist ein unaufmerksamer Idiot, der nur an sich selbst denkt und mich nicht liebt. Neue Unterstellung: Er liebt mich über alles. Vielleicht arbeitet er gerade an einem superwichtigen Projekt, bei dem er dann extraviel Geld bekommt, um unseren Traumurlaub zu finanzieren. Denn er will gerne mehr Zeit mit mir verbringen und mir diesen Wunsch erfüllen ... Oder: Vielleicht bewertet er den Hochzeitstag als weniger wichtig, aber die gemeinsame Zeit abends auf dem Sofa ist für ihn der höchste Ausdruck von Liebe und Gemeinsamkeit ... Oder: Vielleicht ist die Mutter seines Arbeitskollegen gestorben, weshalb der plötzlich ausgefallen ist, und er möchte ihm den Rücken freihalten, damit er nicht zusätzlich Stress mit den laufenden Projekten bekommt … You get the point. Und jetzt wieder du. Trainiere die Fähigkeit, deiner Autopilot-Geschichte nicht immer gleich zu glauben, und erzähle neue Geschichten.

Es gibt also zwei Aspekte:
- Jeder hat aus seiner Perspektive recht. Und jeder Blickwinkel ist gleich gültig.
- Du hast die Wahl, recht zu behalten und Distanz zu schaffen oder dir eine neue Geschichte zu erzählen und gemeinsam mit dem anderen zu wachsen.

Die Botschaft hinter unserem Verhalten

Gehen wir noch einen Schritt weiter. Es ist auch möglich, dass mein Partner sehr wohl weiß, dass mir dieser Tag sehr wichtig ist, schließlich ist es nicht der erste Hochzeitstag und auch nicht der erste, den er vergessen hat. Nun gibt es zwei Fragen. Erstens: Habe ich dieses Mal angesprochen, wie ich es mir wünsche? Und zweitens: Kann es vielleicht sein, dass er einen unterschwelligen Konflikt über das Vergessen des Hochzeitstages austrägt? Mit seinem Auftreten am Hochzeitstag soll er mir etwas beweisen, und mit seinem Vergessen will er mir tatsächlich eine Botschaft schicken. Dieses ganze Disaster ist in der Regel zum großen Teil unbewusst. Und es geht dabei nicht um Schuld. Immer, wenn es um Schuld geht, bin ich zurück im Täter-Opfer-Kreislauf und habe noch nicht zur Synthese, nämlich der Verantwortung gefunden.

Selbst wenn mein Partner das Vergessen des Hochzeitstages bewusst oder unbewusst als Botschaft an mich gemeint hat, müsste ich mich fragen: Was habe ich getan oder unterlassen, dass er mir irgendetwas heimzahlen will? Wo in der

Beziehung habe ich aufgehört, meinem Partner das zu geben, was er sich wünscht? Wo hat er nicht von mir bekommen, was er will? Und was habe ich mit dieser Lücke zu tun, die bei dieser Aktion sichtbar wird? Lücke bedeutet einen Bruch oder eine Inkonsistenz in der Geschichte. Wir erleben immer wieder Lücken. Situationen, die wir uns nicht erklären können und die unser Verstand dann mit einer selbst ausgedachten, interpretierten Geschichte füllt. Doch anstatt die Lücke einfach mit erfundenen Geschichten zu füllen, geht es darum, im Gespräch herauszufinden, wodurch sie tatsächlich entstanden ist. Und vor allem: sie dann zu schließen. Die eigentliche Geschichte zu vervollständigen. Wieso bin ich also nicht dafür losgegangen, diese Lücke zu schließen, sondern habe gewählt, ein Spiel zu spielen, in dem es nur noch *Tit for Tat* geht. Und obwohl es gut sein kann, dass er mir gerade einen in den Tee tun will, geht es an dieser Stelle wieder erst mal darum zu erkennen, wo meine Täterschaft liegt, und dann die Verantwortung zu übernehmen.

Meine Täterschaft in diesem Beispiel ist also entweder, meinem Partner nicht gesagt zu haben, wie wichtig mir dieser Tag ist und was ich mir wünsche, um dann Verabredungen zu treffen. Oder aber meine Täterschaft liegt darin, dass ich eine Lücke, die da war, nicht geschlossen habe und selbst ein Tit-for-Tat-Spiel spiele.

Jetzt geht es wieder darum, meine Straßenseite zu putzen und meine Täterschaft anzuerkennen. Waaaas?! Er vergisst den Hochzeitstag, und ich soll mich entschuldigen? Ja, genau. Wobei es nicht um Schuld geht. Es geht darum, die Verantwortung zu übernehmen, damit wir aus dem Teufelskreis aussteigen können und die Tür für Nähe aufmachen, anstatt noch eine Schippe auf den »Siehste!«-Haufen zu werfen. Und ja, es ist in dem Prozess tatsächlich auch wichtig zu vergeben. Ihm zu vergeben. Wenn ich als Täter meinen Teil anerkenne, muss ich als Opfer auch dem Täter vergeben. Das schließt den Kreis und vervollständigt die Lücke. Diese Art der vollständigen Kommunikation ermöglicht es, aus dem Teufelskreis auszusteigen. Das zeigt auch die Abbildung.

So geht vollständige, authentische Kommunikation

Ich gebe dir hier eine Anleitung zu einer vollständigen authentischen Kommunikation, die in allen Szenarien funktioniert. Ganz konkret könnte ein Gespräch so aussehen:

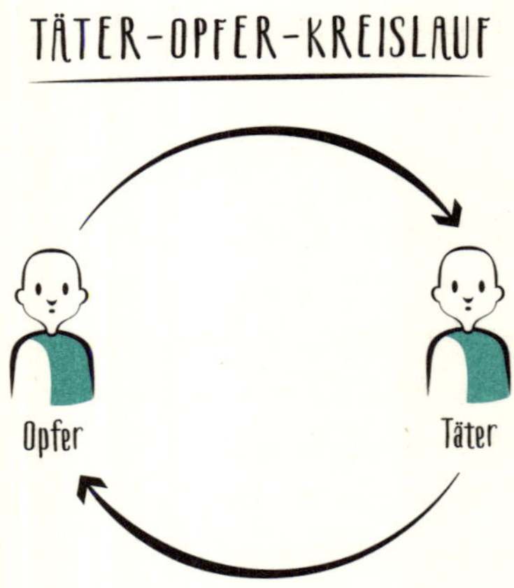

Nachdem ich den Entschluss gefasst habe, meine Straßenseite sauber zu machen, ist es sinnvoll, in einer ruhigen Minute das Gespräch zu suchen und es nicht aus dem Affekt heraus zu führen.

Rahmen eröffnen

Hier geht es darum, wertungsfrei zu benennen, was mir auffällt und was meine Absicht bei diesem Gespräch ist: »Ich merke, wir sind wieder mal in unserem Hochzeitstag-Vergess-Dilemma gelandet. Der alte Weg wäre, ich finde dich doof dafür, dass du ihn vergessen hast, und ziehe mich beleidigt mit der Haltung, dass du mich eh nicht liebst, zurück und lasse dich schmoren. Ich will es dieses Mal anders machen.«

Unsere Seite anerkennen

Hier übernehme ich die Verantwortung für mein Handeln und gebe zu, was ich getan oder unterlassen habe: »Erst mal tut es mir leid, dass ich die letzten Jahre so zickig war und es nicht geschafft habe, aus meinem Quatsch auszusteigen.

Nähe herstellen

Ich gebe Zuspruch, benenne Gefühle und erkenne an: »Ich liebe dich und will das so nicht mehr.«

Den anderen einladen, seine Sicht darzustellen

Jetzt eröffne ich das Feld, dass der andere seine Vorwürfe auspacken darf, ohne dass ich mit einsteige, um für mich meine Lücken sichtbar zu machen. Ich will herausfinden, wie der andere es gerne hätte: »Ich frage mich, gibt es irgendetwas, was dich an mir stört? Etwas, das du dir von mir oder generell wünschst, was du von mir nicht bekommst?«

Und jetzt lasse ich den anderen reden.

Meine bisherige Interpretation des »Was ist« wertungsfrei erklären

»Ich habe immer gedacht, dass du den Hochzeitstag vergisst, wäre eine Aussage von dir, dass ich dir nicht wichtig bin, weil mir dieser Tag so wichtig ist. Deshalb habe ich dann so reagiert.«

Synthese finden

Wenn dann alles raus und geklärt ist, gilt es, eine Vereinbarung für die Zukunft zu treffen. Das wäre dann die Synthese, also eine dritte Lösung, bei der zukünftig alle gewinnen: »Wäre es für dich okay, wenn wir den Tag im Voraus gemeinsam besprechen und dann feiern? Ich würde mich auch freuen, wenn wir uns gegenseitig etwas schenken. Ich kann dir auch sagen, was ich mir wünsche. Das Geschenk und dein Drandenken sollen ja jetzt nicht mehr deine Liebe beweisen. Dann ist es für dich auch einfacher, mir das zu geben, was ich mir wünsche.«

Gegebenenfalls können wir noch einen Ausgleich anbieten, wenn ein großer Schaden entstanden ist, mein Mann könnte zum Beispiel anbieten, mich in mein Lieblingsrestaurant auszuführen.

Fühlt sich anders an, oder?

»Die fünf Sprachen der Liebe«

Ein kleiner Zusatz an dieser Stelle, weil es in meiner Beziehung zu Matthias bahnbrechend war. Neben all dem oben Gesagten kann es auch sein, dass ihr nicht die gleiche Sprache der Liebe sprecht. Gary Chapman, Autor des Buches *Die fünf Sprachen der Liebe*, hat herausgefunden, dass es fünf verschiedene Arten gibt, wie wir Liebe ausdrücken und empfangen. Allerdings sind die meisten von uns nicht zwei- oder gar mehrsprachig, und oft sprechen wir noch nicht mal die gleiche Sprache wie unser Partner. Das Problem, das sich dann einstellt, sah bei Matthias und mir lange so aus, dass er zwar seine Liebe mir gegenüber geäußert hat, jedoch in seiner Sprache. Ich konnte es auf emotionaler Ebene nicht fühlen, weil es nicht meine Sprache ist.

Die fünf Sprachen sind »Lob und Anerkennung«, »Qualitätszeit zu zweit«, »Geschenke, die von Herzen kommen«, »Hilfsbereitschaft« und »Zärtlichkeit/Berührung«. Matthias war schon immer sehr hilfsbereit. Er liebt es, Dinge für mich zu übernehmen, mir Gutes zu tun und mir den Rücken freizuhalten. Meine Sprache ist allerdings Qualitätszeit. Daraus entsteht zum Beispiel das Problem: Ich bin enttäuscht, wenn er nicht pünktlich zu unserem gemeinsamen Mittagessen kommt, und er sagt, er habe aber für uns gerade noch XY gemacht. Er denkt, er tut mir dadurch Gutes, und ich denke, ich sei ihm wohl nicht wichtig genug. So entstehen superviele Missverständnisse. Die Folge daraus ist, dass wir uns zwar lieben, aber die Liebe nicht beim anderen ankommt und dadurch unnötige Enttäuschung, Unsicherheit und immer mehr Distanz entsteht.

Grundsätzlich geht es bei all diesen verschiedenen Facetten darum, unsere Kommunikationsfähigkeiten zu schulen und weniger zu interpretieren. Das bezieht sich auf die genannten sechs Schritte, aber auch auf das Füreinander statt Gegeneinander – wie in den Sprachen der Liebe.

Fehlen noch die unordentlichen Kinder …

Kinder lernen von uns vor allem durch das, was wir vorleben. Es gibt diesen schönen Spruch: »Das Leben der Eltern ist das Buch, in dem die Kinder lesen.« Wir können unseren Kindern also nur das mitgeben, was wir selbst leben. Das, was wir versuchen zu »erziehen«, fruchtet in der Regel nur, wenn es kongruent ist mit dem, was wir vorleben. Ich habe mich zum Beispiel gestern darüber aufgeregt, dass meine Tochter den Wäschekorb mit von mir zusammengelegter frischer Wäsche seit über einer Woche nicht in den Schrank sortiert hat. Ich habe mit ihr herumdiskutiert und gesagt, sie solle das bitte morgen machen. Dann bin ich in unser Schlafzimmer gegangen, um mich bettfein zu machen, und habe beschämt festgestellt, dass hinten in der Ecke auch noch ein Wäschekorb mit meiner frischen Wäsche aus dem gleichen Waschgang stand. Ups … Kinder spiegeln uns immer wieder, was wir selbst leben. Unbequem, aber lehrreich. Ich ging also gleich in ihr Zimmer zurück, habe meine Straßenseite gesäubert und die Lücke zwischen uns vervollständigt. Denn auch bei Kindern funktioniert die vollständige authentische Kommunikation. Ich habe es so gemacht:

Rahmen eröffnen: »Hey Süße, mir ist gerade etwas aufgefallen wegen unserem Wäschekorbgespräch, und das wollte ich kurz noch mal anerkennen.«

Unsere Seite anerkennen: »Ich habe gerade gesehen, dass ich meinen Wäschekorb auch noch nicht ausgeräumt habe. Und wenn ich das noch nicht mal mache, wie sollst du es dann von mir lernen? Da bin ich dir wohl ein nicht so gutes Vorbild bisher. Tut mir leid, dass ich da so zickig war mit dir eben.«

Nähe herstellen: »Du bist so ein tolles Mädchen, und ich weiß ja auch, dass du das nicht mit Absicht machst. Ich liebe dich und will mich gar nicht gerne mit dir streiten.«

Untersuchen, wo meine eigene Lücke sein könnte. Dem anderen den Raum geben, seinen Unmut zu äußern. Herausfinden, wie der andere es gerne hätte: »Wie hättest du es denn gerne mit dem Wäschekorb. Ist es dir egal, wenn der hier so lange herumsteht?« Ich höre zu … frage nach … gebe Raum …

Meinen Standpunkt wertungsfrei erklären: »Ich denke manchmal, dein Zimmer ist ja nicht so groß und du hast so viele Spielzeuge. Und dann liegt alles durcheinander, das ist doch doof. Und ich gebe mir viel Mühe mit der Wäsche, dass die für uns alle sauber und ordentlich ist. Und dann finde ich es doof, wenn sie hier herumsteht und du darin wühlst und mein ganzes Gefalte für die Katz war. Verstehst du das auch?«

Wenn dann alles raus ist und geklärt ist, eine Vereinbarung für die Zukunft treffen: »Wie möchtest du es denn haben? Mein Vorschlag wäre, dass wir es in nächster Zeit vielleicht einfach zeitgleich machen. Ich packe meine Sachen weg und du deine. Was hältst du davon?«

Gegebenenfalls können wir noch einen Ausgleich anbieten, wenn ein großer Schaden entstanden ist: Das ist diesem Fall nicht nötig, weil es sich nur um einen kleinen Disput handelte.

So in der Art ist das Gespräch abgelaufen. Wir können nämlich tatsächlich auch mit unseren Kindern reden wie mit ganz normalen Menschen, vor allem ab einem gewissen Alter. Es funktioniert genau gleich.

Grenzen setzen, ohne zu streiten

Gehen wir vielleicht noch einmal zurück zu dem Punkt, wenn mein Mann mir mit seinem Vergessen nun trotzdem ans Bein pinkeln wollte. Was, wenn ich zwar meine Straßenseite sauber mache, er aber seine nicht säubern will? Wir können noch so sehr unsere Täterschaft anerkennen, uns entschuldigen und wertungsfrei bleiben, aber dennoch kann es sein, dass unser Gegenüber auf seinem Recht beharrt. Dann gilt es, einmal zu überprüfen, ob unser Anerkennen als Deal daherkam. Wir erkennen nicht an, weil wir unsere Straßenseite sauber machen wollen, sondern damit der andere sich gefälligst auch für seinen Scheiß entschuldigt. Doch dann funktioniert es in der Regel nicht. Falls es aber kein Deal war, dann hilft nur noch eins: abgrenzen. Und auch das wertungsfrei. Unsere Bedingungen kommunizieren und gegebenenfalls Konsequenzen ziehen und Grenzen setzen.

Den meisten von uns fällt es unheimlich schwer, Grenzen zu setzen. Wir wollen anderen Menschen nicht zu nahe treten und sind irgendwie darauf gepolt, nett zu sein und mitzuspielen. Tief in unserem Inneren sind wir heimliche Jasager. Eigentlich wollen wir gerne Ja sagen. Aber da wir ja lernen wollen, immer eine Lösung zu finden, bei der alle gewinnen, und uns das mit einschließt, ist es wichtig, sich manchmal eben auch abzugrenzen. Es ist sogar sehr wichtig. Allerdings fällt es uns superschwer, wir sind ungeübt darin und haben kaum glänzende Vorbilder, von denen wir es uns abgucken könnten.

Das Grundproblem ist, dass wir uns in der Regel zu spät abgrenzen oder/und es blöd finden, überhaupt in einer Situation zu sein, in der wir uns abgrenzen müssen. Wir machen es ja so ungern. Daher sind wir meistens schon vorher emotional angefasst. Und diese Emotionalität bringen wir dann ins Neinsagen, was daher begleitet wird von Vorwürfen, Zurückweisungen, kleineren oder größeren Modifikationen der Wahrheit (auch Lügen genannt) und von dem Versuch, die Schuld von uns zu weisen. »Nein, ich kann heute wirklich nicht, ich habe noch so viel zu tun (Wahrheitsmodifikation von »Eigentlich will ich nur aufs Sofa«), und außerdem hatte ich dir ja gestern schon gesagt, dass es nichts wird (Vorwurf und Schuldabweisung).«

Oder bezogen auf das Beispiel mit unserem Chef: Wir müssen es natürlich nicht hinnehmen, dass wir zur Schnecke gemacht werden. Egal, ob wir tatsächlich einen Fehler gemacht haben oder nicht, und auch unabhängig von unserer Straßenseite haben wir das Recht, uns abzugrenzen, wenn uns jemand anmotzt. Wichtig ist dabei, immer zwei Ebenen zu unterscheiden.

1. **Informationsvermittlung: Was ist die Information, um die es eigentlich geht?**
2. **Art der Kommunikation: Auf welche Art und Weise wird mit mir kommuniziert?**

Es kann durchaus sein, dass die Information, die der Chef uns überbringen will, eine wertvolle Korrektur ist. Aber das ist noch lange kein Grund, dass er uns dafür anschreien muss. Der klassische Weg wäre, es einfach zu schlucken, weil es der Chef ist (oder der Partner, die Eltern, der Lehrer, die Freundin oder wer auch immer). Die andere Seite, auf der wir vom Pferd fallen können, ist, in den Streit mit einzusteigen und uns lauthals zu wehren oder auch Vorwürfe zu verteilen. In beiden Fällen erfolgt die Reaktion fast ausschließlich auf der zweiten Ebene der Kommunikationsart – und die Information, um die es eigentlich geht, tritt vollkommen in den Hintergrund. Wir führen Krieg über die jeweilig »richtige« Interpretation, aber das »Was ist« bleibt auf der Strecke. Wir reagieren auf die Vorwürfe, die Tonlage oder die Entwertung.

Deshalb ist es wichtig, beide Ebenen separat zu hören und dann auch auf beide Ebenen separat zu reagieren. Ich könnte meinem Chef zum Beispiel sagen:

Antwort auf die Information: »Ich kann verstehen, dass Sie XY verärgert, und es tut mir leid, dass ich diesen Fehler gemacht habe.« (Vorausgesetzt, ich habe einen Fehler bei mir erkannt.)

Antwort auf die Art der Kommunikationsart: »Und ich möchte von Ihnen nicht angeschrien werden und bitte Sie, in einem normalen Ton mit mir zu sprechen.«

Ich nehme die Information auf, reagiere auf sie und grenze mich gleichzeitig von der Kommunikationsart ab, und zwar ohne genauer auf sie einzugehen. Um das zu schaffen, ist es wichtig, mich immer wieder daran zu erinnern, dass die Gefühle, also in diesem Fall die Wut, die er hat, nichts mit mir zu tun haben. Es ist seine Wut, die er sich aus seinem System heraus gemacht hat und nun mir entgegenschleudert. Genau das Gleiche gilt, wie du weißt, für alle anderen Gefühle ebenso. Wir machen sie uns immer selbst. Bekommst du also mal den Vorwurf gemacht: »Was du getan hast, hat mir wehgetan«, weißt du: Das stimmt nicht. Ja, vielleicht hast du etwas getan, was nicht optimal war. Und dafür ist es immer sinnvoll, die Verantwortung zu übernehmen. Aber die damit in Zusammenhang gebrachten Schmerzen, die hast du nicht zu verantworten. Mit denen hast du nichts zu tun. Das gilt übrigens auch andersherum. Niemand ist für deine Gefühle verantwortlich. Aber das weißt du ja schon. Es ist aber gerade in Konflikten eine wertvolle Erinnerung.

Die Alternative zum Täter-Opfer-Spiel

So. Dieses ganze Kapitel bis hierher war vielleicht ein ganz schöner Wirbelwind in deinem Kopf und hat bisherige Sichtweisen durcheinandergebracht. Vielleicht hast du eine neue Perspektive auf unser menschliches Miteinander gewonnen, insbesondere auf dein Leben und deine bisherigen Erfahrungen und Beziehungen. Ich hoffe es auf jeden Fall sehr.

Bevor wir tiefer einsteigen in die spezielle Beziehung einer Partnerschaft, insbesondere von Mann und Frau, hier mal ein kurzes Zwischenfazit beziehungsweise die Alternative, wenn wir nicht mehr im Täter-Opfer-Modus leben wollen. Hegel sagte, es gibt eine These, also eine Annahme, dann eine Antithese, also das Gegenteil der Annahme, und eine Synthese. Die dritte Lösung. In unserem Fall sagt die These: Ich bin Opfer der Situation. Die Antithese ist: Ich bin ebenso Täter. Beides stimmt und stimmt nicht, und zwar zeitgleich. Denn wenn ich Opfer bin, bin ich auch gleichzeitig Täter, und wenn ich Täter bin, bin ich immer gleichzeitig auch Opfer.

Die einzige Chance, um aus diesem Teufelskreis auszusteigen, ist aufzuhören, knietief im Sumpf steckend mit dem Finger auf die andere Straßenseite zu zeigen. Ich muss meine Täterschaft anerkennen, indem ich meine Straßenseite sauber mache und der anderen Seite gegenüber meine Täterschaft anerkenne und zugebe. Gegebenenfalls ist es auch sinnvoll, noch eine Art Ausgleich anzubieten, falls meine Täterschaft einen großen Schaden verursacht hat oder wenn dadurch ein zwischenmenschliches Ungleichgewicht entstanden ist.

Ziel bei dem Ganzen ist die dritte Lösung: hundertprozentig die Verantwortung für mein Denken, Fühlen und Handeln zu übernehmen. Ich bin zu jedem Zeitpunkt (Achtung: Es geht immer noch um die mental-emotionale Ebene) zu 100 Prozent verantwortlich für alle Erfahrungen, die ich mache, ohne an ihnen schuld zu sein.

SCHÖPFER-MODELL

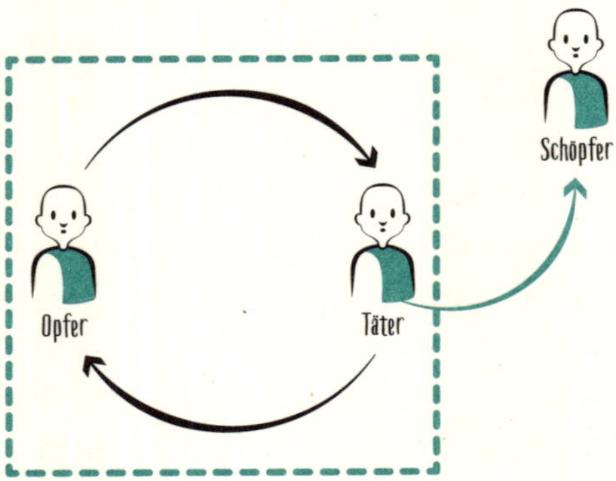

Man könnte sagen: Ich bin der Schöpfer meines Lebens. Auf rechtlicher Ebene nennt man den Schöpfer von Kunst zum Beispiel Urheber, den Verfasser von Schriftstücken Autor. Der Urheber oder Autor hat alle Rechte, aber auch alle Pflichten und ist zu 100 Prozent verantwortlich für das Erschaffen des Kunstobjektes oder des Manuskriptes. Und so ist es auf mental-emotionaler Ebene auch. Wir haben alle Rechte in unserem Leben. Wir können es so gestalten, wie wir wollen, und haben auch das Recht, es uns zu versauen. Wir haben aber auch alle Pflichten. Wenn ich möchte, kann ich weiter für den cholerischen Chef arbeiten, ihn scheiße finden und mir meine Tage vermiesen. Ich kann aber auch die Bedingungen erfüllen, denen ich zugestimmt habe, sodass es mit ihm besser läuft. Und wenn der Chef wirklich cholerisch ist und sich selbst nicht an die Regeln hält, kann ich kündigen. Es ist meine eigene Verantwortung, zu kündigen und mir einen Job zu erschaffen, in dem das Arbeitsumfeld mehr so ist, wie ich es mir wünsche. So oder so trage ich die Konsequenzen meines Handelns.

Denn egal, ob ich die Verantwortung für mein Leben übernehme oder nicht, haben tue ich sie immer. Die Verantwortung für mein Leben kann ich nicht abwählen.

Ich kann mich, solange ich will, als Opfer generieren, die Verantwortung liegt trotzdem immer bei mir. Nur ich habe es in der Hand, ob mein Leben so ist, dass ich es liebe, oder ob es furchtbar ist. Das ist auf der einen Seite vielleicht erschreckend, aber auf der anderen Seite unglaublich befreiend. So scheiße es sich meist anfühlt, die eigene Täterschaft anzuerkennen, so erleichternd fühlt es sich danach an, die Verantwortung übernommen zu haben. Ausgestiegen zu sein aus der Täter-Opfer-Ebene und die Synthese in der Verantwortung für mein eigenes Leben angenommen zu haben.

Das Einzige, was in diesem Bild noch fehlt, ist die Zustimmung zum »Was ist«. Wenn ich wirklich als Schöpfer oder Autor meines Lebens leben möchte, muss ich in jedem Moment dem zustimmen, was ist. Ich muss es nicht gut finden und kann mich auch bemühen, Veränderungen zu bewirken. Aber das, »Was ist«, ist. Aus dieser Haltung heraus kann ich verantwortlich handeln, ohne jemand anderem oder den Umständen die Verantwortung oder gar die Schuld in die Schuhe schieben zu wollen.

Du hast es in der Hand. Nur du. Viel Spaß beim Üben.

Und die sterbenden Kindern in Afrika?

Wenn du auch nur im Ansatz analytisch veranlagt bist, hast du dich beim Lesen der letzten Seiten sicherlich schon gefragt, wie sich diese Sichtweise auf dramatische Gegebenheiten in dieser Welt übertragen lässt. Ich bitte dich, diesen Absatz mit einem offenen Herzen zu lesen, in der Absicht, diese Perspektive wirklich zu verstehen, und vor allem, um für dich Frieden zu finden. Die Anwendung auf menschenunwürdige Situationen ist für unseren Verstand, der sich die Realität schon erklärt und sich seine Meinung gebildet hat, ein großer Sprung und vielleicht mit Widerstand verbunden. Ich gebe mein Bestes, dich bei diesem Gedankenexperiment mitzunehmen.

Die Frage ist: Sind wir immer Täter, haben wir immer die Verantwortung? Auch wenn wir als Kind in Afrika verhungern? Auch wenn wir als Frau im Sudan vergewaltigt werden? Auch wenn wir in einem brasilianischen Slum voller Gewalt geboren werden?

Ich selbst bin von der Grausamkeit, die sich auf dieser Welt zuträgt, zutiefst erschüttert. Sogar in genau diesem Moment. Niemand hat dieses Leid verdient, und wenn es möglich wäre, würde ich es sofort beenden wollen. Und für mich hat diese Sichtweise einen kleinen Hauch an Frieden gebracht, sodass es mir leichterfällt, dem zuzustimmen, dass ich die Realität nicht ändern kann. Schon gar nicht von heute auf morgen. Schon gar nicht allein.

Das Wichtigste ist auch hierbei die Unterscheidung zwischen ober- und unterhalb der Wasseroberfläche. Nein, weder das Kind in Afrika, in Brasilien oder die Frau im Sudan haben als Persönlichkeiten diese Realität gewählt. Das würde niemand tun, und es wäre zynisch, das zu denken. Aber es gibt zwei Ebenen, die aus meiner Sicht diese Realität mit erschaffen. Erstens weiß keiner von uns, in welcher Absicht diese Seelen hierhergekommen sind. Das ist wie bei Baby Ryan. Auf Seelenebene betrachtet kann es sein, dass die Seele einen bestimmten Beitrag leisten oder eine bestimmte Erfahrung machen wollte. Das ist wie in der Geschichte aus dem Buch *Die kleine Seele* von Neale Donald Walsh. Dort möchte sich eine Seele als vergebend erfahren und eine andere Seele möchte ihr bei dieser Erfahrung helfen. So verabreden sie sich dafür auf der Erde. Denn um sich als vergebend zu erfahren, braucht die kleine Seele zunächst jemanden, der ihr Leid zufügt … Wir wissen nicht, in welcher Absicht die Seelen hergekommen sind, die als Menschen hier auf Erden Leid erfahren.

Vielleicht ist das alles ausgedachter Humbug. Aber ich finde diese Vorstellung tatsächlich sehr tröstend.

Und dann gibt es noch einen zweiten Punkt. Ich bin davon überzeugt, dass wir alle ein gemeinsames kollektives Bewusstsein haben. Dieses kollektive Bewusstsein, sozusagen unsere Gemeinschaftsseele, erschafft unser aller Realität. Solange es also dieses ganze Leid auf Erden gibt, haben wir alle etwas damit zu tun. Weil wir alle gemeinsam Teil dieses Bewusstseins sind, das diese Art von Erfahrung ermöglicht. Daher ist meine Absicht, so viel Gutes in die Welt zu bringen wie irgendwie möglich und auch als Dana mein Bestes zu geben und zu mehr Frieden und Verbundenheit beizutragen. Auch alles, was ich hier schreibe, soll ein Beitrag dazu sein. Denn es ist immer sehr leicht, sich über den Krieg und die schlimmen Zustände auf der Welt zu echauffieren. Die viel schwierigere Aufgabe ist es, den Krieg erst mal bei mir, in meinem Kopf und in meinen eigenen vier Wänden zu beenden.

Womit wir wieder bei den eigenen vier Wänden und somit bei einem der spannendsten Themen angekommen wären: Partnerschaft. Ein Thema, bei dem Krieg im Kleinen leider an der Tagesordnung ist. Man sagt ja auch Geschlechterkrieg. Meiner Meinung nach herrscht ein großes Missverständnis zwischen Männern und Frauen. Wir ticken oft so unterschiedlich, und gleichzeitig fehlt uns das Verständnis und auch die Empathie für die andere Seite, sodass wir schnell im Konflikt landen oder uns gleich trennen.

Warum das so ist und wie wir anfangen können, das zu ändern, darum geht es jetzt. Setz dich und halt dich gut fest. Es wird sehr wahrscheinlich anders, als du erwartest.

Männer und Frauen und ihre Unterschiedlichkeit

An alle Frauen: Wer hat sich schon mal gefragt, warum der Mann die Butter hinter dem Joghurt nicht findet, nur weil sie einmal nicht an ihrem angestammten Platz steht? Oder warum ihm nicht klar ist, dass du keine fertig gebundenen Blumensträuße magst, sondern wild zusammengestellte Blumen liebst? Schließlich ist es ja offensichtlich, was du für Blumen kaufst, wenn du es für dich oder Freunde tust. Wer hat sich schon mal gefragt, (Vorsicht Klischee) wie er auf die Idee kommen kann, Sex zu haben, wenn ihr gerade einen Streit hattet und noch gar nicht alles geklärt habt? Wer hat sich schon mal gefragt, warum Männer nicht gerne shoppen gehen, es aber lieben, zweiundzwanzig Männern zuzuschauen, wie sie einem Ball hinterherlaufen, oder Actionfilme in Serie zu verschlingen. (Ich weiß sehr wohl, dass nicht alle Beispiele auf jeden Mann zutreffen, aber you get the point.)

An alle Männer: Zunächst mal danke, dass ihr bis hierher gelesen habt. Ich hatte gehofft, auch ein paar Männer mit diesem Buch zu erreichen, und ich hoffe sehr, dass ihr schon einiges mitnehmen konntet. Wer von euch hat sich schon mal gefragt, wie man so lange mit einer Freundin telefonieren kann? Was an den Kindern, den Nachbarn, den Stars und den neuesten Neuigkeiten nur so spannend ist? Wer von euch hat sich schon mal gefragt, wieso Frau einen ganzen Badezimmerschrank braucht und die dreifache Kleiderschrankgröße, nur um sich anzuziehen und für den Tag fertig zu machen? Wer von euch hat sich schon mal gefragt, wie man sich ständig über sein Gewicht und das Essen Sorgen machen kann, vor allem wenn man so aussieht wie sie? (Ja, voll Stereotyp. Das ist gewollt.)

Warum stellen wir uns diese Fragen? Weil Männer und Frauen nicht gleich sind. Unsere Körper unterscheiden sich, nicht nur äußerlich, sondern vor allem im Gehirn. Die Steuerungszentrale. Sie funktioniert tatsächlich unterschiedlich. Ich weiß, ich bewege mich auf sehr dünnem Eis, aber ich habe versprochen, ehrlich mit dir zu sein und dir meine Sichtweise mitzuteilen, auch wenn sie nicht besonders populär ist. Es kann gut sein, dass du mir widersprichst, mich für vollkommen bekloppt hältst oder auch einfach dein bisheriges Glaubenssystem bezogen auf Männer und Frauen ordentlich auf die Probe gestellt wird. Egal, ob das, was ich dir auf den nächsten Seiten erzähle, stimmt oder nicht, es funktioniert sehr gut für eine erfüllte Partnerschaft und Familie. Und auch für andere inspirierende Beziehungen aller Art.

Und gleich noch vorweg an alle Kritiker: Das Folgende richtet sich erst mal an die sehr klassische und stereotype Frau-Mann-Beziehung. Nicht um andere auszuschließen, sondern weil ich damit einfach die meisten erreiche und aus eigener Erfahrung erzählen kann.

Also, das männliche und das weibliche Gehirn funktionieren nicht gleich. Das vermute ich zumindest. Es gibt Studien, die es belegen, es gibt Studien, die dagegensprechen. Mein Eindruck ist, dass es eine große Angst vor Stereotypisierung gibt. Angst, aufgrund seiner Anlagen in eine Schublade gesteckt zu werden und somit weniger Möglichkeiten oder Rechte zu haben oder weniger wert zu sein. Lass uns daher mal davon ausgehen, dass wir zwar unterschiedlich sind, aber es nicht um Einschränkungen und Wertungen geht. Es geht lediglich darum herauszufinden: Wieso ticke ich so, wie ich ticke, und mein Mann so ganz anders? Mir geht es um eine wertungsfreie Betrachtung der Unterschiede und meine persönliche Perspektive, die meine Partnerschaft von »Wir müssen uns trennen« zu der gemacht hat, die sie jetzt ist. Die tollste, die ich mir vorstellen kann.

Ich habe mir immer einen Mann gewünscht, an dessen starke Schulter ich mich lehnen kann und der mir die Tür aufhält. Zumindest insgeheim. Allerdings wäre ich niemals auf die Idee gekommen, mich an irgendjemandes Schulter anzulehnen und mich verletzlich zu zeigen. Schließlich bin ich ja eine unabhängige, starke Frau. Und die Tür hätte mir auch niemand aufmachen können, weil ich immer vorgeprescht bin und sofort die Klinke selbst in der Hand hatte. Schließlich kann ich das allein. Und recht hatte ich. Ich war eine starke, unabhängige Frau. Ich konnte sogar den Bären selbst erlegen, der liegt nämlich abgepackt im Supermarkt. Und die Koffer haben heutzutage Rollen, die braucht mir also auch keiner zu tragen. Die perfekte, unabhängige, aber leider auch überforderte, überarbeitete und erschöpfte Frau. Das ist es, was ich nicht nur selbst gelebt habe, sondern auch überall um mich herum sehe. Frauen, die sich den Hintern wund arbeiten in einem Job, in dem man sich am besten noch selbst verwirklicht, dann aber auch die beste Mutter sein wollen, die Faschingskostüme selber nähen und einen Bio-, zucker- und am besten glutenfreien Geburtstagskuchen backen zum perfekt ausgestatteten Kindergeburtstag. Von der guten Ehefrau, fürsorglichen Tochter und Schwiegertochter und Freundin mal ganz zu schweigen.

Wir können alles allein. Das Absurde ist, es stimmt. Wir können heutzutage alles allein. In unserem modernen Leben brauchen wir theoretisch die Männer nicht mehr. Wir können sogar zur Samenbank gehen und uns die Kinder selbst machen lassen. Aber wozu? Wozu wollen wir uns auf Biegen und Brechen beweisen, dass wir es auch allein können? Die Natur hat uns nicht dazu gemacht, allein zu sein.

Ja, wir können alles allein. Aber wenn wir die Andersartigkeit von uns und den Männern schätzen lernen, dann haben wir die Chance, dass jeder wieder das tun kann, was er gut kann und gerne macht.

Ja, ich kann mein Fahrrad auch allein reparieren. Ja, ich kann auch die Einkäufe tragen, und ich kann allein Löcher bohren und Bretter an die Wand hängen. Aber ganz ehrlich. Gerne mache ich das nicht. Ich verbringe lieber Zeit damit, mir zu überlegen, was wir als Nächstes kochen, statt Einkäufe zu schleppen. Ich überlege mir lieber, wo das Sofa stehen soll, anstatt es aufzubauen und dorthin zu schieben Ich suche lieber ein neues Regal aus, als es aufzubauen und anzubringen. Und ja, ich bin mir dessen sehr bewusst, dass ich persönlich sehr stereotyp funktioniere und es sehr wohl Frauen gibt, die gerne handwerklich arbeiten und vielleicht sogar Spaß daran haben, schwere Dinge zu schleppen. Und natürlich gibt es kreative Männer, die gerne einrichten und kochen und sich nicht gerne handwerklich betätigen. Das ist nicht der Punkt. Es geht mir nicht um eine Ein-zu-eins-Schablone, die man auf alle Frauen und Männer draufpacken kann. Es geht mir darum, die Tür in unserem Bewusstsein wieder dafür zu öffnen, dass wir nicht alles können wollen müssen und vor allem nicht alles machen wollen müssen, nur weil wir es theoretisch könnten. Und wir sonst weniger unabhängig wären.

Sosehr wir in der Gleichberechtigungsdebatte auch diskutieren, wir sind eben nicht gleich. Natürlich sollten wir die gleichen Rechte haben und für die gleiche Arbeit gleich entlohnt werden. Das steht auf einem ganz anderen Blatt. Aber gleich sind wir nicht. Abgesehen von den sichtbaren körperlichen Unterschieden sind die Verkabelungen in unserem Gehirn anders.

Sein Gehirn, ihr Gehirn

Was ist wichtig bei der Andersartigkeit unserer Gehirne? Die Anlagen sind identisch, die Verknüpfungen aber nicht. Schauen wir uns die beiden walnussartigen Hälften an, funktioniert die Verschaltung beim männlichen Gehirn deutlich besser innerhalb der jeweiligen Hälften, als das bei Frauen der Fall ist, aber es gibt weniger Verbindungen zwischen beiden Hälften. Bei Frauen gibt es viele Verschaltungen zwischen den beiden Hälften, aber weniger Verbindungen in der jeweiligen Gehirnhälfte selbst. Wenn man das Ganze als ein Wunder und eine perfekte Kreation der Natur ansieht, dann könnte es sein, dass wir genau wegen dieser Unterschiedlichkeit so perfekt zusammenpassen, wie es eben unterhalb der Gürtellinie auch der Fall ist.

Um wissenschaftliche Beweise geht es mir hier nicht. Ich möchte dir ein einfach zu verstehendes Bild davon zeichnen, wozu Frauen und Männer gemacht sind und wie unser Zusammenspiel meiner Erfahrung nach optimal funktioniert. Es kann gut sein, dass du denkst, dass ich nicht mehr alle

Tassen im Schrank habe. Auch gut. Das Bild stellt vielleicht dein modernes emanzipiertes Ich auf die Probe. Gut so. Ich behaupte auch nicht, dass mein Weg der richtige oder der einzige ist, der funktioniert. Ich kann dir nur sagen, dass dieser Weg bei mir dazu geführt hat, dass ich mich viel mehr als Frau fühle, viel mehr meine Weiblichkeit leben kann und gleichzeitig eine grenzenlose Begeisterung für die Andersartigkeit von Männern entwickelt habe. Und last but not least hat dieser Sinneswandel dazu geführt, dass sich meine Beziehung von »Das war's, ich hab genug« zu »Ich bin so verliebt und glücklich wie nie und habe den tollsten Mann der Welt« entwickelt hat. Also, sit tight und hör gut zu.

Ich komme aus einer Haltung von: Frauen sind irgendwie die besseren Menschen. Wir können unsere Gefühle ausdrücken, haben alles im Blick und können sogar Kinder kriegen. Männer gehen halt arbeiten, aber ziehen sich immer in sich zurück und sagen nie, was wirklich los ist. Außerdem muss man ihnen alles sagen, wie den Kindern, und wenn sie Hunger haben, machen sie sich selbst was zu essen, anstatt mal zu fragen, wer sonst noch so Hunger haben könnte. Sie denken nur an sich, und wenn ihnen etwas nicht passt, kriegen sie es nicht vernünftig über die Lippen und werden irgendwann einfach nur pampig oder aggressiv.

Das war meine Einstellung. Ich fand, Männer waren Weicheier und eigentlich zu nichts zu gebrauchen. Mein weibliches Pendant dazu war, dass ich tendenziell zur Zicke oder auch Furie wurde. Die Alternative, also das andere Ende der Skala bei Männern wäre: Männer sind Arschlöcher und wollen alles dominieren. Die dazugehörige Frau wird nicht zur Furie, sondern eher zum Mauerblümchen oder zur grauen Maus.

Mir war meine Sichtweise nicht in dem Umfang bewusst, aber sie schlummerte tief in meinem Inneren als eine Haltung, aus der heraus ich lebte. Bis ich immer mehr erkannte, wie die Zusammenhänge eigentlich aussehen, warum wir tatsächlich anders sind und warum das gut so ist. Wie wir schon besprochen haben, geht unser Verstand immer davon aus, dass alle die Realität so sehen wie wir. Aber das ist nicht so. Schon gar nicht beim anderen Geschlecht. Lass uns ein paar Jahre zurückgehen. Damals, als wir noch in der Höhle wohnten und Bären (oder Matthias meinetwegen auch weniger gefährliche Tiere wie Rehe) erlegt haben. Du erinnerst dich? Was waren damals unsere Aufgaben? Wir Frauen waren in der Höhle und haben mit den anderen Frauen und den Kindern aus unserer Unterkunft ein Zuhause gemacht. Wir haben dafür gesorgt, dass alle miteinander auskommen, damit wir es dort gemeinsam schön haben und dadurch in der Gruppe sicherer sind. Wir mussten viele Dinge gleichzeitig im Blick haben, vor allem die vielen Kinder, die wir ohne Verhütung bekommen haben, und wir mussten die Stimmungen in unserer Sippe und dem Umfeld gut wahrnehmen und harmonisieren können. Es war wichtig, dass es eine Art Gleichheit gab für das optimale Gleichgewicht in der Höhle. Außerdem war es wichtig, die Männer zu pflegen und es ihnen wohlig zu machen, damit sie nach der harten Jagd wieder zu Kräften kommen konnten, und auch als Gegenleistung dafür, dass sie täglich ihr Leben aufs Spiel setzten, um uns zu versorgen und für unsere Sicherheit nach außen zu sorgen. Die Männer waren ständig mit den anderen Männern unterwegs, um Nahrung zu besorgen. Sie waren Gefahren ausgesetzt und mussten sich mit messerscharfen Sinnen auf ihr Ziel fokussieren. Sich nebenher noch die schönen Blumen anzuschauen oder parallel darüber nachzudenken, wie es wohl den Kindern zu Hause geht, hätte innerhalb einer Sekunde zum Tod führen können. Es ging also darum, möglichst effektiv und unter dem Einsatz des Lebens zu kämpfen, zu siegen und die Familie zu ernähren.

Männer und Frauen hatten komplett andere Aufgaben, und das Gehirn hat sich passend zu diesen Aufgaben entwickelt. Und das ist in Grundzügen bis heute nicht anders. Egal, wie sehr wir uns einbilden, zivilisiert zu sein, nur weil wir unser Essen im Supermarkt finden und unsere Höhle ein bisschen luxuriöser ausgestattet ist als früher, sind die Anlagen in unserem Gehirn immer noch die gleichen. Ja, jede Frau und jeder Mann ist anders und hat auch andere Vorlieben und Fähigkeiten. Ich spreche hier pauschal über uns als Kollektiv. Auch wenn Widerstand auftaucht, bleib bei mir. Denn natürlich will ich nicht sagen: Heimchen, bleib zu Hause. Ich arbeite schließlich auch Vollzeit. Gut, ich tue das tatsächlich zu Hause, und ich fühle mich mit meiner Kochleidenschaft hinter dem Herd auch ganz wohl, aber das meine ich nicht.

Nein. Was ich sagen will, ist Folgendes: Das männliche Gehirn funktioniert eher vertikal. Es ist gut darin, Probleme aufzuspüren und Lösungen auszuspucken. Es ist gut darin, Gefühle und Stimmungen auszublenden und sich auf den Kampf und das Abenteuer zu fokussieren, um das Überleben der Familie zu sichern. Es ist darauf gepolt, sogar sein eigenes Leben aufs Spiel zu setzen, um die Brut samt Brutbehüterin zu schützen. Das männliche Gehirn ist darauf gepolt, einen Beitrag zu leisten durch das, was außerhalb der Höhle passiert. Es ist nicht so gut darin, die Butter hinter dem Joghurt zu entdecken oder das scharfe Messer in der Schublade zu finden, wenn es in ein anderes Fach gewandert ist als das, wo es sonst liegt. Das männliche Gehirn denkt eher vertikal und nicht horizontal. Es schweift nicht umher und scannt mit Leichtigkeit alle anderen Fächer und den gesamten Kühlschrank. Es hat ein Ziel, dachte zu wissen, wo dieses Ziel sich befindet, und dann ist es da nicht – schwierig. Ebenso beim Hunger. Ich weiß noch, wie ich mich früher darüber aufgeregt habe, wenn Matthias sich einfach so etwas zu essen gemacht hat, ohne auch nur einen Gedanken daran zu verschwenden, ob ich und die Kinder vielleicht auch Hunger haben. Wie selbstsüchtig, dachte ich. Wie unaufmerksam, dachte ich und fand ihn dafür richtig scheiße. Eine große Schippe auf meinem »Siehste!«-Haufen und wieder mehr Distanz. Bis ich irgendwann verstand, dass sein Gehirn einfach nicht so funktioniert. Er merkt: Hunger. Dieses Problem will gelöst werden. Wie geht das? Ab in die Küche und etwas essen. Fertig. Problem erkannt, Problem gebannt. Ich und die Kinder finden in diesem Gedankengang erst mal einfach nicht statt.

Wir wohnten damals in Hamburg in einer klassischen Altbauwohnung mit einem etwa fünfzehn Meter langen Flur. Wir machten also Strecke, und ich habe der Effizienz halber immer geschaut, ob irgendwas aus dem vorderen Wohn- und Arbeitsbereich vielleicht in eines der anderen Zimmer verteilt werden muss, wenn ich auf dem Weg in die Küche am anderen Ende war. Leere Müslischale der Kinder, dreckige Socken und liegen gebliebene Bücher wurden einfach nebenher eingesammelt und dorthin zurückgepuzzelt, wo sie hingehörten. Und auch heute läuft das so. Ich kann gar nicht anders, weil mein Gehirn diese Dinge einfach automatisch wahrnimmt, wenn ich an ihnen vorbeilaufe. Ging Matthias in die Küche, weil er zum Beispiel etwas trinken wollte, stand er auf, ging an Müslischale, dreckigen Socken und Büchern vorbei in die Küche, holte sich etwas zu trinken und kam den ganzen langen Weg zurück, ohne irgendetwas anzufassen. Er hatte ein Ziel und hat es erreicht. Punkt.

An alle Frauen, die jetzt darüber die Augen rollen: Stopp! Das habe ich lange auch getan, und zwar in der Annahme, dass wir Frauen da besser sind. Es gibt meiner Meinung nach mittlerweile sogar eine Art gesellschaftliche Übereinkunft darüber, dass Männer halt ein bisschen dumm sind, weil sie das so nicht können. Also sicherlich primär bei den Frauen, aber ich glaube, auch viele Männer denken so über ihr eigenes Geschlecht. Da muss man nur mal aufmerksam Werbespots anschauen, wie oft Männer da lächerlich gemacht werden, oder Frauengespräche belauschen, wie oft sie abwertend über Männer sprechen.

Aber was, wenn das männliche Gehirn perfekt ist, so wie es ist? Was, wenn es sich die Natur genau so gedacht hat, dass wir anders sind? Achtung, das Eis, auf dem ich mich bewege, wird noch mal sehr dünn. Halte dich fest. Was, wenn es nicht umsonst so ist, dass Männer verantwortungsvollere Jobs haben und mehr Karriere machen, vor allem in Berufen, wo man entweder körperliche Kraft braucht oder aber, zumindest in der Wirtschaft, wie sie bisher funktioniert hat, Ellenbogen und die Bereitschaft, auch mal auf die Fr… zu kriegen? Ich will damit nicht sagen, dass ich diese Art von Autoritäre-alte-weiße-Männer-Wirtschaft toll finde, und doch ist sie bisher leider immer noch Realität, auch wenn sich da zum Glück mittlerweile ein Umdenken bemerkbar macht. Also: Was, wenn es daran liegt, dass ihr Gehirn für die Wildnis, den Kampf, für körperlichen Einsatz und das Durchsetzen gegen Widerstand gemacht ist, um die Brut zu versorgen? Was, wenn es für die Sicherheit und das Versorgen von Frau und Kind designed wurde und deshalb die Socken nicht sieht, wenn es dran vorbeiläuft, weil sie gerade nichts mit der zu erledigenden Aufgabe zu tun haben? Und wenn du dich jetzt fragst: Passt denn dieses Steinzeitgehirn noch in die heutige Welt? Auf jeden Fall.

Allerdings muss ein Umdenken zwischen den Geschlechtern stattfinden und eine neue Art des Umgehens miteinander gefunden werden.

Okay, Dana, höre ich dich jetzt sagen. Mal angenommen, das wäre so. Mal angenommen, es ist keine böse Absicht von den Männern und auch nicht der Fakt, dass sie einfach minderbemittelt sind. Was dann? Es kann doch nicht die Lösung sein in einem modernen Leben, dass ich zu Hause bleibe, mich um die Kinder und die dreckigen Socken kümmere und er sich draußen durchboxt, um uns zu versorgen? Natürlich nicht. Das ist ja auch nicht die Realität, die ich und Matthias leben. Wir teilen uns alles sehr gleichberechtigt auf. Aber eben so, dass jeder das machen kann, was er gerne macht und gut kann. Und jetzt kommts: Wenn wir die negative Bewertung über die Andersartigkeit aufgeben und von unserem hohen Ross »Immer muss ich alles allein machen« (was in den meisten weiblichen Köpfen herumschwirrt) herunterkommen, dann fängt es an, Spaß zu machen. Denn dann können wir anfangen, uns als Mann und Frau perfekt zu ergänzen. Denn dass der Mann die Socken nicht sieht, heißt nicht, dass er sie nicht gerne mit wegräumt, wenn ich ihn darum bitte, wo er eh schon auf dem Weg ist. Es ist nämlich so: Männer lieben Aufträge. Vor allem, wenn sie ohne Anspruch und ohne Vorwurf daherkommen und wenn sie für das Ausführen der Aufträge anerkannt werden. Ich kann als Frau also meine horizontale, vernetzte Art zu denken nutzen und meinen Mann so steuern, dass wir uns gemeinsam das Leben erschaffen, das wir uns wünschen. Holst du bitte nachher die Kinder ab und bringst auf dem Rückweg noch Hirse, Eier und Apfelsaft mit? Läuft super. Es muss allerdings aus einer wertschätzenden Haltung kommen, sonst führt es sicherlich eher zum

Streit. Also überprüfe immer, ob sich da nicht ein unsichtbares Komma versteckt. Heißt der Satz nämlich eigentlich: »Holst du bitte nachher die Kinder ab und bringst auf dem Rückweg noch Hirse, Eier und Apfelsaft mit, du Depp, der es nicht schafft, an so etwas allein zu denken?«, dann wird es sicherlich nicht optimal laufen.

Auf der anderen Seite brauchen Männer auch im Außen Aufgaben. Der Job, das Nach-draußen-Gehen-und-für-die-Familie-den-Bären-Erlegen ist eben auch im Gehirn angelegt. Sie sind viel mehr bereit, Gegenwind zu bekommen, Risiken einzugehen und für Erfolg forsch nach vorne zu preschen, weil ihr Gehirn dafür gemacht ist. Ich nehme an, dass das auch der Grund dafür ist, dass viele Männer Action- und Heldenfilme mögen oder Computerspiele, in denen gegeneinander gespielt oder gekämpft wird.

Ich könnte noch viel weiter in die Tiefen der Tiefen dieses Themas einsteigen, um dir die Komplexität zu erläutern und dich noch konkreter mit auf dem Weg raus aus dieser Misere zu nehmen, aber das würde den Rahmen dieses Buches sprengen. In unseren Workshops und Kursen gibt es dazu noch einiges mehr. Wichtig ist erst mal, dass du, egal ob als Frau oder als Mann, die Andersartigkeit des Mannes und der Frau wertschätzen lernst und sie nicht als Defizit ansiehst. Denn das ist sie nicht.

Alles im Blick – und schnell überfordert

Wir Frauen finden zwar die Butter hinter dem Joghurt, sehen alles, was in der Wohnung wieder auf seinen Platz muss, und erspüren, ohne es verhindern zu können, wie es wem geht und was die Kinder brauchen. Allerdings sind wir von all den Eindrücken und Stimmungen oft überwältigt oder auch überfordert, weil wir mit Gefühlen darauf reagieren. Wir sehen eben nicht nur das Ziel, uns ein Glas Wasser aus der Küche zu holen. Wir sehen alles. Wir sehen, dass die Wäsche mal wieder gemacht werden muss, dass die Kinder ihre Hausaufgaben noch nicht gemacht haben, dass die Yogamatte schon wieder seit zwei Wochen unbenutzt in der Ecke herumsteht, dass wir den Zahnarzttermin noch nicht gemacht haben, dass es eigentlich schön wäre, mal neue Gläser zu haben, und dass Schwiegermama bald Geburtstag hat und wir noch ein Geschenk brauchen. Und das ist nur ein Bruchteil der Dinge, die uns auf dem Weg in die Küche auffallen und die in uns die entsprechenden Gefühle befeuern.

Es ist ein Feuerwerk an Beobachtungen, daraus resultierenden Aufgaben und entsprechenden Gefühlen. Und das 24/7. Also zumindest, wenn wir wach sind. Vom Aufstehen bis zum Zubettgehen. Unser Verstand ist wie eine Autobahn, auf der die ganze Zeit Informationen eingehen und die dazupassenden Gedanken und Gefühle produziert werden. Toll, dass wir so viel mitbekommen, aber auch ganz schön anstrengend und oft nur begrenzt funktional. Wenn wir in der verrückten Arbeitswelt Projekte gegen den Widerstand von einigen durchsetzen sollen oder auch auf Kosten von Arbeitsplätzen, können wir nicht anders, als die Realität für alle Beteiligten zu sehen. Bis hin zu den Familien, Kindern und Angehörigen derjenigen, die vielleicht ihren Job verlieren. Wir nehmen eben alles wahr, ohne es verhindern zu können.

Das führt oft zu Überforderung und auch Unklarheit darüber, wie es weitergehen soll. Uns fehlt oft die nötige Distanz, Klarheit und Geradlinigkeit mit dem Ziel vor Augen, weil wir so viele Nebenschauplätze wahrnehmen. Ganz pauschal betrachtet haben wir die Tendenz, uns in Überforderung oder »Gefühligkeiten« zu verlieren. Natürlich ist es nicht bei jeder von uns gleich. Ich neige zum Beispiel deutlich mehr zu Überforderung als zu Gefühligkeiten, aber ich genieße es, wenn ich Matthias nutzen kann, um wieder rauszukommen, oder wenn er mich in meinem Wahnsinn stoppt.

Früher hat mich das unfassbar genervt, wenn Matthias mich in meiner Überforderung oder meinem Drama nicht verstanden hat. Irgendwie wollte ich ihn dafür gewinnen, dass er mir recht gibt. Doch Männer sind irgendwie härter im Nehmen. Meilo, unser Hund, hatte zum Beispiel gerade mal wieder eine Zecke. Und zwar nicht eine von den normalen kleinen braunen Dingern, die man relativ leicht mit einer Zeckenzange entfernen kann und fertig. Sondern eine von den richtig ekligen. Die sich schon vollgesogen haben und bis zum Anschlag erbsengroß kurz vorm Platzen sind. Boah. Widerlich. Zack: Gefühle. Ich also schnell zu meinem Helden Matthias, ich habe ihn in einem Meeting gestört und gefragt, ob er mal ganz kurz helfen kann. Dafür braucht es eben einen Mann. Und er hat, ohne mit der Wimper zu zucken, das Ding entfernt. Heldenhaft. Ich und die Kids superdankbar. Er stolz, uns vor dieser ekligen Aufgabe mit dem Ungetüm gerettet zu haben. Win-win. Und zwar vor allem deshalb, weil er die Anerkennung für seine Heldentat bekommen hat. So wenig wir Frauen das manchmal nachempfinden können, so sehr tun Männer diese Aufgaben für uns gerne. Auch wenn ich jetzt voll ins Klischee reinpikse: Männer lieben es, uns Frauen ihre Jacke zu geben, wenn uns kalt ist, und selbst für uns zu frieren. Männer lieben es, uns das Marmeladenglas aufzumachen, den schweren Koffer zu tragen oder uns zu beschützen, wenn uns jemand komisch kommt. Und sie lieben es auch, Erfolg im Beruf zu haben und so die Familie zu versorgen. Das ist der moderne Bär, den sie erlegen. Es liegt in ihrer DNA. Allerdings wollen sie dafür wertgeschätzt werden. Und natürlich gibt es auch Männer, die nicht gerne arbeiten, erfolglos sind oder denken: »Kümmere dich allein um deinen Koffer, dafür hat er ja Rollen.« Ich glaube allerdings, dass es bei denen vorrangig daran liegt, dass wir uns durch gesellschaftliche Normen, Werte und durch persönliche Erfahrungen, Glaubenssätze und Identitäten weit von unseren eigentlichen Vorlieben entfernt haben. Oder andere Dinge innerhalb der Beziehung aus dem Lot sind und es eine Reaktion darauf ist.

Ich wollte immer unbedingt beweisen, dass ich alles allein kann. Ich wollte Unabhängigkeit, Erfolg, Geradlinigkeit und gleichzeitig Kinder und Familie. Es wäre für mich ein Schwächeeingeständnis und irgendwie ein Versagen gewesen, einen Mann mit meinem Koffer um Hilfe zu bitten. Mich nicht auch allein nachts nach Hause zu trauen. Das Auto nicht allein repariert zu bekommen. Oder eine Zecke nicht allein zu entfernen.

Mein Leben ist so viel leichter, seit ich die Beweisführung, es allein zu können, aufgegeben habe. Ich könnte das meiste wahrscheinlich wirklich irgendwie. Nur warum sollte ich, wenn es auch viel einfacher geht mit einem Mann an meiner Seite, dem es viel leichterfällt und der es auch noch gerne für mich macht?

Natürlich haben wir Frauen nicht alle einen Mann an unserer Seite und nicht alle Männer eine Frau. Vielleicht sind wir allein oder lieben das gleiche Geschlecht. Und doch ist es möglich, dass wir innerlich diesen Beweis noch führen. Und er uns schadet.

Ich wertschätze andere Frauen sehr für ihr Einfühlungsvermögen und ihre Alles-im-Blick-haben-Fähigkeit und Männer für ihre Kraft, ihren Mut und ihre Fähigkeit, beides für uns einzusetzen. Ich fühle mich in meiner Weiblichkeit wertgeschätzt, wenn mir jemand in meine Jacke hilft oder mir die Tür aufhält, und erlaube mir meine weiblichen Fähigkeiten auch viel mehr einzusetzen. Wo wir beim nächsten Thema wären.

Wieso Männer Sex wollen und Frauen lieber reden

Jetzt wird es saftig. Es gibt einen weiteren, sehr großen Unterschied zwischen Männern und Frauen, der für sehr viel Streit, Entzweiung und Unverständnis sorgt, anstatt für Nähe, gemeinsames Wachstum und das Hineinwachsen in die eigenen Stärken. Wofür es unter anderem sonst dienen kann. Es geht um das Thema Nähe. Männer und Frauen stellen auf eine komplett andere Art Nähe her. Das ist nicht ausschließlich oder absolut. Und doch hat jede Geschlecht einen bevorzugten Weg.

Wie stellen Männer Nähe her? Bei ihnen geht es primär über körperlichen Kontakt. Womit wir beim Thema Sex wären. Auch wenn das für viele von uns Frauen erst mal überraschend ist, wollen Männer Sex vor allem, um sich uns nah zu fühlen. Und das hat einen ganz spezifischen Grund. Es gibt ein Hormon, das Nähe- oder Bindungshormon Oxytocin. Es bewirkt, dass wir uns nah und verbunden fühlen. Allerdings funktioniert die Ausschüttung dieses Hormons bei Männern und Frauen anders. Bei Männern wird es vor allem, um nicht zu sagen: fast nur bei körperlicher Nähe ausgeschüttet. Insbesondere beim Sex. Die Ausschüttung an sich ist nicht verwunderlich, fühlen wir Frauen uns doch beim Sex und generell bei körperlicher Berührung auch oft nah. Und jetzt kommt das große Aber.

Was machen wir Frauen hauptsächlich, um Nähe herzustellen? Klar: reden. Wir wollen Probleme aus dem Weg räumen, persönliche Befindlichkeiten teilen und Herausforderungen diskutieren. Wir lieben es. Reden. Frauen sind die geborenen Kommunizierer. Wir lieben es, all den Spuren der Kommunikationsautobahn in unserem Kopf Worte zu verleihen, und schütten dabei das exakt gleiche Hormon, nämlich Oxytocin aus, das auch bei körperlicher Nähe durch unsere Blutbahn rauscht. Das bedeutet, dass wir uns jedem Menschen, mit dem wir reden, potenziell nah fühlen können. Wir können mit unserem Partner reden, aber auch mit den Kindern, unserer Freundin, Schwester, mit den Eltern oder Kollegen und uns in Oxytocin badend nah fühlen. So weit, so gut.

Aber jetzt kommts: Männer schütten durch Kommunikation kaum dieses Hormon aus. Sie können natürlich auch kommunizieren und über Probleme oder was auch immer sprechen, und sie fühlen sich dabei vielleicht auch verbunden, aber wirklich tiefe Nähe spüren sie vor allem über körperliche Berührung. Für mehr Informationen dazu empfehle ich die beiden spannenden Bücher der umstrittenen Hormonforscherin und Autorin Louann Brizendine *Das weibliche Gehirn* und *Das männliche Gehirn*. Aber auch Ron Smothermon schreibt über die Unterschiedlichkeit der Fähigkeiten von Mann und Frau. Tatsächlich ist die Beweisbarkeit für mich zumindest nicht so wichtig. Es geht mir mehr darum, dass du dieses Konzept für dich in deiner Realität überprüfst und anzuwenden versucht. Und dann auf dieser Grundlage für dich entscheidest, ob es stimmt oder nicht.

Denn wenn es stimmt, dass Männer fast ausschließlich über körperliche Berührung und vor allem Sex tiefe Nähe spüren, Frauen sie aber zu jedem Zeitpunkt und im Grunde mit jeder Person haben können, gibt es ein ziemlich großes Ungleichgewicht zwischen Mann und Frau. Nicht nur brauchen wir die Männer nicht mehr, um den Bären zu erlegen oder uns vor dem Säbelzahntiger zu beschützen, wir brauchen sie auch nicht, um Nähe – eine überlebenswichtige Zutat – zu empfinden. Wir Frauen brauchen Männer also theoretisch nicht. Bei Männern hingegen sieht es anders aus. Im Grunde sind ihre Partner, meistens ja Frauen (oder auch Männer bei gleichgeschlechtlichen Partnerschaften) die einzige wirkliche Quelle für diese tiefe Nähe. Natürlich können sie sich auch anderen Menschen nah fühlen, aber in dieser Tiefe eher selten. Sind sie nicht in Partnerschaft, können sie nicht einfach mit ihren Kumpeln quatschen und sich sofort wieder nah fühlen. Was übrigens einer der Gründe ist, warum Männer nach einer Trennung schnell wieder in Partnerschaft sind oder sich gegebenenfalls auch zu bezahlter körperlicher Nähe hingezogen fühlen.

Wieso das schwächere Geschlecht das stärkere ist

Vielleicht kennst du den Spruch: »Das schwache Geschlecht ist das stärkere, wegen der Schwäche des Starken für das Schwache.« Wir Frauen sind den Männern auf eine Art überlegen. Sie sind abhängiger von uns als wir von ihnen. Sie brauchen uns nicht nur, um ihren Samen in die Welt zu bringen und die Evolution zu sichern, sondern auch als Quelle für Nähe. Dieser Faktor, zusammengenommen mit der unterschiedlichen Art zu denken, führt dazu, dass gegengeschlechtliche Partnerschaften nach einem bestimmten Schema funktionieren. Dieses Schema findet sich auch in jeder anderen Beziehung wieder, sei es freundschaftlich oder beruflich: Es gibt eine Person, die für das gemeinsame Vorhaben den Rahmen hält, und eine Person, die den Rahmen füllt. Bei Ichgold, unserer Firma, sind Matthias und ich zum Beispiel die Rahmenhalter für unser Team. Stephie wiederum ist in unserer Dreierkonstellation der Rahmenhalter für Struktur. Und in unseren Online-Coaching-Kursen sind die Trainer die Rahmenhalter für die Teilnehmer. Einer hält den Rahmen für ein bestimmtes Vorhaben, weil ihm dieses Projekt mit all seinen Facetten besonders gut liegt, und so können die anderen durch diesen Rahmen ihre Fähigkeiten für das gemeinsame Vorhaben optimal ausleben und einbringen. Es ist eine Win-win-Situation.

In einer gegengeschlechtlichen Partnerschaft ist durch die besonderen und individuellen Fähigkeiten von Mann und Frau immer die Frau der Rahmenhalter für die Partnerschaft, und der Mann bewegt sich in diesem Rahmen. Ich weiß, das ist schwer zu begreifen und klingt zunächst erst mal abstrakt und erzeugt vielleicht auch Widerstand. Aber meine Erfahrung zeigt, dass es tatsächlich immer so funktioniert. Nimm es erst mal so an, und überprüfe das Schema in deiner Partnerschaft oder in denen, die du kennst. Wenn du mehr dazu lesen willst, schau mal bei Ron Smothermon in seinem *Mann/Frau Buch* nach.

Wie im Unternehmen auch haben die Rahmenhalter, also die Chefs, das letzte Wort. Am Ende des Tages entscheiden sie. In der Partnerschaft ist es auch so. Am Ende des Tages entscheiden wir Frauen. Wie ist es bei dir oder in Beziehungen, die du kennst? Wer entscheidet, wie die Wohnung oder das Haus eingerichtet wird? Wer entscheidet, wohin man im Urlaub fährt? Wer entscheidet, wie die Kinder angezogen werden, wenn sie noch klein sind? Wer entscheidet, was zu essen auf den Tisch kommt? Nimm dir einen Moment Zeit, und stell dir folgende Frage: Wenn Frau es wirklich nicht wollen würde, wäre es dann trotzdem so?

Das heißt natürlich nicht, dass die Frau alle Entscheidungen allein trifft. Sie bezieht in ihre Überlegungen den Wunsch des Mannes mit ein. Und natürlich kann es auch sein, dass sie sich sehr nach seinen Wünschen richtet und deshalb viele Dinge entscheidet, die sie eigentlich nicht will. Das bedeutet aber nicht, dass sie es nicht entschieden hat. Es bedeutet, Achtung: Sie hat es »nicht wollend« entschieden, es trotzdem so zu machen.

Wenn wir Frauen nicht wollen, dass die Kinder auf eine bestimmte Schule gehen, wenn wir nicht in ein bestimmtes Land in den Urlaub fahren wollen, wenn wir nicht wollen, dass unser Mann in beigen Kakihosen herumläuft, dann wird es nicht passieren. Wir stecken durch unsere Fähigkeit, alles gleichzeitig wahrzunehmen, und dadurch, dass wir bezogen auf Nähe am längeren Hebel sitzen, den Rahmen für unsere Beziehung. Wie groß, wie weit, wie eng, wie erfolgreich, wie bunt … alles nach unseren Vorlieben.

Wobei »Vorlieben« vielleicht nicht das richtige Wort ist, denn diese Vorlieben müssen nicht unbedingt dem entsprechen, wie wir es bewusst gewählt haben. Vielleicht hast du es eben auch schon gedacht: Nein, ich will ja nicht, dass er so viel arbeitet … Nein, sie will bestimmt nicht von ihrem Mann geschlagen werden … Nein, ich will nicht, dass wir ständig jeden Cent umdrehen müssen … Diese Gedanken stimmen natürlich. Aber: Wir setzen unseren Rahmen eben nicht durch unsere bewussten Gedanken, sondern durch unsere Gedankenbibliothek. Alles, was in den verstaubten Gefilden unserer Erfahrungen abgelegt wurde, wird in unserer Beziehung sichtbar. Alles, was wir gelernt haben über Beziehungen, Nähe, Distanz, Gewalt, Erfolg, Alltag, Stimmungen und so weiter. All das reproduzieren wir nicht nur für uns, sondern es ist der Rahmen, den wir für unsere Beziehung halten. Wir können gar nichts dagegen tun, wir halten ihn immer, ob wir es wollen oder nicht.

Selbst wenn wir nicht in Partnerschaft sind, sind wir ein Angebot für potenzielle Männer (oder bei Gleichgeschlechtlichkeit auch für Frauen), die zu diesem Rahmen passen. Um direkt mal in die Extreme zu gehen: Haben wir in unserer Kindheit Gewalterfahrungen gemacht und unser Verstand hat diese Art der Beziehung eingestuft als »das kennen wir, so überleben wir«, dann kann es gut sein, dass wir mit unserem Rahmen ein Angebot für gewalttätige Männer sind. Haben wir Erfahrungen abgespeichert von »Männer sind Weicheier« und unser System glaubt, damit ist unser Überleben gesichert, sind wir mit unserem Rahmen ein Sog für Männer, die sich wie Weicheier verhalten.

Wenn wir uns weiterentwickeln, kann es sein, dass der Rahmen irgendwann nicht mehr passt. Als ich nach Indien gefahren und mit einem veränderten Rahmen zurückgekommen bin, passte er für Matthias nicht mehr. Deshalb hatte er dann die Wahl, sich entweder in den neuen Rahmen einzufügen und »mitzuwachsen«, mich dazu zu bewegen, den Rahmen wieder zu verändern, oder in letzter Konsequenz – ja, das klingt hart, ich weiß – zu gehen. Rahmen und Rahmenfüllung müssen immer zusammenpassen. Natürlich kann sich auch derjenige, der den Rahmen füllt, weiterentwickeln und den Rahmen dann sprengen. Dann wird der Rahmenhalter entweder nachziehen und den Rahmen erweitern oder die Füllung rausschmeißen. Oder die Füllung sucht sich einen neuen Rahmen. Es kann Spannungszeiten geben, in denen sich der Rahmen oder die Rahmenfüllung verändert. Aber dann muss es wieder eine Anpassung geben. Denn ein Spannungsverhältnis führt entweder zu Wachstum, Resignation oder Trennung.

Lass uns die Verhältnisse in diesem Rahmengeber-und-Rahmenfüller-Konstrukt noch einmal genauer anschauen. Die Frau läuft mit einem Rahmen durch die Gegend, und irgendwann kommt ein Mann daher, für den dieser Rahmen perfekt zu seinem inneren System passt. Deshalb verlieben sich die beiden ineinander. Das Arsch-auf-Eimer-Prinzip. Passt halt. Jetzt ist es so, dass die Frau immer das letzte Wort hat. Sie entscheidet, ob die Beziehung zustande kommt oder nicht. Sie entscheidet, ob er rangelassen wird. Wenn sie nicht will, kann er noch so lange herumerobern, es wird nix. Andersherum ist es natürlich auch so: Wenn er nicht in den Rahmen will, wird er sich nicht drauf einlassen. Allerdings ist seine innere Notwendigkeit, überhaupt einen Rahmen zu haben, größer als bei Frauen. Du erinnerst dich? Er braucht Partnerschaft auf Dauer mehr als sie, als Quelle für körperliche Nähe. Außerdem ist es so, dass er mehr und leichter in sein Potenzial findet, wenn er in einem solchen Rahmen ist. So wie Angestellte, wenn sie ihren Job verlieren, nicht unbedingt geborene Unternehmer sind und sich selbstständig machen, sondern eher nach einem neuen Arbeitgeber suchen.

Sind Frauen also an allem schuld?

Natürlich nicht! Klar, wenn man das so liest, könnte man natürlich denken, wir Frauen sind an allem schuld. Das ist die größte Falle, in die man bei diesem Modell tappen kann. Denn das stimmt natürlich überhaupt nicht. Genauso, wie unsere Angestellten frei gewählt haben, sich in unseren Rahmen zu begeben, und theoretisch jederzeit gehen können, hat natürlich auch jeder Mann seinen Rahmen ausgewählt, in den er sich begeben hat. Sicherlich nur mäßig bewusst, denn auch beim Mann sorgt die modrige Bibliothek dafür, dass er sich zu einem Rahmen hingezogen fühlt, der zu seinen alten Erfahrungen und daraus gebildeten Glaubenssätzen passt. Jetzt weißt du auch, warum wir oft immer wieder gleiche Beziehungsmuster wiederholen.

Ich weiß, dass es irritierend erscheinen mag, der Frau die größere Macht zuzuschreiben. Doch wenn man sich unsere Geschichte anschaut, ist es diesen Perspektivwechsel für die Qualität unserer Beziehungen wert. Natürlich gibt es auf anderen Ebenen, zum Beispiel gesellschaftlich und historisch, eine Überlegenheit der Männer, aber das tut bei meinem Beispiel hier nichts zur Sache. Ron Smothermon stellt diese beiden Aspekte in seinem oben genannten Buch allerdings in einen interessanten Zusammenhang. Sehr zu empfehlen.

Ja, wir Frauen geben den Rahmen vor. Das bedeutet aber nicht, dass der Mann hilflos unserem Rahmen ausgeliefert ist. So wie auch Angestellte Kritik äußern, ihre Ideen einbringen und rebellieren können, kann das der Mann beim Rahmen der Frau natürlich auch. Ich weiß, es mag herabwürdigend klingen. Aber nur mal angenommen, es wäre so, dann ist die absolute Voraussetzung für gelingende Partnerschaften, keine Wertigkeit in der Unterschiedlichkeit unserer Rollen zu sehen. Was, wenn die unterschiedlichen Machtverhältnisse nichts über die Wertigkeit aussagen? Erst dann können wir das Ganze neutral betrachten und vielleicht besser und liebevoller navigieren. Er hat immer das Recht und die Fähigkeit, sich gegen ihre Entscheidungen zu wehren. Von seinem Vetorecht Gebrauch zu machen. Allerdings geht er damit, vor allem in seinem Bewusstsein, immer ein Risiko ein. Gefällt ihr sein Widerstand nicht, ist sie am Ende des Tages diejenige, die ihn, etwas provokativ ausgedrückt, nicht mehr ranlässt oder im schlimmsten Fall aus ihrem Rahmen schmeißt. Und dieses Risiko will der Mann in der Regel ungern eingehen. Deshalb neigen viele Männer dazu, anstatt das anzusprechen, was ihnen nicht passt, sich eher zurückzuziehen. Es hat ein bisschen was von dem Aussageverweigerungsrecht, das in jedem Krimi zitiert wird: »Alles, was Sie sagen, kann gegen Sie verwendet werden.« So halten sie lieber ihren Mund. Sie sind gut darin, die Dinge auszusitzen und sich einzureden, es wird schon nicht so schlimm sein, oder auch: Sie kriegt ja eh, was sie will.

Aber weit gefehlt. Das ist es nicht, was sich Frau wünscht. Und jetzt wird es für Männer etwas kompliziert. Denn ja, es stimmt, wir wollen von ihnen, dass sie uns geben, was wir uns wünschen, außer manchmal. Ja, wir wollen, dass sie uns umsorgen und das Leben in der modernen Höhle stabil und sicher machen. Wir wollen aber nicht, dass sie zu allem Ja und Amen sagen. Denn manchmal wollen wir, ohne es selbst zu merken, dass sie uns in unserem Drama oder Herumgezicke stoppen. Wir wollen wissen, dass wir bei ihnen mit unseren manchmal entstehenden Gefühlstornados, die einem Wirbel auf unserer Gedankenautobahn entsprungen sind, nicht einfach durchkommen. Sie sollen uns das nicht alles durchgehen lassen. Sonst ist es für uns so, als könnten wir uns alles erlauben und tun und lassen, was wir wollen. Und das macht es für uns wieder unsicher.

Im Grunde wollen wir, dass sie uns manchmal vor uns selbst retten. Achtung, Männer: Das würden wir niemals sagen, vielen von uns ist das noch nicht mal selbst bewusst, und die emanzipierte Frau spürt jetzt langsam vielleicht wirklich die Empörung aufsteigen. Aber Männer, ich sage euch, ihr dürft uns nicht alles durchgehen lassen. Ihr müsst das Risiko, nicht mehr rangelassen oder rausgeschmissen zu werden, eingehen. Und ich kann euch gleich sagen, es wird uns erst mal nicht gefallen. Denn für uns fühlt sich das Gestoppt-Werden in unserem Tornado im ersten Moment nicht schön an. Im zweiten allerdings schon ein ganz kleines bisschen. Denn wir finden es schon irgendwie gut, wenn er dann auch mal mit der Hand auf den Tisch haut und sagt, dass es reicht mit dem Frauen-Gefühls-Quatsch. Er darf dabei nur nicht aggressiv oder ausfallend werden. Dann funktioniert es für uns nicht.

Los, liebe Frau. Hand aufs Herz. Ich sag's auch keinem weiter. Du kennst genau dieses heimliche Gefühl aus Bewunderung und Sicherheit, das eintritt, während du dich beleidigt gibst. Insgeheim findest du ihn dafür auch irgendwie sexy. Er gewinnt an Ansehen, wenn er dich manchmal eben auch stoppt. Oder etwa nicht?!

Denn ganz ehrlich, wir sind uns oft selbst zu viel mit den ganzen Gedanken und Gefühlen und der Komplexität vom Leben an sich. Da braucht es auch mal ein bisschen zielgerichtete männliche Energie, die da wieder etwas Ordnung reinbringt. Und genau dafür brauchen wir die Männer. Wir brauchen tatsächlich den Halt, den wir immer vorgeben an einer starken Schulter zu suchen. Aber in der Regel nicht, um uns an ihr auszuheulen wie in Teenagerzeiten bei der besten Freundin. Sondern eher, um Halt zu finden und dem Wahnsinn in unserem Inneren mal zu entfliehen.

Auch das »Du nimmst jetzt das blaue T-Shirt und fertig« oder das »Hör jetzt auf, dir um sie Sorgen zu machen, sie kann allein zur Schule fahren« oder das »Du machst die Küche jetzt nicht mehr, sondern gehst ins Bett und kurierst dich aus« oder das »Doch, wir gehen da jetzt noch hin, auch wenn du müde bist, du hast dich da so lange drauf gefreut« oder, oder, oder ... Er könnte natürlich noch länger in der Umkleidekabine sitzen und sich stoisch zehn weitere Shirts anschauen. Er könnte ihr geduldig zuhören, was alles auf dem Schulweg passieren kann. Er könnte sie weiter herumwirbeln lassen, obwohl er mitbekommt, dass es ihr nicht gut geht. Er könnte auch die Verabredung sausen lassen, obwohl er weiß, wenn sie einmal über ihren müden Punkt gegangen ist, hat sie total viel Spaß und kann ja morgen auch ausschlafen. Aber wenn er sie nicht ab und zu stoppt, weil er denkt, sie will nicht, dass er widerspricht, dann passiert nach und nach Folgendes: Er sinkt immer mehr in ihrem Ansehen.

Wenn Frau Mann einfach auf der Nase herumtanzen kann, wird er in ihren Augen immer unattraktiver. Der sicherste Weg in eine gemeinsame Resignation. Das muss nicht das Ende der Beziehung bedeuten. Damit kann man bis an sein Lebensende verheiratet sein. Aber es bedeutet das Ende der Lebendigkeit und das Ende von gemeinsamem Wachstum. Und somit auch das Ende von dem Leben, das wir uns eigentlich wünschen.

Segeln auf unserem Beziehungsschiff

Stark vereinfacht heruntergebrochen: Frau stellt den Rahmen und macht die Regeln. Sie steuert das Beziehungsschiff dahin, wo sie es haben will. Mann wählt, in welchen Rahmen er sich begeben will. Er lebt auf dem Beziehungsschiff und kann sich entweder blind dahin steuern lassen, wo sie hinwill. Dann kann er sich unter Deck begeben und sich dort mit Arbeit, Fußball, Computerspielen oder seinen Kumpels betäuben und kann es nicht verhindern, dass sie in einen Riesensturm fährt, die Segel falsch setzt oder vielleicht gegen einen Eisberg kracht. Sie kann das Beziehungsschiff nur so gut steuern, wie sie es eben kann. Ein schwieriges Unterfangen ganz allein.

Er hat alles, was es dafür braucht, um ihr zu sagen, wo er hinwill oder auch wo er auf keinen Fall hinwill. Es braucht ihn, weil er weiß, was zu tun ist, wenn ein Sturm aufzieht. Es braucht ihn, um dafür zu sorgen, dass sie auch gut für sich sorgt und nicht einfach durchpowert, und um schnell zu reagieren, wenn Gefahr im Anflug ist.

Beide bringen die optimalen Fähigkeiten mit, um gemeinsam das perfekte Team zu sein für eine erfüllte und erfolgreiche Schiffstour. Wenn beide ihr Bestes in die Beziehung reingeben, profitieren alle, die mit auf dieser Schiffsreise sind. Eben auch die Kinder.

Die Voraussetzung für ein Miteinander statt einem Gegeneinander ist diese: Wir müssen den anderen in seiner Andersartigkeit wertschätzen. Oder mehr noch, wir müssen begeistert darüber sein, dass er anders ist, und das, was er einbringt, begeistert willkommen heißen, als perfekte Ergänzung zu dem, was wir allein nicht leisten könnten. Ich bin mittlerweile so begeistert von Männern und ihrer Klarheit, Stärke, Durchsetzungskraft, Zielorientiertheit und körperlicher Power wie nie zuvor. Und ich glaube, da haben wir alle, Männer wie Frauen, noch einen kleinen Weg zu gehen. Denn durch die Emanzipation sind die weiblichen Fähigkeiten und Attribute heute deutlich höher angesehen als die männlichen, auch wenn sich das noch nicht in allen Verhältnissen widerspiegelt.

Irgendwie scheinen viele mittlerweile zu denken, dass die weiblichen Fähigkeiten mehr wert sind. Kommunizieren, vernetzt denken etc. Aber das stimmt eben nicht. Wir müssen erkennen, wie wertvoll unsere jeweiligen Fähigkeiten für sich sind und vor allem wie perfekt wir uns gegenseitig ergänzen.

Matthias und ich waren nach der Geburt von Tilda kurz davor, uns zu trennen. Ich hatte unser Beziehungsschiff fast an die Wand gesteuert, und Matthias hat mich machen lassen, obwohl er tatsächlich diese Geschichte immer anders erzählt. Bei mir war es wirklich kurz vor zwölf. Bei ihm fühlte es sich weniger dramatisch an. So ist das halt, wenn der eine sich die ganze Zeit im Sturm hochpeitscht und der andere sich in die Kajüte verkriecht. Ich hatte das Gefühl, drei Kinder zu haben, die ganze Verantwortung und niemanden mehr auf Augenhöhe. Ich hatte mir den klassischen Frauenhochmut angeeignet, als alleinige Verantwortliche an Deck zu sein, und war voller Distanz, Besserwisserei und Verachtung. Ich fand Matthias damals einfach nur noch lächerlich, unattraktiv und nicht ernstnehmbar. So eine Beziehung habe ich nicht gewollt. Wir waren über acht Jahre zusammen, und ich war todunglücklich. Ich wusste nicht, wie es weitergehen soll. Ich konnte mir nicht vorstellen, dass es jemals wieder anders sein könnte, so sehr war Matthias in meinem Ansehen gesunken.

Aber wir haben die Kurve gekriegt. Nach vielen heftigen Streits haben wir mithilfe von Coaching begonnen, uns und unsere Beziehung in einem ganz anderen Licht zu sehen. Jetzt sind wir seit achtzehn Jahren ein Paar, haben zwei Kinder von mittlerweile neun und dreizehn Jahren, ein Haus, einen Hund und ein gemeinsames Unternehmen, das wir von zu Hause aus steuern. Und ich kann aus tiefstem Herzen sagen: Ich liebe diesen Mann. Er ist mir das Allerwichtigste in meinem Leben. Er liebt unsere gemeinsame Vision für unser Leben. Er liebt meinen Rahmen. Und ich könnte mir keinen besseren Mann für unsere gemeinsame Schiffsreise vorstellen. Er ist der beste Vater für unsere Kinder, der beste Geschäftspartner für unser Business und der beste Liebhaber an meiner Seite. Er ist mein Ehemann und mein bester Freund.

Wie wir die Lücken vervollständigen

Früher war es so, dass wir manchmal diese Momente hatten, die du bestimmt auch kennst: Wir hatten einen Konflikt oder ein schönes Erlebnis und waren uns auf einmal so unglaublich nah. Und den Rest der Zeit habe ich damit verbracht, mich nach diesen Momenten zu sehnen und sie zu suchen. Heute ist es so, dass wir uns immer nah sind. Und das ist heute ein ganz anderes, viel tieferes, innigeres Nah als damals. Es wird über die Jahre immer tiefer und vertrauter. Und ab und zu gibt es Phasen, in denen wir unser Nah verlieren und es ein bisschen anfängt zu ruckeln. Das ist dann ein Ausdruck von irgendeiner Lücke zwischen uns. Sobald es uns auffällt, kommt die Lücke auf den Tisch. Ja, in den meisten Fällen nicht wertungsfrei und liebevoll, sondern durch einen Streit. Den haben wir natürlich immer noch. Allerdings nutzen wir diese Konflikte nicht mehr dazu, um eine weitere Schippe auf unseren »Siehste!«-Haufen zu werden und so jedes Mal mehr Distanz zu kreieren, sondern um eine Lücke sichtbar zu machen. Der Konflikt dient dazu, dass wir eine Lücke erkennen und sie dadurch, dass sie uns bewusst wird, schließen können. So sind Konflikte natürlich immer noch nicht schön. Sie fühlen sich immer noch scheiße an und sind aufwühlend. Wir fallen kopfüber in unseren altbekannten Opferstandpunkt-Sumpf, um auf die Straßenseite des anderen zu zeigen und lauthals zu brüllen: »Du bist schuld, dass ich nicht kriege, was ich will.« Wie ein trotziges Kind an der Supermarktkasse, das sich auf den Boden schmeißt, weil es kein Eis bekommt.

Nein, wir sind nicht perfekt. Und ja, wir streiten uns immer noch. Aber die Qualität ist eine andere. Und zwar natürlich durch bald achtzehn Jahre Übung, aber auch durch einen superwichtigen Punkt, mit dem ich dieses Kapitel abschließe möchte: Wir haben entschieden, wir bleiben zusammen oder wir bleiben zusammen. Unabhängig von den Verpflichtungen, die Kinder mit sich bringen. Unabhängig davon, dass wir auch vor dem Staat gesagt haben, dass wir den Bund der Ehe eingehen und für immer zusammenbleiben. Unabhängig davon, dass wir ein gemeinsames Unternehmen führen. Unabhängig von allen Unannehmlichkeiten, die eine potenzielle Trennung mit sich bringen könnte. Alles Gründe, wegen denen manche Paare zusammenbleiben.

Wir haben als Paar entschieden, dass wir für immer zusammenbleiben. Nicht aus einer romantischen Vorstellung heraus, weil wir ja ach so verliebt sind. Obwohl wir das auch sind. Sondern aus unserem Commitment zueinander und zu unserer gemeinsamen Weiterentwicklung. Wir haben entschieden, dass kommen mag, was kommen wird, dass wir einen Weg finden, gemeinsam daran zu wachsen und da durchzugehen. Und dafür braucht es wieder radikale Ehrlichkeit. Und zwar von beiden.

Um eine wirklich stabile, glückliche Beziehung zu führen, in der beide für sich in ihr volles Potenzial wachsen können, braucht es radikale Ehrlichkeit. Wenn du irgendetwas zurückhältst, ob es Gedanken sind, etwas, was du getan oder unterlassen hast, was du nicht hättest tun sollen – wenn es irgendwelche Dinge gibt, die der andere nicht von dir wissen darf, ist die Beziehung nicht stabil. Zumindest nicht so stabil, wie sie sein könnte. Meine Gewissheit, dass Matthias und ich bis an unser Lebensende zusammen sein werden, fußt darauf, dass wir beide dieses Commitment haben. Interessanterweise bedeutet das nicht, dass das Thema Trennung niemals auf dem Tisch ist. Ganz im Gegenteil. Wir haben alle zwei bis drei Jahre irgendeinen Konflikt, bei dem wir so aneinandergeraten, dass die Frage ist: Gehen wir da durch, oder lassen wir es sein? Allerdings können wir uns diese Frage nur so radikal ehrlich stellen, weil wir das Commitment haben. Weil die Antwort immer Ja ist. Ja, wir gehen da durch.

Wenn die Alternative Trennung wäre, dann lohnt es sich auch, durch meinen Scheiß hindurchzugehen, auch wenn es schmerzhaft und anstrengend ist. Denn wenn ich wähle, nicht da durchzugehen und mich zu trennen, dann konserviere ich die eigene innere Grenze, die gerade durch die Partnerschaft als Katalysator sichtbar geworden ist. Ich vergeige die Möglichkeit, über diese Grenze hinauszuwachsen. Partnerschaft ist für mich oder, besser gesagt, für uns der ultimative Weiterentwicklungsmotor, wenn wir wählen, ihn als solchen zu nutzen. Deshalb ist die Antwort immer: »Nein, wir lassen es nicht sein, und ja, wir gehen da durch.«

Wenn du deine Partnerschaft aufs nächste Level heben möchtest, brauchst du diese radikale Ehrlichkeit. Du musst dich fragen: Will ich es so? Und dein Partner oder deine Partnerin muss sich das eben auch fragen. Ihr müsst euch zusammensetzen und die Wahrheit sagen. Was habt ihr bisher zurückgehalten, verheimlicht, nicht geteilt? Es muss alles auf den Tisch und vervollständigt werden, so wie ich es vorhin beschrieben habe. Es ist ein Wahrheitsprozess, der das Fundament gießt, auf dem euer Beziehungshaus gebaut wird. Oder anders gesagt: Es klärt alle Verhältnisse, damit das Beziehungsschiff von euch gemeinsam optimal gesteuert werden kann, zu einem gemeinsamen glücklichen Leben. Klingt nach einem großen Risiko? Yep, das ist es. Aber es ist der einzige Weg zu einer wirklich erfüllten Partnerschaft. Und nebenbei findet ihr heraus, in welche Richtung ihr segeln wollt oder ob ihr unterschiedliche Vorstellungen habt.

Ich glaube, dieses letzte Kapitel ist das herausforderndste von allen. Ich habe mit dir kontroverse und ungewöhnliche Perspektiven auf menschliches Miteinander und Partnerschaft geteilt. Ich weiß aus meiner eigenen Erfahrung, dass unser System gerne in den Widerstand geht. Ich weiß auch, dass viele dieser Perspektiven vielleicht attraktiv klingen und auf einer tiefen Ebene resonieren. Allerdings ist meine Erfahrung auch, dass es nicht ganz leicht ist, all das umzusetzen. Ich bin seit Jahren dabei und bin weit davon, fertig zu sein, obwohl sich mein Leben schon bombastisch verändert hat. Meine Hoffnung ist, dass ich dir mit diesem Kapitel die Augen öffnen konnte und dass du neue Möglichkeiten siehst, wo du vorher einfach nicht wusstest, wie es weitergehen soll. Meine Hoffnung ist, dass du achtsamer kommunizierst und wacher bist, wie du Männer und Frauen beurteilst.

Lass uns eine kleine Revolution starten, in der wir wertungsfreier und wertschätzender miteinander umgehen und in der wir unsere Unterschiedlichkeit füreinander einsetzen, anstatt uns in einen Kampf zu begeben, den am Ende alle verlieren. Einen Kampf, bei dem am Ende des Tages der Verstand recht behält und wir zwar sicher, aber allein und unglücklich in unserem Leben sitzen, weil uns Nähe und Verbundenheit fehlt.

Ach, ich könnte noch Seite um Seite weiterschreiben und werde das sicherlich auch tun. Aber in einem anderen Buch. Für dich ist es jetzt wichtig, erst mal anzufangen. Beobachte, wie deine oder andere Beziehungen laufen, und versuche zu erkennen, was eigentlich passiert. Du hast es in der Hand, wie viel Nähe du in deinem Leben lebst. Niemand sonst. Trau dich, dich zu zeigen. Gehe mutig voran, und beginne damit, dir Beziehungen voller Lebendigkeit und Verbundenheit zu erschaffen, in denen jeder lernt, immer mehr zu der Person zu werden, als die er eigentlich gemacht ist.

Recap

So, jetzt haben wir's. Jetzt hast du nicht nur gelernt, wie dein Verstand funktioniert und wie du dich von ihm emanzipieren kannst, sondern auch, dass du viel mehr bist als deine Persönlichkeit. Du hast einen Einblick in meine Idee vom Universum bekommen und was es mit deinen Stärken und Schwächen auf sich hat. Außerdem weißt du jetzt, wie du das erschaffen kannst, was wir uns alle so sehnlichst wünschen: Nähe. Nähe und Verbundenheit allgemein und Nähe zu deinem Partner. Vielleicht hast du eine Idee davon bekommen, wie wichtig es ist, Frieden zu schließen mit der Vergangenheit, dich zu zeigen, wie du bist, auch wenns schwer ist, und was der Unterschied ist zwischen emotionaler Umweltverschmutzung und dem, dass du dich verletzlich zeigst. Hoffentlich hast du begriffen, dass du niemals nur Opfer warst, sondern immer auch Täter, zumindest unter der Wasseroberfläche, und dass du nicht drum herumkommst, deine Straßenseite sauber zu machen, wenn du aus diesem Teufelskreis aussteigen willst. Also trittst du deine Rechtfertigungsgeschichte in die Tonne, entschuldigst dich für deinen Teil und nimmst die Verantwortung für dein Leben wieder zu 100 Prozent in die Hand.

Und dann ist da noch die Mann-Frau-Sache. Wir sind alle gleichberechtigt, aber funktionieren sehr unterschiedlich. Du hast gelernt, dass Frauen den Rahmen halten und Männer sich in diesem Rahmen bewegen und dass es gut ist, dass Männer nicht ständig über ihre Gefühle reden und ihnen Körperkontakt wichtiger ist als Frauen. Ich hoffe, dir ist klar geworden, dass Männer bombastisch sind und Frauen eben auch. Und wir passen genau wegen der Unterschiedlichkeiten perfekt zusammen, wenn wir uns für ebendiese gegenseitig wertschätzen und nicht runtermachen.

Was hast du erkennen können?

- Solange wir noch nicht mit allen Aspekten unserer Vergangenheit in Frieden sind, sind wir dazu verdammt, unsere Erfahrung immer und immer wieder zu wiederholen. Wir reagieren nur, statt uns frisch und frei nach vorne raus das Leben zu erschaffen, das wir uns eigentlich wünschen.

- Verbiegst du dich, um dich einzufügen oder Ansprüchen gerecht zu werden, kreierst du Beziehungen, in denen du für die verbogene Variante deiner Selbst geliebt wirst. Du verhinderst dadurch wirkliche Nähe. Wir brauchen den Mut, uns in unserer Gänze zu zeigen, um Menschen anzuziehen, die uns nicht trotz unserer Macken lieben, sondern wegen ihnen.

- Je mehr du dich als Opfer generierst, desto weniger hast du selbst die Chance, Dinge in deinem Leben zu verändern. Du deckelst und begrenzt dich in deiner Lebendigkeit, um es anderen Menschen heimzuzahlen. Du kannst auf der Inhaltsebene tatsächlich Opfer sein, und doch musst du dich unter der Wasseroberfläche nicht auf den Opferstandpunkt stellen.

- Sobald du dich auf den Opferstandpunkt stellst, bist du immer auch Täter. Um aus diesem Teufelskreis auszusteigen, musst du dem tatsächlichen Täter über der Wasseroberfläche vergeben und alles, was auf deiner Straßenseite liegt, anerkennen. Egal, ob der andere seine Seite anerkennt oder nicht. Es geht um deine Vollständigkeit und darum, dass du dich nicht mehr durch deine Opfergeschichte begrenzt.

- Du musst dir trotzdem nicht alles gefallen lassen, sondern kannst dich vorwurfsfrei ohne Wertung abgrenzen und so nicht nur für dich sorgen, sondern oft auch Streit verhindern.

- Männer ticken anders als Frauen, und das ist gut so. Stark vereinfacht gesagt sind Männer auf das Ziel gepolt, die Familie zu versorgen und Sicherheit zu garantieren. Der Preis ist, dass sie deshalb die Butter im Kühlschrank hinter dem Joghurt nicht finden und auf dem Weg in die Küche an den dreckigen Socken vorbeigehen.

- Frauen neigen dazu, sich durch ihre horizontale Wahrnehmung und die Vernetzung der beiden Gehirnhälften in Gedanken und Gefühlen und Überforderung zu verheddern. Die optimale Ergänzung ist, dass die Männer sie aus diesem Wirrwarr herausholen und Frauen ihnen verraten, wo die Butter ist, und ihnen ermöglichen, sich nützlich zu fühlen, ohne einen Bären zu erlegen.

- Männer sind von Frauen mehr abhängig als Frauen von Männern, aufgrund ihres Bedürfnisses nach körperlicher Nähe und ihrer Abhängigkeit davon, ob sie sein Erbgut verbreitet. Deshalb hat die Frau in der Partnerschaft das letzte Wort, auch wenn es sich nicht immer so anfühlt. Wenn beide diese Realität wertungsfrei füreinander einsetzen, finden beide darin ihre individuellen Stärken.

- Sie bestimmt den Rahmen, in dem er sich bewegt. Beides kann sich verändern, der Rahmen und der Rahmeninhalt, allerdings müssen Rahmen und Inhalt mittelfristig immer zusammenpassen, sonst kommt es über kurz oder lang zur Trennung.

Abschluss

So. Ich habe mein Wort gehalten.

Radikale Ehrlichkeit.

Ich hoffe, ich habe dich nicht verschreckt, sondern erreicht, dass dir meine Geschichten und Ansichten ein paar aufgeschundene Knie ersparen werden. Und vielleicht können sie dir den Weg weisen, deine eigenen Wahrheiten zu finden. Den Weg, deine eigene Geschichte zu schreiben, die am Ende deiner Tage ein Leben sein wird, auf das du hoffentlich erfüllt zurückblickst.

Als dieses Buch in meinem Kopf entstanden ist, waren sofort die fünf Säulen klar, von denen ich dir erzählen wollte, auch wenn ich in diesem Buch den fünften Bereich der Gesundheit ausgeklammert habe. Es war klar, dass wir uns anschauen müssen, was in unserem Kopf so los ist und was vor allem alles schiefläuft. Es war auch klar, dass wir das Gesamtbild in den größeren Kontext des Universums setzen müssen, dass wir über dein Dharma, also deinen Lebenssinn oder deine Berufung reden müssen und über Beziehungen. Im Allgemeinen und im Besonderen. Es war so klar, weil das neben den Gesundheitsthemen, über die ich die letzten Jahre viel gesprochen und geschrieben habe, aus meiner Sicht die wichtigsten Bereiche unseres Lebens sind. Die Bereiche, die wir uns mutig anschauen müssen. Die Bereiche, über die wir uns die Wahrheit sagen müssen. Denn wenn wir auch nur einen von ihnen unbeachtet lassen, werden wir niemals zu unser vollständigen Größe wachsen können. Wir werden niemals unsere ganze Lebendigkeit zum Ausdruck bringen können.

**Mein tiefster Wunsch mit diesem Buch ist,
dass du verstehst, wie großartig du eigentlich bist.
Mein tiefster Wunsch ist, dass du erkennst, wie sehr
es sich lohnt, dich zu zeigen, auch wenn es dir schwerfällt.
Genau so, wie du bist, für lebendige Beziehungen
voller Nähe und Verbundenheit.**

Mein Wunsch ist es, dass du mutig vorangehst und dir selbst und anderen eingestehst, was du dir eigentlich wünschst. Ich hoffe so sehr, dass du dich auf den Weg machst, deine Superkraft zu entdecken und deine Schwächen zu feiern. Dass du die hundertprozentige Verantwortung für das Leben übernimmst, das du bisher gelebt hast, und für das, was noch kommt. Du hast es alles selbst in der Hand. Du hast die Wahl, wie viel Nähe du in deinen Beziehungen leben willst. Du hast in unserer westlichen Welt die Wahl, wo du wohnen und wie du arbeiten möchtest. Du hast die Wahl, dir das Leben zu erschaffen, das du dir wirklich wünschst.

Denn genau dafür bist du gemacht.

Der Preis, den du zahlen musst, sind deine Vorwürfe. Deine Opfergeschichten über die Vergangenheit und die im Jetzt. Du bezahlst mit der vermeintlichen Sicherheit der Komfortzone und manchmal auch mit Harmonie. Denn Lücken mit Menschen zu schließen ist oft nicht harmonisch. Zumindest erst mal nicht. Aber es ist es immer wert.

**Du bist es wert.
Dein Leben ist es wert.**

Wir sind so gut darin, uns in dem Wirrwarr eines geschäftigen Alltags zu verlieren. Und auf einmal ist wieder eine Woche rum, ein weiterer Monat verstrichen, schon das halbe Jahr, das halbe Leben vorbei … Und wir denken immer noch: Morgen fange ich an.

Hör auf, dein Leben auf morgen zu vertagen, und fang heute noch damit an. Nimm all deinen Mut zusammen, und geh die Schritte, von denen du schon jetzt weißt, dass du sie eigentlich gehen willst. Es wird sicher nicht leicht. Und niemand, auch ich nicht, kann es dir leichter machen. Leben ist nicht leicht. Das soll es auch gar nicht sein. Denn hinter dem Nadelöhr, durch das du dich bei allen schwierigen Entscheidungen oder Gesprächen durchzwängen musst, liegt deine Lebendigkeit. Es gibt keinen Shortcut.

Es gab mal diese Wissenschaftler, die es dem Schmetterling leichter machen wollten, aus seinem Kokon herauszukommen und ihm dabei halfen. Das Ergebnis war, er konnte nicht fliegen. Er braucht es, sich selbst aus der Höhle herauszuarbeiten, um seine ganze Schönheit und seine ganze Kraft entfalten zu können. Finde also Frieden mit der Höhle, die dein Verstand dir gebaut hat. Sie gehört zum Leben. Fang einfach an, dich dort herauszuarbeiten. Der Neurobiologe und Autor Gerald Hüther sagt, dass das schönste Gefühl das Glück ist, das wir fühlen, wenn wir Herausforderungen gemeistert haben.

Deshalb warte nicht darauf, dass die Angst irgendwann verschwindet. Das wird sie nicht. Nimm sie einfach mit. Denn Mut bedeutet nicht, keine Angst zu haben. Mut bedeutet, trotz der Angst loszugehen für das, was außerhalb deines Kokons liegt. Du kannst das.

Also los. Dein Leben wartet auf dich!

Und wer weiß … vielleicht haben wir beide uns damals im Himmel dazu verabredet, dass wir uns hier wiedertreffen und ich dich daran erinnere, was du eigentlich vorhast. Dass ich dich daran erinnere, der leisen, nie aufhören wollenden Stimme in deinem Inneren zu lauschen, die dich anfleht, ihr zuzuhören.

Psssst. Sei mal leise … Hörst du sie?

Was sagt sie?

Dankbarkeit

Dankbarkeit ist das stärkste Gebet. Dankbarkeit ist das, was mehr Fülle in unser Leben bringt. Und: Dankbarkeit ist kein Zustand, sondern ein Training. Je mehr wir uns darin üben, desto dankbarer werden wir. Ähnlich wie bei Muskeln, heißt es: »Use it or lose it«, benutze sie oder verliere sie. Das Training funktioniert so, dass wir große und vor allem kleine Dinge finden, für die wir dankbar sind, und uns mit dem dazugehörigen Gefühl bewusst verbinden.

Das Tolle ist, wir können für unser Dankbarkeitstraining andere Menschen nutzen. So gewinnen nicht nur sie, sondern auch wir. Dankbarkeit ist wie die Liebe ein Gefühl, das in uns selbst wächst, wenn man sie ausspricht oder auf eine andere Art kommuniziert. Indem man sie weitergibt. In diesem Sinne möchte ich meine Dankbarkeit nicht unausgesprochen lassen.

Als erstes danke ich dir Matthias, dass du immer, wirklich immer, an mich glaubst und eine so unfassbar große Vision von meinem Potenzial hast, dass es mich immer wieder überrascht. Danke, Luk und Tilda, die besten Kinder der Welt, dass ihr mich liebt, mich herausfordert und mich immer mehr über mich hinauswachsen lasst. Es gibt keine Worte, die die Tiefe und Weite meiner Liebe zu euch dreien zum Ausdruck bringen könnten.

Danke an das gesamte *Ichgold*-Team. Es ist ein so unglaubliches Privileg, euch an Bord zu haben und zu sehen, mit wie viel Herzblut und Begeisterung ihr einen Beitrag zu unserer Vision leistet. Ganz besonderen Dank natürlich an dich, liebe Stephi. Ohne dich hätte keines meiner Bücher auch nur ansatzweise diese Qualität erreicht.

Und natürlich Danke an das wahnsinnig engagierte und wertschätzende Team von Integral. Danke, dass ihr mir meine neue Verlagsheimat so gemütlich eingerichtet habt. Danke insbesondere an Jakob. Deine Begeisterung während unserer Zusammenarbeit und deine Liebe zu dieser Arbeit beeindruckt mich sehr.

Danke an unsere liebsten Freunde Lena und Timm. Danke für eure Liebe, eure Verbundenheit und eure Begleitung durch schöne und auch herausfordernde Zeiten. Und, Danke an meine Mutter und meine Schwester samt Familie und all unsere Freunde, die unser Leben lebenswert und lebendig machen.

Danke an alle meine Lehrer, Coaches, Therapeuten und Autoren, die aus der Ferne oder ganz nah dazu beigetragen haben, dass ich immer mehr aufhöre, mich selbst zu begrenzen, und in kleinen und großen Schritten immer mehr zu der Person werde, die ich eigentlich bin.

Und zu guter Letzt danke ich dir. Danke für deinen Mut, dir selbst die Wahrheit zu sagen. Schicht um Schicht den alten Quatsch abzutragen und immer mehr in deine Lebendigkeit zu finden. Eine Lebendigkeit, die die Welt jeden Tag zu einem besseren Ort werden lässt.

Deine Dana

Literatur

Brizendine, Louann: *Das männliche Gehirn: Warum Männer anders sind als Frauen*. Goldmann 2011.

Brizendine, Louann: *Das weibliche Gehirn: Warum Frauen anders sind als Männer:* Hoffmann und Campe 2007.

Brown, Brené: *Entdecke deine innere Stärke. Wahre Heimat in dir selbst und Verbundenheit mit anderen finden*. Kailash 2018.

Chapman, Gary: *Die fünf Sprachen der Liebe. Wie Kommunikation in der Partnerschaft gelingt*. Francke 2010.

Hendricks, Gay: *The Big Leap: Conquer Your Hidden Fear and Take Life to the Next Level*. HarperOne 2010.

Schwandt, Dana: *Dein Neuanfang mit Ayurveda: Wie du deinen Stoffwechsel optimierst und dich wieder ins Gleichgewicht bringst*. Riva 2019.

Schwandt, Dana: Easy Ayurveda – *Das Kochbuch: 4 Schritte für deinen Neuanfang in der Küche*. ZS Verlag 2020.

Walsh, Neale Donald: *Die kleine Seele und die Erde. Eine Parabel für Kinder*. Hans Nietsch 2005.

Zukav, Gary: *The Seat of the Soul: An Inspiring Vision of Humanity's Spiritual Destiny*. Rider 1991.

Kontakt

Du möchtest mehr erfahren?
Weitere Informationen findest du hier:

Die Facebook-Gruppe zum Buch:
www.facebook.com/groups/madeformoreichgold

Mein Podcast *Da ist Gold drin:*
www.ichgold.de/podcasts

Instagram:
@dana.ichgold

Website:
www.ichgold.de/madeformore

Workshops & Seminare:
www.ichgold.de/madeformore-workshops

Komm vorbei, ich freu mich auf dich!

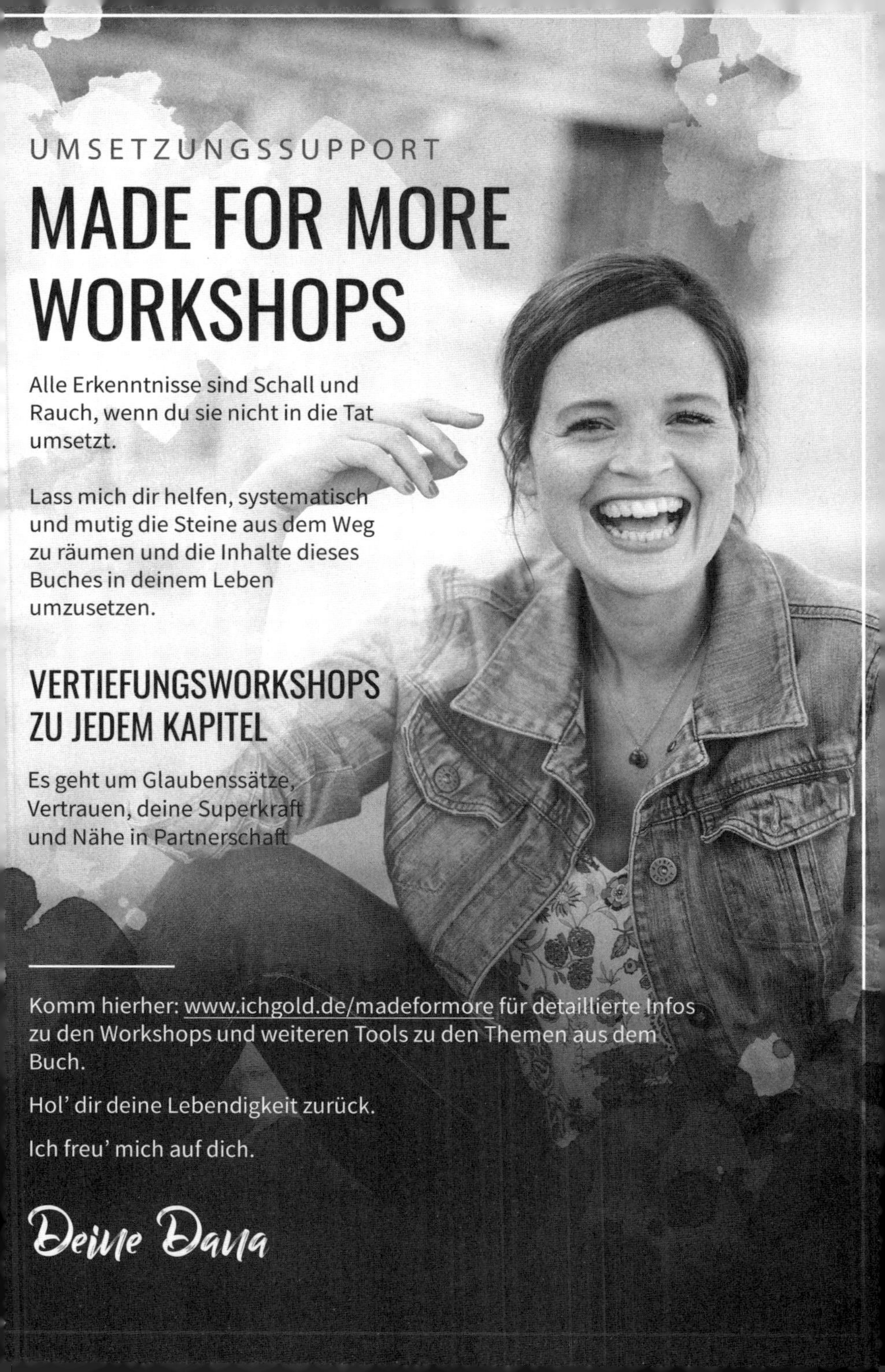
UMSETZUNGSSUPPORT
MADE FOR MORE WORKSHOPS
Alle Erkenntnisse sind Schall und Rauch, wenn du sie nicht in die Tat umsetzt.
Lass mich dir helfen, systematisch und mutig die Steine aus dem Weg zu räumen und die Inhalte dieses Buches in deinem Leben umzusetzen.
VERTIEFUNGSWORKSHOPS ZU JEDEM KAPITEL
Es geht um Glaubenssätze, Vertrauen, deine Superkraft und Nähe in Partnerschaft
Komm hierher: www.ichgold.de/madeformore für detaillierte Infos zu den Workshops und weiteren Tools zu den Themen aus dem Buch.
Hol' dir deine Lebendigkeit zurück.
Ich freu' mich auf dich.
Deine Dana

Raum für Gedanken und Notizen